T0135900

Kohlhammer

Anke Rohde
Valenka Dorsch
Christof Schaefer

Psychisch krank und schwanger – geht das?

Ein Ratgeber zu Kinderwunsch, Schwangerschaft,
Stillzeit und Psychopharmaka

Verlag W. Kohlhammer

1. Auflage 2015

Alle Rechte vorbehalten
© W. Kohlhammer GmbH, Stuttgart
Gesamtherstellung: W. Kohlhammer GmbH, Stuttgart

Print:
ISBN 978-3-17-022115-4

E-Book-Formate:
pdf: ISBN 978-3-17-028642-9
epub: ISBN 978-3-17-028643-6
mobi: ISBN 978-3-17-028644-3

Für den Inhalt abgedruckter oder verlinkter Websites ist ausschließlich der jeweilige Betreiber verantwortlich. Die W. Kohlhammer GmbH hat keinen Einfluss auf die verknüpften Seiten und übernimmt hierfür keinerlei Haftung.

Inhalt

Vorwort

Psychische Störungen wie Depressionen, Angsterkrankungen, Zwangsstörungen und Psychosen treten typischerweise im jungen bis mittle-
ren Erwachsenenalter erstmals auf; deshalb sind Frauen oft bereits erkrankt, bevor sie sich mit der Frage der Familienplanung beschäftigen.
Allerdings kann es auch bei bis dahin psychisch gesunden Frauen nach
der Entbindung und seltener auch schon in der Schwangerschaft erstmals zu ernsthaften psychischen Symptomen kommen. Während früher
eher die Einstellung vertreten wurde, dass Frauen mit behandlungsbedürftigen psychischen Störungen generell auf Kinder verzichten sollten,
hat sich mit der Verbesserung therapeutischer Möglichkeiten und einer
größeren Berücksichtigung des Selbstbestimmungsrechtes (Autonomie)
kranker Menschen der Umgang mit dieser Frage schrittweise verändert.
Insbesondere seit der Entwicklung neuer, insgesamt nebenwirkungsär-
merer Medikamente stellt sich für psychisch kranke Frauen zunehmend
häufiger die Frage, ob ihr Kinderwunsch realisierbar ist und wie sie bei
einer geplanten oder ungeplanten Schwangerschaft mit ihrer Erkrankung umgehen sollten. Besonders Ängste hinsichtlich möglicher Auswirkungen von Medikamenten auf das Kind spielen aber nach wie vor eine
wichtige Rolle. Da der Umgang mit Fragen der Fruchtbarkeit, Schwangerschaft und Zeit nach der Entbindung selbst für Psychiater nicht zur
täglichen Routine gehört, finden Betroffene beim behandelnden Arzt
nicht immer die gewünschte Unterstützung. Die Gabe von Medikamenten und speziell Psychopharmaka in der Schwangerschaft oder bei stil-
lenden Müttern ist auch bei Ärzten mit Unsicherheiten verbunden, weil
Auswirkungen auf das Kind befürchtet werden. Dies führt gar nicht so
selten dazu, dass wegen Kinderwunsches oder bei Feststellung einer
Schwangerschaft ein Medikament abgesetzt oder durch ein anderes ersetzt wird – oft abrupt und manchmal mit schwerwiegenden Folgen für
die Patientin, wenn sie beispielsweise nach einer langen Phase der Stabilität wieder erkrankt und vielleicht sogar stationär behandelt werden
muss. Haben Familienangehörige und Freunde Vorurteile bzw. eine ne-

gative Einstellung Medikamenten gegenüber, verstärkt dies die eigenen
Ängste und Befürchtungen und trägt zusätzlich zur Verunsicherung der
Frauen bei.

Als Leiterin der Gynäkologischen Psychosomatik an der Universitätsfrauenklinik in Bonn (Anke Rohde) bzw. als Leiter von »Embryotox« an der
Charité-Universitätsmedizin Berlin (Christof Schaefer) haben wir in den
zurückliegenden Jahren jeweils viele hundert Patientinnen mit psychischer Erkrankung in der Vorgeschichte und Kinderwunsch bzw. akuter Erkrankung in der Schwangerschaft persönlich beraten und betreut. Hinzu
kommt die Erfahrung von Valenka Dorsch, zu deren Tätigkeit im psychiatrischen Alltag die Behandlung akut psychisch kranker Frauen – auch in der
Schwangerschaft und Stillzeit – gehört und die die aktuellen Therapiestrategien und ihre praktische Umsetzung bestens kennt.

Aus der täglichen Beschäftigung mit der Problematik wissen wir sehr genau, dass betroffene Frauen und ihre Angehörigen nicht immer die pro-
fessionelle Unterstützung finden, die sie sich wünschen; auf ihre Fragen
bekommen sie nicht immer eine fundierte Antwort. Der vorliegende Ratgeber versucht, möglichst viele dieser Fragen zu beantworten, sofern dies
allgemein und losgelöst vom Einzelfall möglich ist.

Da es hilfreich sein kann, etwas über die Erfahrungen anderer Betroffener
zu lesen, haben wir einige der Patientinnen, die in Bonn in der Gynäkologischen Psychosomatik (mit)behandelt wurden, gebeten, ihren Weg bis zur
Erfüllung ihres Wunsches nach Kind und Familie zu beschreiben. Diese
ganz persönlich von den Frauen verfassten Erfahrungsberichte finden Sie
am Ende des Buches, manchmal ergänzt durch die Perspektive des Partners bzw. in einem Fall aus der Sicht eines Großvaters.

Zum Schluss noch der Hinweis, dass aus Gründen der Lesbarkeit in der
Regel nur die männliche oder die weibliche Form verwendet wird, zum
Beispiel »der Psychiater«, »der Gynäkologe«, »der Hausarzt« und »die Psychotherapeutin«, »die Psychologin«. Selbstverständlich ist auch das jeweils
andere Geschlecht gemeint.

Anke Rohde, Valenka Dorsch, Christof Schaefer
September 2014

Vorwort

Prof. Dr. med. Anke Rohde, Gynäkologische Psychosomatik, Zentrum für Geburtshilfe und Frauenheilkunde, Universitätsklinikum Bonn

Dr. med. Valenka Dorsch, Ausbildung als Fachärztin für Psychiatrie und Psychotherapie, Forschungstätigkeit in der Gynäkologischen Psychosomatik der Universitätsfrauenklinik Bonn

PD Dr. med. Christof Schaefer, Pharmakovigilanz- und Beratungszentrum für Embryonaltoxikologie, Charité-Universitätsmedizin Berlin

Danksagung

An dieser Stelle möchten wir uns bei den vielen Frauen bedanken, die als Betroffene mit großer Offenheit über ihre Probleme berichtet haben – immer mit der Zielsetzung, anderen Frauen in ähnlicher Situation zu helfen. Und unser Dank gilt ebenfalls den Partnern bzw. anderen Angehörigen, die aus eigener Perspektive die Erlebnisse schildern.

Ein ganz besonderer Dank gilt Frau Sylvia Nogens, der Leiterin einer lokalen Selbsthilfegruppe von Schatten & Licht e.V. Sie hat sich der Mühe unterzogen, das Manuskript vollständig zu lesen. Ebenso wie Frau Dipl.-Psych. Anne Meurers und Frau Elke Bading; auch ihnen danken wir für die Durchsicht des Manuskripts und vielfältige Anregungen.

1 Kinderwunsch und Mutterschaft

Speziell zum Thema Kinderwunsch und Mutterschaft bei psychisch kranken Frauen gibt es kaum wissenschaftliche Untersuchungen. Aus den wenigen Studien weiß man, dass bestimmte Erkrankungen, die einen schweren Verlauf haben – wie etwa die Schizophrenie – mit einer geringeren »Fertilität« einhergehen, das heißt, dass Frauen mit solchen Erkrankungen seltener Kinder haben. Dabei spielen allerdings die nicht seltenen Folgeerscheinungen der Erkrankung eine wesentliche Rolle; das sind die sogenannten Residualzustände, das heißt bleibende Einschränkungen hinsichtlich Belastbarkeit und allgemeinem Funktionsniveau. Aber auch bei solchen Erkrankungen hat sich der Umgang mit Kinderwunsch und Mutterschaft in den letzten Jahren gewandelt, was nicht zuletzt mit den besseren Behandlungsmethoden und den nebenwirkungsärmeren Medikamenten zu tun hat.

Insgesamt hat sich in den westlichen Ländern das Alter, in dem Frauen erstmals Kinder bekommen, in den letzten Jahrzehnten deutlich nach oben verschoben; mittlerweile liegt das Alter von Erstgebärenden bei etwa 30 Jahren. Die Familienplanung wird oft ganz gezielt vorgenommen; zunächst standen Ausbildung bzw. Studium und das berufliche Fortkommen bei beiden Partnern im Vordergrund; die Entscheidung für ein Kind erfolgt schließlich ganz bewusst. Die Frauen sind dann nicht selten bereits Mitte 30 – die »biologische Uhr beginnt zu ticken«, was durchaus einen gewissen Druck erzeugen kann. In dieser Altersspanne haben sich die meisten psychischen Erkrankungen bereits bemerkbar gemacht, die erste oder auch mehrere schwere Krankheitsepisoden waren zu bewältigen. Dann stellt sich für betroffene Frauen und ihre Partner die Frage, welchen Einfluss eine Schwangerschaft und die Geburt eines Kindes haben können und ob die Frau den Belastungen der Mutterschaft gewachsen sein wird. Insbesondere wenn Medikamente einzunehmen sind, wirft dies viele Fragen auf und verunsichert. Gerade vor diesem Hintergrund beschäftigen sich Frauen mit psychischen Erkrankungen oftmals sehr intensiv mit dieser Frage und machen sich die Entscheidung nicht leicht.

Allgemein kann aus der Sicht der Autoren zum Thema Kinderwunsch gesagt werden, dass sich die Motivation für ein Kind bzw. für den Kinderwunsch bei Frauen mit psychischen Erkrankungen und ihren Partnern
nicht unterscheidet von der Kinderwunschmotivation anderer Paare. Für
manche ist es ein sehnlicher Wunsch, weil für sie ein Kind auf jeden Fall
zu einer Partnerschaft dazugehört. Manche Frauen haben sich schon immer eine große Familie gewünscht, manchmal ist es auch der Partner, der
den größeren Kinderwunsch hat. Manche Paare können sich vorstellen,
sich auf Kinderlosigkeit einzulassen, falls es nicht spontan klappt. Für andere ist der Kinderwunsch so wichtig, dass sie sogar eine Kinderwunschbehandlung in Erwägung ziehen. Und manche Betroffene entscheiden sich
schließlich nach reiflicher Überlegung doch gegen ein Kind. All dies sind
Szenarien, wie sie auch bei psychisch gesunden Paaren vorkommen; erschwert werden die Überlegungen allerdings durch Sorgen und Befürchtungen wegen möglicher Einflüsse auf den Krankheitsverlauf und vor allen Dingen nicht auszuschließende Folgen einer Medikamenteneinnahme
auf das ungeborene Kind.

Werde ich der Versorgung/Erziehung eines Kindes gewachsen sein?

Auch dies ist eine Frage, die die meisten Frauen beschäftigt, wenn sie sich
dazu entschließen, schwanger zu werden oder eine Schwangerschaft feststellen. Sogar psychisch gesunde Frauen, die selbstbewusst und beruflich
erfolgreich und mit ihrem Wunschkind schwanger sind, werden plötzlich
unsicher, ob sie sich das alles zutrauen können, ob sie eine gute Mutter
sein werden, ob sie mit diesem veränderten Leben zurechtkommen werden, ob sie »alles unter einen Hut kriegen« werden. Insofern ist es ganz
selbstverständlich, dass auch Frauen mit einer psychischen Vorerkrankung
solche Gedanken haben. Bei ihnen kommen dann noch Überlegungen
hinzu, was denn wohl sein mag, wenn eine erneute Krankheitsepisode auftritt, wenn vielleicht sogar ein stationärer Aufenthalt erforderlich ist – nicht
nur im Zusammenhang mit der Entbindung. Und nicht zuletzt bewegt
die Frage, ob die Belastungen der Versorgung und Erziehung eines Kindes
nicht zu viel sein werden, vielleicht aufgrund der Erfahrung, dass die Belastbarkeit im Rahmen der Berufstätigkeit schon oft an die persönlichen
Grenzen geführt hat.

Solche Fragen sind sinnvoll und sollten insbesondere bei denjenigen Erkrankungen ernsthaft diskutiert werden, die bereits lange bestehen, mit vielen Krankheitsepisoden einhergegangen sind und bei denen es vielleicht lange gedauert hat, bis die betroffene Frau ihre alte Leistungsfähigkeit wieder erreicht hat. Wenn man sich eingestehen muss, dass die Krankheit doch Folgeerscheinungen mit sich gebracht und dauerhafte Einschränkungen in der Belastbarkeit, dem Selbstvertrauen und der allgemeinen Funktionsfähigkeit hinterlassen hat, wird die Frage zu entscheiden sein, ob dies zum Verzicht auf ein Kind führen muss oder ob der Wunsch nach Familie doch zu realisieren ist, indem man Unterstützungsmaßnahmen in Anspruch nimmt.

Gibt es das Risiko, dass ich die Erkrankung an mein Kind weitergebe?

Diese Frage stellen sich fast alle Eltern, sobald einer der Elternteile an einer psychischen Erkrankung leidet. Pauschal kann man sagen, dass psychische Erkrankungen in der Regel mit einer gewissen »Vulnerabilität« einhergehen. »Vulnerabilität« meint eine »Empfindlichkeit«, in bestimmten Stress- oder Lebenssituationen krank zu werden. Grundsätzlich können alle Menschen psychisch krank werden, die Empfindlichkeit (Vulnerabilität) der Einzelnen ist aber unterschiedlich. Soweit wir heute wissen, gibt es biologische Anteile an dieser Vulnerabilität, also eine »Veranlagung« zur Erkrankung, die mit den komplizierten Stoffwechselvorgängen im Gehirn zu tun hat. Eine familiäre Belastung mit psychischen Erkrankungen erhöht das Risiko einer Erkrankung. Wenn also die eigenen Eltern oder Großeltern erkrankt sind, dann hat man selbst ein etwas höheres Erkrankungsrisiko als andere Menschen. Und wenn man selbst krank ist, erhöht das wiederum das statistische Risiko beim eigenen Kind. Ob sich dieses Risiko allerdings deutlich erhöht oder nur um wenige Prozentpunkte, kann letzten Endes nur eine humangenetische Beratung für den Einzelfall ergeben, bei der dann die eigene Vorgeschichte, aber auch die Krankheitsgeschichte der Familie berücksichtigt wird.

Vernachlässigen darf man bei diesen Überlegungen nicht, dass die »Veranlagung« nur ein Teil der Verursachung ist, bei manchen Erkrankungen sogar einen sehr geringen Anteil ausmacht. Umgebungsfaktoren, die aktuelle Lebenssituation, Belastungen und Stresssituationen, aber auch Einschränkungen in der Fähigkeit, damit umzugehen (»Coping-Mechanismen«, bzw. Bewältigungsstrategien) sind ebenfalls von Bedeutung und möglicherweise der Grund dafür, dass gerade zu einem bestimmten Zeitpunkt, aus einer bestimmten Lebenssituation heraus eine psychische Erkrankung ausbricht.

Fazit: Es gibt keine klare Vorhersagbarkeit bezüglich einer möglichen Erkrankung des Kindes.

Außerdem arbeiten genetische und psychiatrische Wissenschaftler auf Hochtouren daran, entsprechende Mechanismen herauszufinden und vielleicht auch vorbeugende, also präventive Konzepte zu entwickeln. Das Wichtigste, was Betroffene in dieser Hinsicht tun können, ist an ihrer eigenen psychischen Stabilität zu arbeiten, zum Beispiel durch die regelmäßige Einnahme von vorbeugenden Medikamenten und/oder die Inanspruchnahme von Psychotherapie, um die eigenen Bewältigungsstrategien und die Belastbarkeit zu verbessern und so auch entsprechende Verhaltensweisen und Einstellungen an ihr Kind weiterzugeben. Je selbstbewusster und psychisch stabiler ein Kind aufwächst, umso bessere Chancen hat es, trotz einer gewissen Veranlagung später nicht krank zu werden.

Welche Hilfs- und Unterstützungsmöglichkeiten kann ich in der Schwangerschaft und danach in Anspruch nehmen?

Die Frage von Hilfs- und Unterstützungsmöglichkeiten sollte spätestens mit Beginn der Schwangerschaft gestellt werden, besser noch vorher – soweit es sich um eine geplante Schwangerschaft handelt. Es gibt eine Vielzahl von unterstützenden Maßnahmen über die partnerschaftliche und familiäre Unterstützung hinaus. Bei Schwangerenberatungsstellen (z. B. Caritas, Diakonie, donum vitae, pro familia, SkF) kann man sich über Hilfsmöglichkeiten informieren, ebenso bei der Krankenkasse (Haushaltshilfe) oder beim Jugendamt (Familienhebamme). In manchen Städten haben sich in den letzten Jahren unter dem Stichwort »Frühe Hilfen« Netzwerke gebildet, die über Unterstützungsmöglichkeiten informieren bzw. diese vermitteln. Eine Recherche im Internet für die eigene Gegend lohnt sich immer.

Schwierig kann es für Frauen sein, Unterstützung anzunehmen, die aufgrund ihrer Persönlichkeit den Eindruck haben, dass sie alles selbst schaffen müssten und die es als Versagen erleben, wenn sie Hilfe in Anspruch nehmen. Die bewusste Entscheidung zur Annahme von Hilfe kann aber ein erster verantwortlicher Schritt sein, um der eigenen kleinen Familie einen guten Start zu ermöglichen.

2 Einflüsse der Schwangerschaft auf das psychische Befinden

Jede Schwangerschaft geht mit massiven hormonellen Veränderungen einher. In der Schwangerschaft werden von der Plazenta (Mutterkuchen) verschiedene Hormone gebildet, die für den Erhalt der Schwangerschaft erforderlich sind. So kommt es beispielsweise zu einem massiven Anstieg von Östrogen und Progesteron. Aus anderen Zusammenhängen weiß man, dass solche Hormonveränderungen zu einer psychischen Instabilität führen können. Bestes Beispiel hierfür ist der so genannte »Baby Blues« nach der Entbindung, wo nämlich innerhalb weniger Tage nach der Geburt des Kindes die Hormonwerte wieder auf das alte Niveau zurückfallen und die Gefühle »Achterbahn fahren«. Ein anderes Beispiel sind schwere prämenstruelle Syndrome, von denen manche Frauen betroffen sind, bei denen in bestimmten Phasen des Menstruationszyklus depressive Symptome oder eine ausgeprägte Reizbarkeit auftreten können. Es ist also nicht verwunderlich, dass manche Frauen während der Schwangerschaft schon allein durch die hormonellen Veränderungen mit psychischen Symptomen zu kämpfen haben – selbst Frauen, die völlig gesund sind, erleben in der Schwangerschaft nicht selten Reizbarkeit und Stimmungsschwankungen.

Kann die psychische Erkrankung durch eine Schwangerschaft beeinflusst werden?

Bezogen auf die hormonellen Prozesse in der Schwangerschaft gibt es offensichtlich mehr oder weniger empfindliche Frauen, denn nicht alle Frauen leiden bei hormonellen Veränderungen unter Stimmungsschwankungen. So geht es in der Schwangerschaft manchen Frauen sogar besser als sonst, sie fühlen sich ausgeglichen und fröhlich, während vor der Schwangerschaft vielleicht Depressionen und Ängste auftraten. Welche Frau auf diese starken Hormonveränderungen empfindlich reagieren könnte, kann man manchmal daraus ableiten, wie ansonsten ihre Empfindlichkeit im Hinblick auf hormonelle Veränderungen ist (Menstruationszyklus, Auswirkungen der »Pille«). Letztendlich wird sich das aber erst in der Schwangerschaft zeigen, und eine verlässliche Vorhersage ist nicht möglich.

Über diese allgemeinen Stimmungsveränderungen hinaus ist es nicht auszuschließen, dass sich auch die bestehende psychische Erkrankung (Depression, bipolare Störung, Psychose, Angsterkrankung, Zwangsstörung, Essstörung) in der Schwangerschaft verschlechtert. Manchmal kommen auch Symptome hinzu, die früher nicht vorhanden waren, und manche Frauen erleben sogar erstmals in der Schwangerschaft Depressionen, Angstattacken, Zwänge oder psychotische Symptome. Früher hat man angenommen, dass eine Schwangerschaft schützend wirkt (»protektive Wirkung der Schwangerschaft«). Mittlerweile gibt es aber neuere Studien, die zeigen, dass man das so pauschal nicht sagen kann und dass eine Schwangerschaft auch zu einer deutlichen Verschlechterung des psychischen Befindens führen kann. Deshalb kann man Frauen, die eine Schwangerschaft planen, ehrlicherweise nur sagen: »Es kann sein, dass es Ihnen besser geht in der Schwangerschaft, vielleicht geht es Ihnen aber auch viel schlechter, oder es verändert sich überhaupt nichts«.

Gibt es dabei Unterschiede zwischen den verschiedenen psychischen Störungen?

Hier kann man nur auf Erfahrungswerte zurückgreifen, weil es kaum wissenschaftliche Untersuchungen zum Thema gibt. Ja, aufgrund unserer eigenen Erfahrungen gibt es Unterschiede zwischen den verschiedenen psychischen Störungen, wobei aber nicht nur die diagnostische Einordnung von Bedeutung ist, sondern auch individuelle Faktoren: Wurde die Patientin besonders in Stresssituationen oder bei wichtigen Lebensveränderungen krank? Gab es bisher Hinweise auf ihre Empfindlichkeit für hormonelle Einflüsse, z. B. zyklusabhängig? Erfolgt eine medikamentöse Behandlung zur Vorbeugung neuer Krankheitsepisoden (Prophylaxe)? Ist die werdende Mutter psychisch ganz stabil oder hat sie sich noch nicht ganz erholt von der letzten Krankheitsepisode?

Pauschal lässt sich nach der eigenen Erfahrung der Autoren sagen, dass Angststörungen und Zwangserkrankungen eher die Tendenz haben, sich in der Schwangerschaft zu verschlimmern als zu verbessern, während Psychosen oder bipolare Störungen ebenso wie Depressionen in der Zeit der Schwangerschaft viel weniger Probleme machen als nach der Entbindung.

Liegt zusätzlich eine Essstörung vor, kämpfen die Frauen in der Schwangerschaft besonders mit der Veränderung des Körpers und der Gewichtszunahme. Aber noch einmal, es gibt keine allgemeingültige Regel! Es kann genauso ganz anders kommen, als man erwartet oder gehofft hat. Für alle Erkrankungen gilt gleichermaßen, dass man aufmerksam sein und frühzeitig auf Krankheitssymptome reagieren sollte. Dies unter anderem deshalb, weil beispielsweise eine Depression in der Schwangerschaft auch die Wahrscheinlichkeit einer Depression nach der Entbindung erhöht. Und weil ausgeprägte psychische Symptome wie Angstattacken oder Zwangssymptome in der Schwangerschaft zu biologischen Stressreaktionen führen (z. B. Erhöhung des Stresshormons Cortisol), was weder für die Mutter noch für das Kind wünschenswert ist.

Warum treten bei manchen Frauen erstmals in der Schwangerschaft Krankheitssymptome auf?

Aus den gleichen Gründen, warum es bei manchen Frauen zu einer Verschlechterung einer vorher bestehenden psychischen Erkrankung kommt, nämlich durch eine Empfindlichkeit auf hormonelle Umstellungen. Allerdings darf man auch die psychischen Herausforderungen einer Schwangerschaft nicht außer Acht lassen, die zum Auftreten psychischer Probleme beitragen können. Im Übrigen treten die meisten psychischen Erkrankungen gerade in der Altersspanne erstmals auf, in der auch die meisten Frauen schwanger werden (von Anfang zwanzig bis Ende dreißig). Es könnte also reiner Zufall sein, dass eine Depression oder eine Psychose in der Zeit der Schwangerschaft beginnt.

Wie hoch ist das Risiko einer erneuten Krankheitsepisode nach der Entbindung?

Da muss man leider sagen: Im Vergleich zur Schwangerschaft ist das Risiko der erneuten Erkrankung nach der Entbindung deutlich höher. Während in der Schwangerschaft das Befinden der Frauen oftmals viel besser und stabiler ist als vor der Schwangerschaft, kann man das bezogen auf die Zeit nach der Entbindung leider nicht sagen. Vielen Frauen geht es erfreulicherweise auch nach der Entbindung gut, manche andere werden krank. In diesem Zusammenhang soll nicht unerwähnt bleiben, dass allerdings auch für bis dahin gesunde Frauen die Zeit nach der Entbindung mit einem gewissen Risiko einhergeht, psychisch zu erkranken. So leiden etwa 10–15 % aller Frauen nach der Entbindung an Symptomen einer Depression (»postnatale Depression«). Frauen, die bereits vorher krank waren, haben diesbezüglich noch einmal ein deutlich höheres Risiko, wobei die Wiederholungswahrscheinlichkeit der verschiedenen Erkrankungen aber sehr verschieden ist. So haben beispielsweise bipolare Störungen (also Erkrankungen, die mit manischen Episoden einhergehen) das höchste Wiederholungsrisiko nach der Entbindung, ähnlich wie die meisten Arten von Psychosen. Da es allerdings zu diesem Thema nur wenige wissenschaftliche Erkenntnisse gibt und auf der anderen Seite auch hierbei wieder der individuelle Krankheitsverlauf eine große Rolle spielt, soll an dieser Stelle nicht mit allzu viel konkreten Zahlen jongliert werden. Hinzu kommt nämlich auch noch der Einfluss einer eventuellen Medikation: Frauen, die vorbeugend eine Medikation (Prophylaxe) einnehmen, können ihr Risiko einer Erkrankung nach der Entbindung damit deutlich reduzieren. Dies ist übrigens auch der Grund, warum aus Sicht der Autoren die rechtzeitige Geburtsplanung und die Planung der medikamentösen Behandlung nach der Entbindung vor allem bei bipolaren Störungen und Psychosen so besonders wichtig sind.

Gibt es ein besonderes Risiko einer postnatalen Depression?

Wie bereits erwähnt, sind etwa 10–15 % aller Frauen von depressiven Symptomen nach der Entbindung betroffen, gerade die postnatalen Depressionen stellen ein ganz eigenständiges psychisches Problem nach der Entbindung dar. Wenn bereits vorher depressive Phasen aufgetreten sind, kann sich dies natürlich nach einer Entbindung wiederholen. Auch Frauen, die »nur« nach einer vorherigen Entbindung an einer postnatalen Depression gelitten haben, können erneut erkranken; allerdings ist für reine postnatale Depressionen das Risiko nach der zweiten oder dritten Entbindung wesentlich geringer.

Aber auch bei vorher bestehenden bipolaren Störungen oder Psychosen können nach der Entbindung Depressionen auftreten. Dies lässt sich damit erklären, dass gerade die Depressionen nach der Entbindung oftmals eine Mischung aus Empfindlichkeit für hormonelle Veränderungen, familiäre Veranlagung zu einer psychischen Erkrankung, Überforderung und einer Vielzahl von sogenannten psychosozialen Faktoren sind (familiäre und partnerschaftliche Unterstützung, Lebenssituation etc.).

Literaturempfehlung:
Anke Rohde (2014): Postnatale Depressionen und andere psychische Probleme. Ein Ratgeber für betroffene Frauen und Angehörige. Stuttgart, Kohlhammer.

Gibt es Möglichkeiten der Vorbeugung?

Vorbeugen kann man, indem man die Begleitumstände bestmöglich gestaltet: Wenn die private und berufliche Situation möglichst stressfrei ist, die Beziehung zwischen den beiden Partnern gut läuft, es gute familiäre Unterstützung gibt, man auch bereit ist, Hilfe von außen anzunehmen. Und natürlich gehören je nach Krankheitsbild die psychotherapeutische Betreuung und/oder die Gabe von Medikamenten zu den Möglichkeiten der Vorbeugung.

Was kann die Familie zur Unterstützung tun?

Die Schwangere unterstützen, ihr Belastungen abnehmen, sie motivieren, Hilfe anzunehmen und vor allen Dingen: nicht durch kritische Kommentare verunsichern. Mit kritischen Kommentaren ist beispielsweise gemeint, dass die Fähigkeit der werdenden Mutter schon im Voraus in Frage gestellt wird, dass die Medikamenteneinnahme kritisiert und ohne fundierte Beratung das Schreckgespenst der schädlichen Auswirkungen von Medikamenten heraufbeschworen wird. Informationen ja, aber aus seriösen Quellen. Und eine offene, sachliche Besprechung, ohne zusätzliche Ängste bei der werdenden Mutter zu fördern, denn diese macht sich wahrscheinlich schon sehr viele Gedanken zu all diesen Themen. Also heißt das für die Familie, das Selbstvertrauen der Schwangeren stärken, Stressfaktoren abzubauen und die werdenden Eltern in ihrem Verhalten zu unterstützen, auch wenn das beinhaltet, die Gabe von Medikamenten zu akzeptieren, von denen man selbst vielleicht negative Auswirkungen auf das Kind befürchtet.

3 Psychopharmaka und ihre Einflüsse

Die Sorge vor schädlichen Einflüssen von Medikamenten, die wegen einer psychischen Erkrankung eingenommen werden müssen, führt nicht selten zu einer Krankheitsgeschichte mit viel »Auf und Ab«; wenn nämlich Medikamente wegen des Kinderwunsches abgesetzt werden, eine neue Krankheitsphase auftritt, wieder Medikamente eindosiert werden und sich dieser Kreislauf mehrfach wiederholt. Im Hinblick auf die Sicherheit des Kindes sind solche Gedanken und Verhaltensweisen nachvollziehbar, für die psychische Erkrankung und die psychische Stabilität aber meist nicht sinnvoll, manchmal sogar schädlich: Gerade für die phasenhaft verlaufenden Erkrankungen (wie etwa Depressionen oder bipolare Störungen) muss man nämlich sagen, dass die Prognose der Erkrankung dann am allerbesten ist, wenn weitere Krankheitsphasen möglichst verhindert werden – z. B. durch eine konsequente Vorbeugung (»Prophylaxe«). Und es gilt auch, dass umgekehrt jede neue Krankheitsphase die Wahrscheinlichkeit weiterer Krankheitsphasen erhöht. Deshalb gehört es heute zu der leitliniengerechten Behandlung (siehe S. 109 ff.) von affektiven Erkrankungen (wiederkehrende Depressionen und bipolare Störungen), spätestens ab der dritten Krankheitsphase konsequent eine solche vorbeugende Medikation (= Prophylaxe) einzusetzen. Es muss ganz klar gesagt werden, dass eine prophylaktische Behandlung nicht nach zwei oder drei Jahren ohne Krankheitsphase abgesetzt werden kann, weil die Bereitschaft, erneut zu erkranken, die Empfindlichkeit (»Vulnerabilität«, siehe S. 19, 23 f.), lebenslang bestehen bleibt. Gleiches gilt für Psychosen, z. B. aus dem schizophrenen Formenkreis. Je länger der Abstand zur der letzten akuten Krankheitsepisode, umso höher ist die Wahrscheinlichkeit, dass man in der Zukunft symptomfrei bleiben kann – wenn auch um den Preis einer vorbeugenden Medikamenteneinnahme. Psychische Stabilität, auch wenn sie durch eine medikamentöse Prophylaxe herbeigeführt wird, verbessert insgesamt die Prognose der Erkrankung. Und es gehört übrigens auch zur leitliniengerechten Behandlung, nach Nutzen-Risiko-Abwägung eine bestehende medikamentöse Behandlung in der Schwangerschaft fortzusetzen, bzw. auch ganz neu damit zu beginnen. Bei dieser Abwägung müssen negative Auswirkungen einer Erkrankung also mit in die Waagschale geworfen werden, wenn es um eventuelle Auswirkungen der Medikamente auf das ungeborene Kind geht.

Wie entstehen Fehlbildungen überhaupt?

Während der Entwicklung des Embryos, insbesondere in den frühen Stadien der Schwangerschaft, ist dieser besonders empfindlich gegen äußere Einflüsse. In den ersten zwei Wochen nach der Empfängnis gibt es offenbar so etwas wie ein »Alles-oder-Nichts-Gesetz«. Das besagt, dass in dieser Zeit geschädigte Zellen noch ersetzt werden können, sodass eine weitere ungestörte Entwicklung möglich ist. Oder aber der äußere Einfluss und damit der toxische Schaden sind so groß, dass die Frucht sich nicht weiterentwickelt und mit der nächsten Regelblutung abgeht. Gibt es also in diesem sehr frühen Stadium der Schwangerschaft einen schädigenden Einfluss, entwickelt sich danach kein fehlgebildetes Kind. Anders kann die Situation sein, wenn Medikamente bzw. Substanzen im Körper vorhanden sind, die vielleicht längere Zeit brauchen, bis sie abgebaut sind; diese können auch später ihre Wirkung entfalten. Während der Phase der Organentwicklung (Organogenese), in der sich der Embryo weiter entwickelt, ist er besonders empfindlich gegen die Einwirkungen von außen – z. B. durch Medikamente, Alkohol, Strahlen etc. Diese empfindliche Phase umfasst bei Menschen etwa die Tage 15 bis 60 nach der Befruchtung; in dieser Zeit ist das Risiko für Fehlbildungen am größten. Übersetzt in die übliche Einteilung einer Schwangerschaft bedeutet das: ab der 2. bis etwa zur 8./9. Woche nach Empfängnis d.h. ab der 4. bis zur 10. Schwangerschaftswoche (SSW) nach Ultraschallbestimmung (dabei wird die letzte Regel als Ausgangspunkt genommen) haben sich die wesentlichen Organe gebildet und sind dann gegen äußere Einflüsse nicht mehr so empfindlich.

In der folgenden »Fetalphase« entwickeln sich die Gewebe und Organe weiter, die Empfindlichkeit nimmt ab. Wenn in diesem Zeitraum (2. und 3. Trimenon, auch 2. und 3. Schwangerschaftsdrittel genannt) Stoffe einwirken, wie etwa Alkohol oder andere Nervengifte (z.B. Blei), kann dies zu Verhaltensauffälligkeiten und Einschränkungen bei der Intelligenz führen.

Dies macht übrigens den Alkoholkonsum in der Schwangerschaft so gefährlich. Auch andere Drogen, wie etwa Kokain, sind problematisch. Bei diesen prinzipiell möglichen Einwirkungen auf den Embryo bzw. den Feten, also das ungeborene Kind in seinen verschiedenen Entwicklungsstadien, gilt eine Art von Dosis-Wirkungs-Kurve: Niedrige Mengen einer Substanz sind nicht schädlich, erst oberhalb einer bestimmten Schwelle, die für verschiedene Substanzen unterschiedlich sein kann, kann es zu Schädigungen kommen – wie etwa zu Fehlbildungen oder zum Absterben des Embryos. Deshalb gilt insgesamt das Prinzip: so viel wie nötig, aber so wenig wie möglich. Und deshalb bemühen wir uns in der Schwangerschaft immer um die niedrigstmögliche Dosis eines Medikaments (die aber dennoch die psychische Situation stabil hält).

Die Medikamentengabe in der Schwangerschaft muss dem Prinzip der Nutzen-Risiko-Abwägung folgen: Mögliche Auswirkungen des Medikaments gegen die Auswirkungen einer neuen Krankheitsphase. Wenn die Entscheidung für die Gabe des Medikaments erfolgt, sollte – wann immer möglich – nur ein Medikament gegeben werden (Monotherapie). Und es gilt die Devise »So wenig wie möglich, aber so viel wie nötig«.

Was sind die häufigsten Ursachen für angeborene Fehlbildungen?

Es gibt eine Vielzahl von Ursachen für angeborene Entwicklungsstörungen: genetische Erkrankungen oder Chromosomenstörungen, Erkrankungen der Mutter, wie etwa ein schwerer Diabetes mellitus oder Hormonstörungen. Auch Infektionen des Kindes im Mutterleib, z. B. mit Zytomegalie oder Röteln (Viruserkrankungen) oder Toxoplasmose (Infektion mit von Katzen übertragenden Parasiten) können zu Fehlbildungen führen. In über der Hälfte der Fälle bleiben die Ursachen von Fehlbildungen jedoch unbekannt; sie bilden sich spontan oder werden durch ein Zusammenwirken verschiedener Faktoren verursacht. Medikamente, die bei psychischen Erkrankungen eingesetzt werden (Psychopharmaka), sind insgesamt nur selten die Ursache. Nur 4 % aller Fehlbildungen sind auf den Einfluss von Arzneimitteln, Alkohol, Drogen, Strahlen, Schadstoffen oder andere äußere Einwirkungen zurückzuführen. Die Arzneimittel wiederum machen dabei nur einen Teil dieser 4 % aus. Die in der Psychiatrie eingesetzten Medikamente gehören nicht zu den Stoffen, die mit hoher Wahrscheinlichkeit eine Fehlbildung verursachen. Einige bei der Behandlung von psychischen Erkrankungen eingesetzten Substanzen haben ein gewisses Fehlbildungsrisiko, zu nennen sind hier vor allem das klassische Antiepileptikum Valproinsäure und in wesentlich geringerem Maße Lithium. Beide werden in manchen Fällen zur Vorbeugung oder zur Behandlung psychischer Störungen eingesetzt (siehe S. 60 ff.). Übrigens muss man auch wissen, dass etwa 3 % aller Fehlbildungen unabhängig von äußeren Einflüssen auftreten; d. h. also, dass jedes 30. Kind bei der Geburt eine deutlich erkennbare Fehlbildung aufweist, die unter Umständen durch Operationen oder andere Behandlungsmaßnahmen korrigiert werden kann. Das bedeutet damit auch, dass selbst beim Auftreten von Fehlbildungen unter Medikamenteneinnahme die Arzneimittel nicht »automatisch« dafür verantwortlich zu machen sind.

Kaum Fehlbildungen bei Psychopharmaka:

In der Behandlung von psychischen Erkrankungen werden kaum Medikamente eingesetzt, die im Verdacht stehen, Fehlbildungen zu verursachen.

Mögliche Einflüsse einer Psychopharmakotherapie auf das ungeborene Kind

Die Möglichkeit von Fehlbildungen (teratogene Wirkung) ist glücklicherweise nur bei wenigen in der Psychiatrie verwendeten Substanzen wirklich von Bedeutung (wie etwa Valproinsäure, Carbamazepin, Lithium, siehe S. 60 ff.). Auch wenn heutzutage bei der Zulassung von Medikamenten umfassende Studien durchgeführt werden, ist für neuere Präparate das Risiko der Verursachung von Fehlbildungen nicht vollständig auszuschließen. Aus ethischen Gründen werden Studien mit Schwangeren und ungeborenen Kindern nicht durchgeführt, sodass Informationen letzten Endes nur über die Sammlung von Einzelfällen zusammengetragen werden können. Die Präparate werden aber in Tierversuchen getestet, und zwar mit einer Menge der Substanz, die deutlich über dem liegt, was man üblicherweise im Rahmen der Therapie beim Menschen geben würde. Gibt es dabei Hinweise auf Fehlbildungen bei den Tierembryonen, was im Einzel-

fall vorkommt, dann muss einen das zumindest aufmerksam sein lassen
– vor allen Dingen, wenn das Medikament noch nicht oft in der Schwangerschaft eingesetzt wurde.

Abgesehen von einer prinzipiell möglichen Verursachung von Fehlbildungen (z. B. am Herzen, an der Wirbelsäule, am Gehirn, an den Extre-
mitäten) könnte es auch zu weiteren Auswirkungen auf die Entwicklung
des Kindes kommen. Die Gabe von Medikamenten kann ebenso wie Alko-
hol- oder Drogenkonsum in der Schwangerschaft zu Wachstumsverzöge-
rungen oder geringer Gewichtszunahme beim Kind führen, und auch vor-
zeitige Wehen bzw. Frühgeburten können durch bestimmte Medikamente
ausgelöst werden. Erwähnt werden muss in diesem Zusammenhang allerdings, dass in Studien Hinweise dazu gefunden wurden, dass Schwangere
mit psychischen Erkrankungen auch unabhängig von der Einnahme von
Medikamenten ein höheres Risiko für Schwangerschaftskomplikationen
und Frühgeburten haben. Es gibt noch viele widersprüchliche und nicht
geklärte Befunde, die uns letzten Endes nur darauf hinweisen, dass eine
individuelle, d. h. konkret auf eine Patientin mit ihrer individuellen Geschichte und Situation bezogene Nutzen-Risiko-Abwägung sinnvoll ist. Dabei müssen aber alle Aspekte in die Kalkulation mit einbezogen werde: Es
nützt weder der Mutter noch dem ungeborenen Kind, wenn man ganz oder
teilweise auf ein erforderliches Medikament verzichtet, die Mutter deshalb
unruhig und gestresst ist, mehr raucht oder vielleicht sogar zum Alkohol
greift. Oder wenn sie sogar wegen einer akuten Krankheitsepisode stationär behandelt werden muss, wo dann in der Regel das Medikament noch
einmal deutlich höher dosiert werden muss oder vielleicht sogar eine Kombination von Medikamenten erforderlich ist. Unter Umständen sind dann
die Auswirkungen sogar schlimmer, als wenn ein gut verträgliches Medikament eingenommen wird.

Wenn in der Schwangerschaft regelmäßig Medikamente eingenommen
werden, können dadurch beim neugeborenen Kind vorübergehende Anpassungsprobleme auftreten, wie etwa Entzugserscheinungen oder Atemprobleme. Manchmal ist es auch gar nicht so leicht auseinanderzuhalten,
ob es sich um Absetzphänomene bzw. Entzugserscheinungen handelt,
oder ob beim Kind auftretende Symptome vielleicht damit zu tun haben, dass es nach der Geburt die Restmedikamente, die über die Nabelschnur in den Körper gekommen sind, selbst verstoffwechseln muss, wobei die dabei beteiligten Organe wie Leber oder Niere noch unreif sind.
Unsere praktische Erfahrung zeigt allerdings, dass solche in den ersten

Lebenstagen auftretenden »Anpassungsprobleme« wie Unruhe, Trink-schwäche oder Atemprobleme, weniger häufig vorkommen und nur ge-ring ausgeprägt sind, wenn vorher sorgfältig die Medikation um die Zeit der Entbindung herum festgelegt wird. Um solche Probleme nach der Geburt zu vermeiden, kann darüber nachgedacht werden, ob es möglich ist, eine Zeitlang vor der Geburt (z. B. zwei oder drei Wochen) die Medi-kamentendosis zu verringern oder vielleicht auch das Medikament ganz abzusetzen.

Entzugserscheinungen sind übrigens auf jeden Fall dann zu erwarten, wenn das Kind längere Zeit und vor allen Dingen gegen Ende der Schwan-gerschaft Beruhigungsmitteln (Benzodiazepinen) oder Drogen ausgesetzt war. Konsumiert die Mutter während der Schwangerschaft Drogen, verur-sacht dies in der Regel beim neugeborenen Kind schwere Entzugserschei-nungen, die dann wiederum medikamentös und in der Regel stationär auf einer Neugeborenen-Intensivstation behandelt werden müssen.

Langfristige Auswirkungen von Psychopharmaka in der Schwangerschaft auf die Entwicklung des Kindes

Langzeitwirkungen von Psychopharmaka in der Schwangerschaft sind zwar für die meisten Medikamente nicht systematisch untersucht. Bisher liegen jedoch keine wirklich beunruhigenden Hinweise vor. Bei den SSRI hat man z. B. festgestellt, dass das Verhalten der Kinder depressiver Müt-ter im Alter von 3 Jahren von verschiedenen Faktoren abhängt, zu denen außer der Medikamenteneinnahme vor allem die Stimmung der Mutter in der Schwangerschaft und danach gehört. Eine Differenzierung zwischen Arzneimittelwirkung und sozialen und psychischen Faktoren vor und nach Geburt ist ausgesprochen schwierig. Auch die hin und wieder zu lesen-den Vermutungen, nicht nur Drogen, sondern auch bestimmte Medika-mente in der Schwangerschaft begünstigten ADHS (Aufmerksamkeitsde-fizit-Hyperaktivität-Symptomatik) oder autistische Symptome beim Kind, sollten bei einer notwendigen Therapie mit Psychopharmaka nicht über-bewertet werden. Eine solche Symptomatik hängt nach heutigem Wissen von verschiedenen Ursachen ab, deren Anteile bei weitem noch nicht ge-klärt sind. Die Unterlassung einer notwendigen Therapie in der Schwan-gerschaft ist auch in dieser Hinsicht keine Option, die im Interesse des Kindes ist.

Veränderungen durch die Schwangerschaft

In der Schwangerschaft kommt es zu vielfältigen körperlichen Veränderungen, die auch die Verstoffwechselung von Medikamenten betreffen: Die Aufnahme über den Darm, die Verteilung im Körper, die Verstoffwechselung – meist über die Leber – und die Ausscheidung – meist über die Niere – verändern sich bei der werdenden Mutter. Diese verschiedenen Veränderungen sind kompliziert, insbesondere in ihrem Zusammenwirken, sodass man hier keine allgemeingültigen Regeln für einzelne Medikamente aufstellen kann. Wichtig ist nur zu wissen, dass solche Veränderungen auftreten und möglicherweise die Menge des Arzneimittels, die sich im Blut befindet (»Blutspiegel«, bzw.»Serumspiegel«), beeinflussen können. Darauf könnten beispielsweise unerklärliche Schwankungen im Befinden zurückzuführen sein, so etwa wenn durch die Veränderung im Stoffwechsel plötzlich die Menge des verfügbaren wirksamen Medikaments kleiner geworden ist. Erwähnenswert ist hier natürlich auch noch die Zunahme des Körpergewichtes, die schon für sich genommen zu einer größeren Verteilungsmasse für das Medikament führt.

Die Frage des Stillens, wenn die Mutter Psychopharmaka einnehmen muss

Für die Frage des Stillens gilt ebenso das Prinzip der Nutzen-Risiko-Abwägung – die Vorteile des Stillens für das Kind und für die Mutter-Kind-Bindung müssen in die Waagschale geworfen werden, andererseits eventuelle Auswirkungen der Medikamente auf das Neugeborene. Wenn die Mutter bereits in der Schwangerschaft das Medikament eingenommen hat, wird die Entscheidung für das Stillen vielleicht leichter fallen, als wenn nach der Entbindung neu begonnen werden soll. In der praktischen Tätigkeit bemühen wir uns darum, bereits in der Schwangerschaft oder wenn möglich sogar vor der Schwangerschaft die Medikation dahingehend zu überprüfen, ob das Stillen damit möglich ist. Auf jeden Fall sollte immer nur ein Medikament genommen werden (Monotherapie), und es sollten Präparate eingesetzt werden, über die möglichst viele Erfahrungen in der Stillzeit vorliegen. Allerdings darf man bezüglich dieser Erfahrungen nicht zu optimistisch sein, denn im Vergleich zu dokumentierten Verläufen in der

Schwangerschaft sind entsprechende Untersuchungen zu gestillten Kindern noch sehr viel seltener. Das hat auch damit zu tun, dass man Kindern, die gestillt werden, nicht ohne weiteres Blut abnehmen würde und so nur wenige Informationen hat zum Verhältnis der Medikamentendosis im Blut der Mutter, in der Muttermilch und dem Blut des Kindes. Generell kann man aber sagen, dass für die meisten Antidepressiva und Neuroleptika (=Antipsychotika) die beim Kind feststellbare Dosis des Medikaments immer nur ein Bruchteil von dem beträgt, was bei der Mutter nachweisbar ist. Dennoch sollte aufmerksam auf Nebenwirkungen beim Kind geachtet werden, die prinzipiell die gleichen sein können wie beim Erwachsenen (also so, wie sie im Beipackzettel stehen). Die Einbeziehung des Kinderarztes für die Entscheidung zum Stillen ist sinnvoll, denn dieser kann das neugeborene Kind dahingehend beurteilen, ob es noch Probleme hat (wie etwa eine Neugeborenen-Gelbsucht), was die Verstoffwechselung des eigenen Medikamentenanteils zusätzlich erschweren würde.

Wo kann ich mich informieren über das Risiko meines speziellen Medikaments?

Anhaltspunkte ergeben sich aus dem Beipackzettel, obwohl darin in der Regel eher pauschal abgeraten wird, dieses Medikament in der Schwangerschaft einzunehmen, ohne auf vorhandene Informationen zu behandelten Schwangeren einzugehen. Der Arzt kann in den sogenannten Fachinformationen des Medikaments nachlesen oder auch beim Arzneimittelhersteller nach aktuellen Erkenntnissen fragen. Eine konkrete, auf den individuellen Fall bezogene Beratung erhält man bei speziellen Beratungszentren, wie etwa dem Pharmakovigilanz- und Beratungszentrum für Embryonaltoxikologie in Berlin und dem dazugehörigen Internetportal www.embryotox.de. Dort können sowohl schriftliche als auch telefonische Anfragen von betreuenden Gynäkologen und Psychiatern, aber auch von Betroffenen selbst gestellt werden.

Internet:

Informationen über einzelne Substanzen und individuelle Beratung finden Sie beim Pharmakovigilanz- und Beratungszentrum für Embryonaltoxikologie, Charité, Berlin, unter www.embryotox.de.

Welche Untersuchungen sollte ich durchführen lassen?

Neben den üblichen Ultraschalluntersuchungen beim behandelnden Gynäkologen sollte bei der Einnahme von Medikamenten in der Schwangerschaft zusätzlich eine sogenannte Ultraschall-Feindiagnostik erfolgen. Eine Schwangerschaft unter Medikamenten gilt als Risikoschwangerschaft, sodass unabhängig vom Alter der Schwangeren die Kosten für pränataldiagnostische Maßnahmen von der Krankenkasse übernommen werden. Spätestens beim sogenannten Organultraschall, der üblicherweise zwischen der 18. und 22. Schwangerschaftswoche durchgeführt wird, können die meisten Schädigungen festgestellt werden. Mit hochauflösenden Geräten können Spezialisten aber auch schon in der 11. bis 14. Schwangerschaftswoche die Entwicklung des Kindes beurteilen, eventuelle Auffälligkeiten erkennen und weiter untersuchen. Empfehlenswert ist eine solche spezielle Ultraschalluntersuchung in einer pränataldiagnostischen Schwerpunktpraxis oder spezialisierten Abteilung einer Klinik. Dort kann man sich ebenfalls beraten lassen, welche Blutuntersuchungen in diesem Zusammenhang sinnvoll sind. Eine Fruchtwasseruntersuchung (Amniozentese) gibt in erster Linie Auskünfte über Chromosomenabweichungen. Wegen des damit verbundenen leicht erhöhten Fehlgeburtsrisikos werden solche Untersuchungen nur empfohlen, wenn sich in den vorherigen Untersuchungen Hinweise auf eine solche Störung beim Ungeborenen finden. In der pränataldiagnostischen Praxis, bzw. Klinik kann dann übrigens auch im späteren Verlauf der Schwangerschaft das Wachstum und die Gesamtentwicklung des Kindes beurteilt und die Durchblutung der Plazenta ebenfalls mit Ultraschall gemessen werden.

Um Missverständnissen vorzubeugen: Es geht bei der Durchführung solcher Untersuchungen nicht darum, dass bei der Feststellung von irgendwelchen Fehlbildungen »automatisch« an einen Schwangerschaftsabbruch zu denken wäre, sondern um die Verbesserung der gesundheitlichen Situation von Mutter und Kind. Auch wenn vorher bereits ganz klar feststeht, dass ein Abbruch nie in Frage kommen würde, hilft das Wissen um eventuelle Probleme beim ungeborenen Kind auch für die weitere Planung. Sollte es tatsächlich Auffälligkeiten geben, kann beispielsweise die nach der Entbindung evtl. erforderliche Behandlung geplant werden. Dies gilt übrigens insgesamt für Auffälligkeiten, die sich in der Schwangerschaft zeigen. In manchen Fällen sind sogar noch während der Schwangerschaft Behandlungsmöglichkeiten gegeben.

Kein Medikament, das in der Schwangerschaft eingenommen wurde, rechtfertigt für sich allein genommen einen Schwangerschaftsabbruch; zu den medizinischen und gesetzlichen Voraussetzungen für einen Schwangerschaftsabbruch (siehe S. 102 ff.).

4 Informationen zu Medikamenten im Überblick

Eine optimale Behandlung der psychischen Erkrankung ist auch im Interesse des ungeborenen Kindes anzustreben. Nicht selten setzen Frauen ihre Psychopharmaka nach Feststellung einer Schwangerschaft aus Furcht vor einer Schädigung des Embryos abrupt ab – manchmal mit, manchmal ohne vorherige Konsultation ihres Psychiaters. Eine umfassende Information zu den Auswirkungen von Arzneimitteln kann betroffenen Frauen dabei helfen, Ängste abzubauen und sich gemeinsam mit ihrem behandelnden Psychiater und ihrem Partner für die bestmögliche Behandlung im Zusammenhang mit Kinderwunsch, Schwangerschaft und Stillzeit zu entscheiden.

Bei psychischer Erkrankung und vor allem bei Einnahme von Medikamenten ist die Planung einer Schwangerschaft und die rechtzeitige Beschäftigung mit der Frage, welche Medikamente in welcher Dosierung mit einer Schwangerschaft vereinbar sind, optimal. Aber auch wenn eine Frau unter Medikamenten ungeplant schwanger wird, ist in den seltensten Fällen das Absetzen oder eine komplette Umstellung der Medikation notwendig, wie die folgenden Ausführungen zeigen. Der Umgang mit einer geplanten, aber auch einer ungeplanten Schwangerschaft sollte mit Besonnenheit nach individueller Nutzen-Risiko-Abwägung unter Einbeziehung aller Faktoren erfolgen. Zu nennen sind hier beispielsweise Diagnose und bisheriger Verlauf der Erkrankung, insbesondere Erfahrungen mit Absetzversuchen, aktuelle Lebenssituation und Partnerschaft, vorhandene oder fehlende Unterstützungsmöglichkeiten im familiären und sozialen Umfeld, Überlegungen zum Stillen. Die jeweils individuelle Vorgeschichte und aktuelle Bewertung können dabei zu unterschiedlichsten Ergebnissen führen, die oft auch auf den individuellen Erfahrungen des behandelnden Psychiaters beruhen, wobei es in der Regel kein absolutes »richtig« oder »falsch« gibt.

In den folgenden Abschnitten wird im Überblick der aktuelle Wissenstand zu den verschiedenen Gruppen von Psychopharmaka dargestellt, ohne allerdings zu speziell auf die einzelnen Substanzen einzugehen. Der

Grund liegt darin, dass sich solche Informationen sehr rasch ändern könnten und ein Buch wie das vorliegende dann zu »schwerfällig« ist, um darauf zu reagieren oder vielleicht sogar zu warnen. Aber auch anders herum kann es sein: Erweist sich ein neu zugelassenes Medikament als gut wirksam und nebenwirkungsarm, wird es verstärkt eingesetzt. Während vielleicht bei Drucklegung des Buches nur wenige einzelne Schwangerschaften dokumentiert sind, können es wenige Jahre später schon zwei- oder dreihundert sein, d. h. dass die Datenbasis dann viel verlässlicher für eine Aussage ist.

Außerdem sind die folgenden Seiten vielleicht schon in dieser Form eine Überforderung für die Leserinnen und Leser, die sich nicht so gut mit medizinischen Zusammenhängen und Begriffen auskennen. Für die ganz konkrete Nachfrage zu einer Substanz empfehlen wir deshalb immer die Besprechung mit Ihrem Arzt/Ihrer Ärztin, die den direkten Zugang zu entsprechenden ganz aktuellen Informationen haben, oder auch die direkte Nachfrage über www.embryotox.de.

Die dargestellten Empfehlungen entsprechen im wesentlichem dem, was auch in den Leitlinien der psychiatrischen Fachgesellschaft DGPPN dargelegt ist (siehe S. 110 f.).

Die Ausführungen in diesem Kapitel sind bezogen auf die allgemeine Erfahrung der Autoren und zum Zeitpunkt der Drucklegung verfügbare Daten. Sie ersetzen nicht die individuelle Beratung!

Beim Lesen der folgenden Seiten werden Sie vielleicht den vertrauten Namen Ihres Medikaments nicht finden. Das mag damit zu tun haben, dass wir hier nur die Substanznamen verwenden, also nicht die Handelsnamen. Insgesamt werden ohnehin immer häufiger »Generika« verwendet, also nicht mehr das Originalpräparat der Firma, die das Medikament ursprünglich entwickelt hat, sondern sogenannte Nachahmer-Präparate, die nach Ablauf des Patentschutzes auf den Markt gekommen sind und auf demselben Wirkstoff basieren. Nicht immer sind diese dann mit dem Original ganz identisch, es kann beispielsweise Unterschiede im Abbau des Medikaments im Körper geben. Grund dafür ist, dass zwar der Wirkstoff identisch ist, nicht aber immer die genaue Herstellung, die von den Firmen auch als »Betriebsgeheimnis« gehütet wird. Auch zwischen Generika unterschiedlicher Firmen können solche Unterschiede bestehen. Im Einzelfall können daraus Unterschiede bei der Verträglichkeit bzw. individuellen Wirksamkeit entstehen. Diese Unterschiede können aber auch daraus entstehen, dass man sich an eine bestimmte Packung und Tablette gewöhnt hat und eine Änderung durch Markenwechsel zu einer »Wirkungsänderung« führt. Insgesamt gesehen haben alle Präparate mit dem gleichen Wirkstoff auch die gleiche Wirkung auf die Erkrankung. Eine Liste der hier besprochenen Wirkstoffe und der dazugehörigen bekannten Handelsnamen findet sich im Anhang (siehe S. 244).

Antidepressiva

Eine antidepressive Medikation in der Schwangerschaft ist nicht selten, da Medikamente dieser Gruppe nicht nur bei Depressionen, sondern auch bei bestimmten Angststörungen, Zwangsstörungen, Essstörungen und Posttraumatischen Belastungsstörungen eingesetzt werden. Außerdem kommen bestimmte Antidepressiva bei Schlafstörungen als Alternative zu den Beruhigungsmitteln (Tranquilizern) mit Abhängigkeitspotenzial zum Einsatz.

SSRI

Als Selektive Serotonin-Wiederaufnahme-Hemmer (im Englischen = Selective Serotonin Reuptake Inhibitor, abgekürzt SSRI) werden die Antidepressiva bezeichnet, die speziell auf den Serotoninstoffwechsel des Gehirns einwirken. Bei bestimmten Formen von Depressionen, bei Angsterkrankungen, Zwangsstörungen, aber auch bei bestimmten Essstörungen und bei der Posttraumatischen Belastungsstörung kommen sie zum Einsatz.

Zu den SSRI gehören Citalopram, Escitalopram, Fluoxetin, Fluvoxamin, Paroxetin und Sertralin. SSRI sind die für die Schwangerschaft am besten untersuchte Medikamentengruppe, wobei die meisten positiven Erfahrungen zu Sertralin und Citalopram vorliegen. Zusammengefasst ist nicht auszuschließen, dass bei einer SSRI-Anwendung im ersten Trimenon (also im ersten Schwangerschaftsdrittel), vor allem bei Paroxetin und Fluoxetin, ein geringes Risiko für Herzfehlbildungen, insbesondere von Septumdefekten (Defekt in der Herzscheidewand) besteht. Das bedeutet, dass maximal eines von 100 Kindern, deren Mutter im ersten Schwangerschaftsdrittel (Trimenon) ein Medikament der SSRI-Gruppe eingenommen hat, eine Herzfehlbildung durch das Medikament entwickelt, die aber dann meist sehr leicht ausgeprägt ist und sich auch oft spontan zurückbildet. Im individuellen Fall ist kaum zu entscheiden, ob der Septumdefekt durch das Antidepressivum verursacht wurde, oder ob er spontan entstanden ist (das Risiko von spontanen Defekten in der Herzscheidewand liegt bei 1:200). Alle anderen in einzelnen Studien diskutierten Zusammenhänge zwischen einem SSRI und einem bestimmten Fehlbildungstyp, bestimmten Lungenproblemen (»pulmonaler Hochdruck«) oder Autismus konnten bisher nicht bestätigt werden.

Widersprüchliche Ergebnisse aus zahlreichen Studien liegen zur Frage eines erhöhten Risikos für Schwangerschaftskomplikationen, wie etwa Frühgeburtlichkeit, vermindertes Geburtsgewicht und kindliche Wachstumsverzögerung in der Schwangerschaft vor. Letztlich lässt sich ein konkreter Zusammenhang mit SSRI nicht sicher nachweisen, da auch andere Medikamente (z. B. trizyklische Antidepressiva), aber auch unbehandelte depressive Erkrankungen selbst zu diesen Auffälligkeiten führen können.

Bei der langfristigen Entwicklung der Kinder ergaben sich bisher keine besorgniserregenden Auswirkungen durch SSRI während der Schwangerschaft. Verlaufsuntersuchungen über mehrere Jahre zeigten beispielsweise für Fluoxetin keinen Unterschied in der Entwicklung der Kinder im Vergleich zu Kindern, deren Mütter keine Medikamente eingenommen hatten.

Zusammengefasst ist die Sorge, dass eine Therapie mit SSRI die spätere Entwicklung des Kindes ungünstig beeinflussen könnte, kein Grund, einer Frau mit einer behandlungsbedürftigen Depression oder sonstigen psychischen Erkrankung während der Schwangerschaft die Behandlung mit SSRI vorzuenthalten. Es gilt immer das Prinzip der individuellen Nutzen-Risiko-Abwägung (siehe S. 68, 91).

Trizyklika

Die sogenannten Trizyklika (trizyklische Antidepressiva), wovon das bekannteste Präparat wahrscheinlich das Amitriptylin ist, sind wesentlich älter als die heute häufiger eingesetzten SSRI. Die ältesten Medikamente dieser Art sind um die 50 Jahre alt. Trizyklika sind gut wirksame Antidepressiva, wurden aber dennoch durch neuere Medikamente, wie etwa die SSRI, weitgehend verdrängt, da sie im Allgemeinen mehr Nebenwirkungen haben als die modernen Antidepressiva.

Bei einigen Substanzen überwiegen die antriebssteigernden Eigenschaften, z. B. bei Imipramin, dem eng verwandten Desipramin oder bei Nortriptylin. Bei anderen sind die dämpfenden Eigenschaften stärker ausgeprägt, besonders bei Trimipramin, aber auch bei Amitriptylin, Doxepin und bei dem von Hausärzten häufig verordneten chemisch verwandten Opipramol, dem eine Mittelstellung zwischen Antidepressiva und Neuroleptika zugeschrieben wird. Gerade diese Substanzen werden deshalb gerne bei Schlafstörungen eingesetzt; in der Schwangerschaft kommt man dabei oft mit sehr niedrigen Dosierungen aus (z. B. 10 bis 25 mg Amitriptylin bei Schlafstörungen). Clomipramin ist von den Trizyklika das Medikament, das am besten auf Zwangssymptome und Panikattacken wirkt, und stellt deshalb in der Behandlung der Zwangsstörung eine Alternative zu den SSRI dar.

Hinweise auf eine ernsthafte Schädigung des Ungeborenen durch trizyklische Antidepressiva gibt es bisher nicht. Wie bei den SSRI wurde auch bei den Trizyklika ein erhöhtes Risiko für Frühgeburtlichkeit diskutiert, das aber offenbar unspezifisch ist und möglicherweise mit der Grunderkrankung zusammenhängt. Erwähnt werden soll aber auch die Tatsache, dass die trizyklischen Antidepressiva zwar sehr viel älter sind als die SSRI, demgegenüber aber viel schlechter untersucht, weil das früher noch nicht standardmäßig gemacht wurde. Da diese Substanzen aber schon sehr lange auf dem Markt sind, kann man trotzdem die vorgenannte Bewertung vornehmen (keine Hinweise auf eine ernsthafte Schädigung des Ungeborenen).

Möchte Ihr Psychiater ein trizyklisches Antidepressivum einsetzen, was in der entsprechenden psychiatrischen Fachliteratur häufig noch als Mittel der ersten Wahl empfohlen wird, fällt seine Wahl wahrscheinlich am ehesten auf Amitriptylin, Clomipramin, Nortriptylin oder, zur Schlafregulierung, auch auf Trimipramin, Substanzen, für die die meisten positiven Erfahrungen in der Schwangerschaft vorliegen und mit denen dann später auch das Stillen möglich ist. Wenn Sie selbst lieber ein sehr lange eingeführtes Medikament einnehmen möchten, könnten die genannten Antidepressiva sinnvoll sein.

Andere Antidepressiva

In diesem Abschnitt werden verschiedene Antidepressiva zusammengefasst, die sich bezüglich ihrer Wirkmechanismen von den SSRI und Trizyklika unterscheiden, allerdings auch untereinander, sodass eine Gruppenbildung kaum möglich ist.

Mirtazapin ist ein Antidepressivum, das nicht nur den Serotonin-Stoffwechsel, sondern auch den Noradrenalin-Stoffwechsel anspricht. Mirtazapin kann in der Schwangerschaft verordnet werden, wenn die besser erprobten Antidepressiva (SSRI, Trizyklika) nicht ausreichend wirken. Bei einer stabil auf Mirtazapin eingestellten Patientin ist kein Therapiewechsel erforderlich. Ein Grund für den Einsatz von Mirtazapin könnte auch sein, dass ausgeprägte Schlafstörungen bestehen; Mirtazapin ist besonders in ganz niedriger Dosierung (7,5 mg) sehr gut wirksam gegen Schlafstörungen. Auch bei Ängstlichkeit und Anspannung ist es hilfreich, oft ebenfalls in niedrigen Dosierungen. Mirtazapin kommt außerdem aufgrund seiner antiemetischen Wirkung (also Wirkung gegen Übelkeit und Erbrechen) noch eine besondere Rolle zu, nämlich wenn ausgeprägtes Schwangerschaftserbrechen (Hyperemesis gravidarum) im Vordergrund steht, das anders nicht zu beherrschen ist. Und zwar unabhängig davon, ob man eine »psychosomatische Ursache« der Übelkeit findet, was übrigens bei sehr ausgeprägten Hyperemesis-Fällen meist nicht der Fall ist. Wenn im ersten Drittel der Schwangerschaft eine Symptomatik mit Schlafstörungen, ausgeprägter Ängstlichkeit oder sogar Panikattacken auftritt und Sie außerdem von starker Übelkeit geplagt sind, könnte also der Einsatz von Mirtazapin als »erstes« Medikament sinnvoll, ohne vorher andere auszuprobieren. Und dann vor allem als Schmelztablette, bei der die Aufnahme der Substanz über die Mundschleimhaut erfolgt.

Die Antidepressiva Venlafaxin und Duloxetin sind Selektive Serotonin- und Noradrenalin-Wiederaufnahme-Hemmer (im Englischen: selective Serotonin Noradralin Reuptake Inhibitor = SNRI) und haben wie Mirtazapin ein breiteres Wirkungsspektrum als die reinen SSRI, vergleichbar mit dem der Trizyklika. Wenn also SSRI nicht ausreichend gewirkt haben, könnte Venlafaxin eine Alternative sein, für das es viel mehr dokumentierte Schwangerschaftsverläufe gibt als für Duloxetin. Allerdings sollte auch Duloxetin bei stabiler Einstellung nicht allein wegen einer ungeplant eingetretenen Schwangerschaft bzw. geplanten Schwangerschaft umgestellt werden. SNRI haben manchmal anfangs sehr ausgeprägte Nebenwirkungen, die aber weitgehend zu vermeiden sind, wenn ganz niedrig dosiert begonnen wird und bei Venlafaxin die sogenannte Retard-Form, also eine Tablette mit langsamer Freisetzung, eingesetzt wird.

Für das erst 2009 zugelassene Antidepressivum Agomelatin liegen noch keine ausreichenden Erfahrungen zum Einsatz in der Schwangerschaft und Stillzeit vor. Allerdings gilt auch hier, dass eine stabil eingestellte Patientin nicht umgestellt werden muss.

Ebenso verhält es sich mit dem seit 2007 zugelassenen Antidepressivum Bupropion, das auch in der Rauchentwöhnung eingesetzt wird. Da zu Bupropion weniger Erfahrungen zum Einsatz in Schwangerschaft und Stillzeit vorliegen, sollte bei einer Neueinstellung ein besser erprobtes Präparat (z. B. ein SSRI) zum Einsatz kommen. Für eine stabil eingestellte Patientin ist der Einsatz während der Schwangerschaft akzeptabel.

Die Antidepressiva Mianserin und Maprotilin würde man zur Neueinstellung in der Schwangerschaft nicht verwenden, bei stabiler Einstellung aber auch nicht umstellen. Das gleiche gilt für die anderen eher selten eingesetzten Antidepressiva Reboxetin, Trazodon, Nefazodon und Tianeptin.

Der Einsatz eines MAO-Hemmers, besonders von Tranylcypromin, ist in der Schwangerschaft eher problematisch, da diese Substanzen möglicherweise die Tendenz zu Blutdruckproblemen erhöhen. Ebenso wie bei Tranylcypromin wird auch Moclobemid in der Schwangerschaft nicht neu eingesetzt; es sei denn alle anderen Behandlungsmöglichkeiten versagen. Sollten Sie allerdings schon lange auf dieses Medikament eingestellt sein, gilt auch hier das Prinzip »never change a winning team«.

Hinsichtlich der auf dem natürlichen Johanniskraut basierenden Medikamente gilt wie bei allen anderen Antidepressiva das Prinzip der Nutzen-Risiko-Abwägung. Nur weil es pflanzliche Präparate sind, heißt das nicht automatisch »ungefährlich«. Über Johanniskraut in der Schwangerschaft wissen wir viel weniger als über manche anderen Antidepressiva. Also: Bei stabiler Einstellung Fortführung der Behandlung, bei Neueinstellung eher ein Präparat mit mehr dokumentierten Schwangerschaften wählen.

Neueinstellung auf Antidepressiva in der Schwangerschaft

An anderer Stelle wurde ausführlich erläutert, dass bei einer stabil eingestellten Patientin die antidepressive Medikation wegen der Schwangerschaft nur nach guter Überlegung umgestellt werden sollte. In der Mehrzahl der Fälle – vorausgesetzt, es ist nur ein Medikament und möglichst keine Kombination – wird man wahrscheinlich auch an der Dosierung nichts Wesentliches ändern, zumindest solange keine Verschlechterung auftritt. Dies gilt ins-

besondere dann, wenn sich eine medikamentöse Einstellung in der Vorgeschichte als schwierig erwiesen hat oder Absetzversuche zur Wiedererkrankung führten. Treten Symptome aber in der Schwangerschaft erstmals auf,
wird man sicher zunächst alle nicht-medikamentösen Möglichkeiten aus-
schöpfen. Zu nennen sind hier in erster Linie Psychotherapie (siehe S. 95),
Entspannungsverfahren (siehe S. 96 ff.), aber vielleicht auch eine Lichttherapie (siehe S. 98). Bei einer Neueinstellung mit Antidepressiva während
der Schwangerschaft oder vor einer geplanten Schwangerschaft sollte dann
allerdings auch gleich daran gedacht werden, ob mit dem gewählten Medikament das Stillen möglich ist. Am ehesten empfiehlt sich Sertralin oder
Citalopram. Ungünstige Erfahrungen gibt es in Bezug auf das Stillen vor
allem mit Fluoxetin und Doxepin, sodass diese beiden Substanzen für eine
Neueinstellung in der Schwangerschaft gemieden werden sollten.

Antidepressiva und kindliche Anpassungsstörungen

Bei allen bis zur Geburt eingenommenen Antidepressiva muss mit Anpassungsstörungen beim Neugeborenen gerechnet werden. Vorkommen
könnten beispielsweise Unruhe, vermehrtes Schreien, Zittern, Trinkprobleme, aber im Ernstfall auch Atemprobleme, die eine vorübergehende Überwachung erforderlich machen. Etwa jedes vierte in der Schwangerschaft mit
Antidepressiva »behandelte« Kind ist davon betroffen. Auch wenn die Anpassungsstörungen beim Neugeborenen in der Substanzklasse der Antidepressiva üblicherweise auf wenige Tage begrenzt sind und dann von selbst
abklingen, sollte in den ersten Lebenstagen die Beobachtung des Neugeborenen gewährleistet sein. Es wird deshalb empfohlen, zur Entbindung in
ein Perinatalzentrum zu gehen, also eine Klinik, die neben der geburtshilflichen Abteilung auch eine Neugeborenen-Intensivstation (Intensiv-Neonatologie) betreibt. Dies ist als Vorsichtsmaßnahme zu sehen, in der Regel
brauchen drei von vier Neugeborenen keinerlei Überwachung nach der Geburt und nur im Einzelfall eine Behandlung auf der Intensivstation.

Um die Anpassungsstörungen so gering wie möglich zu halten, sollte
bei der Geburtsplanung überlegt werden, ob es klinisch vertretbar ist, die
Dosis des Antidepressivums vor der Entbindung zu reduzieren (siehe
S. 72, 85 ff.); ein vollständiges Absetzen dagegen ist nicht ratsam. Dabei richtet sich der Zeitraum der Reduktion nach der Erkrankung, aber
auch danach, wie schnell das Medikament abgebaut wird (nach der soge-

nannten Halbwertszeit des Medikaments). Nach unserer praktischen Erfahrung ist eine Reduktion drei oder zwei Wochen vor dem errechneten Entbindungstermin bei Antidepressiva gut vertretbar, ohne dass es zu psychischer Instabilität bei der Mutter kommt. Allerdings fand eine kürzlich veröffentlichte Untersuchung keine eindeutigen Vorteile für das Neugeborene, wenn die Mutter das Medikament zwei Wochen vor Geburt abgesetzt hatte. Die psychische Stabilität der Mutter ist auf jeden Fall auch in dieser Zeit am wichtigsten.

Antidepressiva im Überblick

In der folgenden Tabelle sind die Antidepressiva noch einmal übersichtlich dargestellt. Die Empfehlungen für den Einsatz in der Schwangerschaft/ Stillzeit entsprechen den Erfahrungen der Autoren, ersetzen aber nicht die jeweils fallbezogene und aktuelle Beratung.

Tabelle 4.1: Antidepressiva in der Schwangerschaft

Antidepressiva		Einsatz in der Schwangerschaft Bewertung der Autoren*
Trizyklische Antidepressiva	Kein Hinweis auf Fehlbildungen, aber Anpassungsstörungen beim Neugeborenen möglich.	
	Amitriptylin, Clomipramin, Notriptylin	Für Neueinstellung in der Schwangerschaft geeignet.
	Trimipramin, Desipramin, Imipramin	Bei stabil eingestellter Patientin kein Anlass zur Umstellung.
	Doxepin	Bei Neueinstellung andere Medikamente vorziehen; bei stabil eingestellter Patientin kein Anlass zur Umstellung während der Schwangerschaft. Nicht geeignet für die Stillzeit (Berichte über Zwischenfälle).

Tabelle 4.1: Antidepressiva in der Schwangerschaft – Fortsetzung

Antidepressiva		Einsatz in der Schwangerschaft Bewertung der Autoren*
SSRI	Kein eindeutiger Hinweis auf Fehlbildungen, aber Anpassungsstörungen beim Neugeborenen möglich.	
	Sertralin, Citalopram	Mittel der ersten Wahl in der Schwangerschaft
	Escitalopram, Paroxetin, Fluvoxamin	Bei stabil eingestellter Patientin kein Grund zur Umstellung. Bei Neueinstellung Sertralin oder Citalopram bevorzugen.
	Fluoxetin	Über Umstellung nachdenken, da wegen sehr langer Abbauzeit (»Halbwertzeit«) in der Schwangerschaft schlecht steuerbar; Stillen in den ersten 3 Monaten vermeiden.
Andere Antidepressiva	Kein Hinweis auf Fehlbildungen, allerdings zum Teil bisher wenig Erkenntnisse.	
	Venlafaxin	Für Neueinstellung in der Schwangerschaft geeignet, wenn SSRI nicht wirksam sind. Retard-Form bevorzugen.
	Duloxetin	Bei stabil eingestellter Patientin kein Grund zur Umstellung.
	Mirtazapin	Gute schlafanstoßende Wirkung sowie Wirkung auf Schwangerschaftsübelkeit/ -erbrechen (dann insbes. Einsatz als Schmelztablette,

Tabelle. 4.1: Antidepressiva in der Schwangerschaft – Fortsetzung

Antidepressiva	Einsatz in der Schwangerschaft Bewertung der Autoren*
	die über die Mundschleimhaut aufgenommen wird). Bei ängstlich-unruhiger Depression evtl. besser geeignet als SSRI.
Opipramol	Bei stabil eingestellter Patientin kein Anlass zur Umstellung.
Agomelatin	Bei Neueinstellung andere Medikamente vorziehen; bei stabil eingestellter Patientin kein Anlass zur Umstellung während der Schwangerschaft.
Bupropion	Bei Neueinstellung andere Medikamente vorziehen; bei stabil eingestellter Patientin kein Anlass zur Umstellung während der Schwangerschaft.

* Die Empfehlungen richten sich nach den Erfahrungen der Autoren, ersetzen aber nicht die fallbezogene persönliche Beratung.

Antidepressiva in der Stillzeit

Auf Seite 32 f. wurde bereits ausführlich auf die grundsätzlichen Erwägungen eingegangen, die im Zusammenhang mit dem Stillen von Bedeutung sind. Neben dem eingenommenen Antidepressivum ist es auch wichtig, sich darüber klar zu werden, welche Bedeutung das Stillen für die junge Mutter hat. Ist es für sie sehr wichtig, wird sie unter Umständen lieber auf die Antidepressiva verzichten als auf das Stillen. Ist sie sehr sorgenvoll und macht sich Gedanken um die nicht ganz ausschließbaren Auswirkungen des Antidepressivums auf das Kind, entscheidet sie sich vielleicht gegen das Stillen.

Pauschal kann man sagen, dass die Nutzen-Risiko-Abwägung bei der Frage
Stillen den Entscheidungsprozessen sehr ähnlich ist, mit denen man sich
für oder gegen ein Medikament in der Schwangerschaft entscheidet. Allerdings gibt es zur Stillzeit für fast alle Medikamente noch weniger verlässliche Informationen als zur Einnahme in der Schwangerschaft.

Nimmt die Mutter eine übliche Dosis eines einzelnen Antidepressivums, kann sie bei einem gesunden Neugeborenen in der Regel stillen
(Ausnahme Fluoxetin und Doxepin wegen nicht ausschließbarer Komplikationen).

Behandlung mit Neuroleptika (Antipsychotika)

Neuroleptika sind Medikamente, die in erster Linie gegen psychotische Symptome eingesetzt werden (z. B. Wahnideen oder Sinnestäuschungen), deshalb auch die Bezeichnung »Antipsychotika«. Je nach Medikament gibt es
außerdem eine schlafanstoßende oder angstlösende Wirkung. Aufgrund der
stabilisierenden Wirkung auf die Stimmung werden neuere Neuroleptika
heute auch häufig bei der bipolaren (manisch-depressiven) oder bei wiederkehrenden depressiven Erkrankungen eingesetzt. Die Auswahl des Medikaments richtet sich nach vielen verschiedenen Aspekten, die an dieser Stelle
nicht näher erläutert werden können. Das richtige Medikament für eine Patientin zu finden, ist für den Psychiater nicht selten eine knifflige Aufgabe,
die auch ein gutes Maß an »Ausprobieren« erfordert. Wir können deshalb –
ebenso wie für die anderen Medikamentengruppen – keine konkrete Empfehlung abgeben, welches Neuroleptikum bei Ihnen in der Schwangerschaft
eingesetzt werden sollte. Wir können nur allgemein über die Behandlungs-
prinzipien in der Schwangerschaft etwas sagen und dazu, welche Erfahrungen mit den verschiedenen Gruppen oder auch Einzelsubstanzen vorliegen.

Die Aussagen beruhen auf dem Kenntnisstand der Autoren zum Zeitpunkt der Drucklegung (Oktober 2014); relevante Veränderungen seit
diesem Zeitpunkt sind möglich. Ganz aktuelle Informationen zum jeweiligen Medikament über www.embryotox.de.

Wie auch bei den Antidepressiva gilt für Antipsychotika die Devise, nach
Möglichkeit eine Monotherapie anzustreben, also nur ein einziges Medika-

ment zu geben, was aber gerade bei Psychosen oder manischen Episoden oftmals nicht ausreicht.

Typische Neuroleptika

Zu den typischen Neuroleptika, die auch »klassische Neuroleptika« oder »Neuroleptika der ersten Generation« genannt werden, zählen Medikamente aus der Gruppe der Phenothiazine, der Thioxanthene und die Butyrophenone. Zu welcher Gruppe das Medikament gehört, das Sie selbst nehmen, können Sie der nächsten Tabelle nachlesen.

Der bekannteste Vertreter der Butyrophenone ist das Haloperidol, das in der psychiatrischen Fachliteratur immer noch häufig als Mittel der Wahl bei Psychosen in der Schwangerschaft genannt wird. Deshalb könnte es sein, dass Ihr Arzt Sie auf Haloperidol einstellen bzw. umstellen möchte, weil er ein lange erprobtes Medikament für die Schwangerschaft vorzieht. Typische Neuroleptika sind gut wirksame Medikamente, und insbesondere Haloperidol hat seinen Platz in der Behandlung akuter psychotischer oder manischer Zustände. Leider gehört es aber auch zu den Neuroleptika, die vor allem bei höherer Dosierung ausgeprägte Nebenwirkungen haben, die im praktischen Alltag sehr einschränken können. Einschränkungen in der Beweglichkeit, Steifigkeit, Zittern werden wegen der Ähnlichkeit zur Parkinson-Erkrankung als »Parkinsonoid« bezeichnet. Medizinisch gehören sie zu den sogenannten EPMS (Extrapyramidale Motorische Störungen), deshalb wird oft auch verkürzt von »EPMS« als Nebenwirkungen gesprochen. Sind die Einschränkungen sehr ausgeprägt, können sie gelindert werden durch die Gabe von Biperiden (als Tablette oder als Spritze). Leider gibt es Menschen, die nach der Gabe von typischen Neuroleptika irgendwann Spätfolgen entwickeln (unwillkürliche Bewegungen, vor allem im Mund-Hals-Bereich), die als Spätdyskinesien bezeichnet werden. Die Empfindlichkeit der behandelten Patienten ist unterschiedlich, deshalb kann es im Einzelfall auch schon nach kurzer Behandlungszeit oder niedriger Dosierung zur Entwicklung solcher Spätfolgen kommen, die dann leider nicht mehr rückgängig zu machen sind.

Standard ist daher inzwischen wegen all der genannten möglichen Nebenwirkungen die Gabe von atypischen Neuroleptika.

Atypische Neuroleptika

Die Suche nach nebenwirkungsärmeren Substanzen ist es letztlich, weshalb sich die medizinische Forschung kontinuierlich um Alternativen bemüht. Mittlerweile gibt es die sogenannten »Atypischen Neuroleptika« (auch als »Atypika«« bzw. Antipsychotika der zweiten Generation bezeichnet), die die geschilderten Nebenwirkungen kaum bzw. in nur sehr geringem Maße verursachen. Gerade wegen des besseren Nebenwirkungsspektrums werden heute die meisten Patienten mit einer Psychose direkt auf diese Atypika eingestellt. Ob dann für den Fall einer Schwangerschaft eine Umstellung auf ein typisches Neuroleptikum erfolgen sollte, muss sicher im Einzelfall entschieden werden. Aus Sicht der Autoren gibt es dafür aber in der Regel kein gutes Argument, auch aus den psychiatrischen Leitlinien lässt sich das nicht ableiten! Die bekanntesten Vertreter der atypischen Neuroleptika sind Aripiprazol, Olanzapin, Quetiapin und Risperidon; die Gesamtübersicht finden Sie in der Tabelle 4.2.

Atypische Neuroleptika sind auch eine gute Alternative zu den Stimmungsstabilisierern (siehe S. 61), da sie einerseits – anders als z. B. Lithium oder bestimmte Antiepileptika – kein spezifisches Fehlbildungsrisiko haben. Und andererseits ist bei der Gabe von atypischen Neuroleptika in der Schwangerschaft vergleichsweise leicht die rasche Reaktion auf psychische Veränderungen bzw. Instabilität möglich, ohne dass man ein zweites Medikament hinzunehmen muss. Als Beispiel sei hier Quetiapin in retard-Form genannt, das in der Regel für die Basis-Medikation eingesetzt wird. Wenn dann eine akute Verschlechterung auftritt, kann rasch mit einer Dosiserhöhung reagiert werden oder aber auch die nicht-retardierte Form vorübergehend hinzugegeben werden. Gerade bei immer wieder einmal auftretenden Schlafstörungen in der Schwangerschaft bewährt sich dieses Vorgehen, vor allem, weil es der Patientin selbst auch ein Mittel an die Hand gibt, mit der sie »kleinere Schwankungen« regulieren kann, ohne erst lange auf einen Termin beim behandelnden Arzt warten zu müssen. In ähnlicher Weise kann man aber auch mit den anderen atypischen Neuroleptika vorgehen.

Kein abruptes Absetzen!

Bei einer gut eingestellten Patientin darf die antipsychotische Behandlung – unabhängig davon, welches neuroleptische Arzneimittel eingenommen wird – bei Feststellung einer Schwangerschaft nicht abrupt abgesetzt oder umgestellt werden, um keine für Mutter und Kind bedrohliche Krise zu provozieren.

Neuroleptika und kindliche Anpassungsstörungen

Hinweise auf eine schädigende Wirkung von typischen oder atypischen Neuroleptika auf das Ungeborene gibt es bisher nicht, der Erfahrungsumfang ist allerdings deutlich geringer als z. B. bei den SSRI-Antidepressiva. Frühgeburtlichkeit und Wachstumsverzögerung des ungeborenen Kindes wurden im Zusammenhang mit einigen Neuroleptika dokumentiert. Da diese Effekte aber auch bei psychisch kranken Müttern insgesamt beobachtet wurden, unabhängig von einer Behandlung mit Neuroleptika, ist unklar, ob dies vielleicht eher Folge der mütterlichen Erkrankung ist.

Typische und atypische Neuroleptika können zu Anpassungsstörungen beim Neugeborenen führen. Wie bei den Antidepressiva können das Symptome wie Zittern, Unruhe, ausgeprägtes Schreien, Trinkschwäche oder Unregelmäßigkeiten bei der Atmung sein. Dies gilt insbesondere für Kombinationstherapien mit mehreren Medikamenten. Im Allgemeinen klingen die Anpassungsstörungen nach wenigen Tagen ohne Behandlung ab und sind ohne Folgen für die weitere Kindesentwicklung. Bei typischen Neuroleptika, vor allem bei Haloperidol, wurden auch – zum Teil über Tage und Wochen anhaltend – die oben beschriebenen EPMS beobachtet. Bei einzelnen Atypika gab es Fälle von Krampfanfällen beim Neugeborenen. Langzeitfolgen wie die erwähnten Spätdyskinesien nach vorgeburtlichem Kontakt mit Neuroleptika wurden bisher nicht beschrieben, allerdings gibt es bislang keine Langzeitstudien, die spätere Symptome ausschließen. Und ausgehend von der Empfindlichkeit eines ungeborenen bzw. unreifen Gehirns nach der Geburt muss aus Sicht der Autoren die Möglichkeit solcher Spätdyskinesien durchaus mit in die Nutzen-Risiko-Abwägung einbezogen werden, wenn wegen der Schwangerschaft von einem atypischen auf ein vermeintlich besser erprobtes typisches Neuroleptikum umgestellt werden soll (was ja, wie erwähnt, nicht den psychiatrischen Leitlinien entspricht).

Bezüglich Olanzapin wird die Gefahr einer übermäßigen Gewichtszunahme beim ungeborenen Kind diskutiert, da Gewichtszunahme auch bei

Erwachsenen eine mögliche Nebenwirkung ist. Außerdem kann Olanzapin möglicherweise auch beim Baby eine diabetische Stoffwechsellage fördern, ebenso wie es bei Erwachsenen der Fall ist. Eher zu erwarten wäre aber eine Veränderung des Kindes durch Entwicklung eines nicht erkannten oder schlecht eingestellten Schwangerendiabetes bei der Mutter, ohne dass das Medikament direkte Auswirkungen auf den kindlichen Organismus hat.

> Generell ist bei der Gabe von Psychopharmaka eine sorgfältige Schwangerschaftsüberwachung durch den Frauenarzt unerlässlich, um Komplikationen bei Mutter und Kind (z. B. Frühgeburtsbestrebungen, Wachstumsverzögerung) rechtzeitig begegnen zu können.

Um mögliche Anpassungsstörungen beim Neugeborenen zuverlässig überwachen und bei Bedarf darauf reagieren zu können, wird die Entbindung in einem Perinatalzentrum mit angeschlossener Neugeborenen-Intensivstation (Intensiv-Neonatologie) empfohlen. Nur wenn die Erkrankung dies zulässt, kann in den letzten zwei bis drei Wochen vor der erwarteten Entbindung die Dosis des Medikaments reduziert werden, um dem neugeborenen Kind die Anpassung zu erleichtern (diese gelingt umso leichter, je weniger Substanz im Blut des Kindes zum Zeitpunkt der Geburt vorhanden ist). Allerdings muss dabei bedacht werden, dass insbesondere bei Erkrankungen mit hoher Rückfallgefahr (wie etwa bipolare Störungen oder Psychosen) eine zu rasche oder zu große Dosisreduktion in der Zeit vor der Geburt in dieser für die Mutter empfindlichen Phase problematisch sein kann und dass nach der Geburt das höchste Risiko für eine Wiedererkrankung (Rezidiv) besteht. Auf jeden Fall muss bei Reduktion vor der Geburt dann sofort nach der Entbindung wieder eine Dosiserhöhung erfolgen, die ja – wegen des besonderen Erkrankungsrisikos in der Zeit nach der Geburt – im Sinne der Vorbeugung sowieso individuell besprochen und festgelegt werden muss (siehe auch S. 85 ff.).

Neuroleptika (Antipsychotika) im Überblick

In der folgenden Tabelle sind die Neuroleptika und Antipsychotika noch einmal übersichtlich dargestellt. Die Empfehlungen für den Einsatz in der

Schwangerschaft/Stillzeit entsprechen den Erfahrungen der Autoren, ersetzen aber nicht die jeweils fallbezogene und aktuelle Beratung.

Tabelle 4.2: Neuroleptika (Antipsychotika)

Neuroleptika/Antipsychotika (Medikamente gegen psychotische Symptome)	Einsatz in der Schwangerschaft Bewertung der Autoren*	
klassische Neuroleptika (Antipsychotika der ersten Generation)	Kein Hinweis auf Fehlbildungen, aber Anpassungsstörungen beim Neugeborenen möglich.	
Butyrophenone	Haloperidol	Bei akuter psychotischer Symptomatik in der Schwangerschaft, evtl. in Kombination mit anderen Neuroleptika. Keine Umstellung auf Haloperidol bei mit anderen Medikamenten stabil eingestellter Patientin.
	Benperidol	Hochwirksames Antipsychotikum, nur für die akute, schwere Erkrankungssituation.
	Melperon, Pimozid, Pipamperon	Bei Neueinstellung andere Medikamente vorziehen; bei stabil eingestellter Patientin kein Anlass zur Umstellung.
Phenothiazine	Fluphenazin, Perphenazin	Für Neueinstellung in der Schwangerschaft geeignet; nach Möglichkeit nebenwirkungsärmere Atypika vorziehen. Keine Umstellung bei stabiler Einstellung.
	Perazin, Thioridazin	Bei stabil eingestellter Patientin kein Grund zur Umstellung.
	Promethazin	Geeignet als Alternative zu Beruhigungsmitteln (schlafanstoßende/angstlösende Wirkung).

Tabelle 4.2: Neuroleptika (Antipsychotika) – Fortsetzung

Neuroleptika/Antipsychotika (Medikamente gegen psychotische Symptome)		Einsatz in der Schwangerschaft Bewertung der Autoren*
	Levomepromazin	In der Schwangerschaft vermeiden wegen möglicher starker Blutdruckabfälle.
Thioxanthene	Flupentixol, Zuclopenthixol	Für Neueinstellung in der Schwangerschaft geeignet; nach Möglichkeit nebenwirkungsärmere Atypika vorziehen. Keine Umstellung bei stabiler Einstellung.
	Chlorprothixen	Geeignet als Alternative zu Beruhigungsmitteln (schlafanstoßende/angstlösende Wirkung).
Atypische Neuroleptika (Antipsychotika der zweiten Generation)	Kein Hinweis auf Fehlbildungen, aber Anpassungsstörungen beim Neugeborenen möglich.	
	Quetiapin	Für Neueinstellung in der Schwangerschaft geeignet; Mittel der ersten Wahl (insbes. als retard-Form). Bewährt hat sich auch Kombination von Hauptgabe in retard-Form sowie zusätzlich Gabe der nicht-retardierten Form zum Schlafanstoß, bzw. als Bedarfsmedikation
	Risperidon	Für Neueinstellung in der Schwangerschaft geeignet; Mittel der ersten Wahl.
	Olanzapin	Für Neueinstellung in der Schwangerschaft geeignet; Mittel der zweiten Wahl (gute Überwachung im Hinblick auf Schwangerschaftsdiabetes). Bei stabiler Einstellung keine Umstellung.

Tabelle 4.2: Neuroleptika (Antipsychotika) – Fortsetzung

Neuroleptika/Antipsychotika (Medikamente gegen psychotische Symptome)		Einsatz in der Schwangerschaft Bewertung der Autoren*
	Aripiprazol	Im Tierversuch Hinweise auf Störung der ZNS-Entwicklung (spina bifida). Bei mehreren hundert Schwangerschaften beim Menschen bisher keine konkreten Hinweise auf Fehlbildungsrisiko. Bei stabil eingestellter Patientin vertretbar. Zur Neueinstellung in der Schwangerschaft andere atyische Präparate bevorzugen.
	Amisulprid, Clozapin, Paliperidon, Sertindol, Ziprasidon	Für Neueinstellung in der Schwangerschaft andere Mittel bevorzugen; bei stabil eingestellter Patientin kein Grund zur Umstellung trotz geringer Datenlage.
Andere Neuroleptika	Kein Hinweis auf schädigende Wirkung in der Schwanger-schaft, allerdings auch wenig Erkenntnisse.	
	Sulpirid, Asenapin	Für Neueinstellung in der Schwangerschaft andere Mittel bevorzugen; bei stabil eingestellter Patientin kein Grund zur Umstellung trotz geringer Datenlage.

* Die Empfehlungen richten sich nach den Erfahrungen der Autoren, ersetzen aber nicht die fallbezogene persönliche Beratung.

Neueinstellung auf Neuroleptika (Antipsychotika) in der Schwangerschaft

Erfreulicherweise ist das erstmalige Auftreten von psychotischen Symptomen in der Schwangerschaft recht selten, aber es kommt vor. Meist erkranken Frauen, bei denen bereits früher eine Psychose oder eine bipolare Störung bestanden hat und die ohne Medikamente oder mit einer geringen Dosis schwanger geworden sind. Nicht selten wurde das Medikament mit Planung oder Feststellung der Schwangerschaft gezielt abgesetzt, weil die Patientin oder auch die behandelnden Ärzte der Auffassung waren, dass Medikamentengabe und Schwangerschaft nicht vereinbar seien und dass man das ungeborene Kind davor schützen müsse.

Leider gibt es bei psychotischen oder manischen Symptomen kaum Möglichkeiten, diese ohne Medikamentengabe in den Griff zu bekommen (also anders als bei depressiven Erkrankungen, Angst- oder Zwangsstörungen, wo beispielsweise psychotherapeutische und Entspannungsmaßnahmen gut helfen bzw. unterstützen können). Gibt es bei der Schwangeren bereits aus der Vorgeschichte gute Erfahrungen mit einem bestimmten Medikament oder wurde bisher nur eine geringe Dosis eingenommen, bietet sich natürlich zunächst immer einmal an, dieses Medikament wieder einzusetzen oder zu erhöhen – natürlich unter den gleichen Bedingungen der Nutzen-Risiko-Abwägung wie auch ansonsten bei der Auswahl von Medikamenten. Möglicherweise entscheidet man sich dann auch für ein ähnliches Präparat, für das mehr Erfahrungen in der Schwangerschaft vorliegen.

Bei der Neueinstellung einer psychotischen Patientin kommen eine Reihe von Neuroleptika sowohl aus der Gruppe der typischen als auch der atypischen Neuroleptika (Antipsychotika) in Frage; wegen der geringeren Nebenwirkungen sollte aber zunächst ein Atypikum in Erwägung gezogen werden. Dabei sollte sich die Therapie sowohl nach der bestehenden Symptomatik als auch der individuellen Vorgeschichte der Patientin richten, z. B. ob es sich um eine erste Erkrankung oder um eine Wiedererkrankung (= Rezidiv) handelt, ob Gefährdungsaspekte bestehen (wie etwas suizidale Ideen oder unkontrolliertes Verhalten) und welche Vorerfahrungen ggf. in früheren Krankheitsepisoden mit Medikamenten gemacht wurden.

Entscheidet man sich für ein atypisches Neuroleptikum (s. oben), dann sind aufgrund des Erfahrungsumfangs bei Neueinstellung je nach Symptomatik Quetiapin und Risperidon Mittel der ersten Wahl. Falls etwas gegen diese Substanzen spricht, wäre an Olanzapin oder Aripiprazol zu denken. Soll ein typisches (klassisches) Neuroleptikum eingesetzt werden, kommen Flupentixol oder Fluphenazin in Frage. Bei ganz akuten psychotischen Zuständen auch Haloperidol und zur Angstlösung bzw. zum Schlafanstoß Promethazin.

Neuroleptika (Antipsychotika) als Depotmedikation

Bei chronischen Erkrankungen werden manches Mal sogenannte Depot-Neuroleptika eingesetzt, also Präparate, die alle zwei, drei oder vier Wochen in die Muskulatur injiziert werden und dann über die Zeit ihren Wirkstoff freisetzen. Depot-Neuroleptika stellen eine gute Alternative dar, wenn die Einnahme der Medikamente sonst vielleicht nicht sichergestellt ist. Es gibt sie sowohl aus der Gruppe der typischen Neuroleptika (z. B. Haloperidol, Flupentixol) als auch aus der Gruppe der atypischen Neuroleptika (z. B. Risperidon, Paliperidon, Olanzapin).

Depot-Neuroleptika haben den Vorteil, dass immer ein recht stabiler Spiegel des Medikaments im Blut erreicht wird, weshalb sie für die Schwangerschaft gut geeignet sind. Denn in der Schwangerschaft versucht man »Spitzen« im Blutspiegel zu vermeiden, da Einflüsse auf das ungeborene Kind auch mit der jeweils im Blut verfügbaren Dosis zu tun haben. Bei einer stabil auf ein Depot-Neuroleptikum eingestellten Patientin gibt es also keinen Grund zur Umstellung. Auf eine Neueinstellung in der Schwangerschaft sollte man allerdings im Regelfall verzichten, da die Einstellungsphase manchmal auch nebenwirkungsreich sein kann.

Neuroleptika (Antipsychotika) und Verhütung

Die typischen Neuroleptika erhöhen als weitere Nebenwirkung häufig den Prolaktinspiegel, was dann zu Zyklusstörungen bis hin zum völligen Ausbleiben der Periode führen kann. Achtung: Das bedeutet aber nicht, dass damit ein verlässlicher Schutz vor dem Schwangerwerden besteht! Bei den meisten atypischen Neuroleptika ist diese Prolaktinspiegelerhöhung sehr viel geringer oder gar nicht nachweisbar (Ausnahme Amisulprid, das manchmal zu deutlich erhöhtem Prolaktin führt). Deshalb kam es gerade bei der Einführung dieser Medikamente nicht selten in der Umstellungsphase von einem typischen auf ein atypisches Neuroleptikum zu ungeplanten Schwangerschaften. Mittlerweile sollte eine verlässliche Empfängnisverhütung zum Standard während einer antipsychotischen Behandlung gehören, so wie auch sonst bei der Einnahme von Psychopharmaka. Wichtig ist es, an diesen Einfluss der Medikamente zu denken, wenn der Menstruationszyklus unregelmäßig ist oder wenn die gewünschte Schwangerschaft nicht eintritt. Die Überprüfung des Prolaktinspiegels durch eine einfache

Blutentnahme kann Klarheit geben. Relativ wahrscheinlich ist eine Erhöhung des Prolaktinspiegels bei Amisulprid und Sulpirid, weshalb von diesen Präparaten bei der Planung einer Schwangerschaft möglichst Abstand genommen werden sollte. Aber auch damit ist eine Schwangerschaft möglich.

Neuroleptika (Antipsychotika) und Stillen

Ähnlich wie bei den Antidepressiva ist es immer hilfreich, wenn schon in der Schwangerschaft auch über das Stillen bzw. einen eventuellen Still-Wunsch der werdenden Mutter gesprochen wird. Vor allem bei einer Umstellung bzw. Neueinstellung in der Schwangerschaft sollte dieser Punkt berücksichtigt werden. Vom Übergang geringer Mengen des Wirkstoffs in die Muttermilch muss man für alle Neuroleptika ausgehen, allerdings gibt es noch weniger als bei den Antidepressiva wirklich gut dokumentierte Befunde darüber, wieviel der Substanz letztes Endes beim Kind ankommt, und keine klaren Belege dafür, was dann beim Kind passiert. Also, auch in diesem Falle bleibt es eine individuelle Nutzen-Risiko-Abwägung, die sorgfältig vorgenommen und bei der alle wichtigen Aspekte sorgsam überlegt und besprochen werden sollten. Generell kann man sagen, dass bei einer Patientin, die ein einzelnes Neuroleptikum in niedriger bis mittlerer Dosis einnimmt, bei einem gesunden Neugeborenen nichts gegen das Stillen spricht.

Stimmungsstabilisierer (Phasenprophylaktika) in der Schwangerschaft

Bei Erkrankungen, die mit wiederkehrenden Krankheitsphasen einhergehen (die sogenannten rezidivierenden affektiven Störungen) und bei denen es zwischen den Krankheitsphasen zur vollständigen oder zumindest weitgehenden Gesundung kommt, besteht leider ein lebenslanges Risiko neuer Krankheitsepisoden. Unterschieden wird bei diesen Erkrankungen die »unipolare« bzw. »monopolare« Form, nämlich eine Erkrankung, bei der nur depressive Phasen (also Erkrankungen am depressiven Pol) vorkommen. Und andererseits die »bipolare« Form mit Krankheitsphasen aus beiden »Polen«, nämlich depressiven und manischen Krankheitsphasen oder auch »gemischten« Phasen, wo depressive und manische Symptome gleichzeitig vorhanden sind. Da die sogenannten schizoaffektiven

Störungen ebenfalls mit wiederkehrenden Krankheitsphasen und dazwischen vollständiger oder weitgehender Gesundung verlaufen, werden sie in gleicher Weise in unipolar (d. h. neben den schizophrenen/psychotischen Symptomen bestehen affektive Symptome nur vom depressiven Pol) und bipolar (affektive Symptome sowohl depressiv als auch manisch) eingeteilt. Da man mittlerweile von einer engen Verwandtschaft zwischen den affektiven und schizoaffektiven Erkrankungen ausgeht, ähnelt sich auch die Behandlung, insbesondere die vorbeugende Behandlung mit Stimmungsstabilisierern. Die dafür verwendeten Medikamente werden auch als Phasenprophylaktika bezeichnet.

Heute gilt es als Standard, dass spätestens nach der dritten Krankheitsepisode einer solchen Erkrankung eine vorbeugende Behandlung, eine sogenannte Phasenprophylaxe vorgenommen wird. Dafür können verschiedene Substanzen eingesetzt werden. Zum einen können Medikamente, die in der Krankheitsphase gewirkt haben, auch zur Vorbeugung weitergegeben werden – dann meistens in niedrigerer Dosierung (»Erhaltungsdosis«), z. B. Antidepressiva oder Neuroleptika. Oder es werden sogenannte Stimmungsstabilisierer verordnet, wie etwa Lithium oder verschiedene ursprünglich als Antiepileptikum eingeführte Substanzen, von denen man mittlerweile weiß, dass sie neue Krankheitsphasen verhindern oder zumindest deutlich abschwächen können (siehe Tab. 4.3 Stimmungsstabilisierer).

Lithium

Früher wurde Lithium ein erhebliches Fehlbildungsrisiko unterstellt, doch scheint das teratogene (fruchtschädigende) Risiko deutlich geringer zu sein als früher angenommen. Das Risiko für die Herzfehlbildung Ebstein-Anomalie, die spontan bei 1 von 20.000 Kindern vorkommt, beträgt nach heutigem Wissen bei Lithium-Gabe in der Schwangerschaft nur 1 zu 1.000, d. h., es tritt unter Lithium-Therapie etwa 20 Mal häufiger auf als spontan. Unter Lithium wurde auch über vermehrte Frühgeburten, erhöhtes Geburtsgewicht und Polyhydramnion (vermehrtes Fruchtwasser) berichtet. Eventuell auftretende Anpassungsstörungen beim Neugeborenen (z. B. Zittern, Unruhe, Trinkschwäche) bessern sich meist innerhalb von 1 bis 2 Wochen nach der Geburt und machen in der Regel keine weiteren Maßnahmen erforderlich. Die spätere Entwicklung der Kinder verläuft nach bisherigem Forschungsstand normal.

Es gibt eine Reihe von Fällen, in denen eine Lithium-Therapie in der Schwangerschaft erforderlich bzw. sinnvoll ist, z. B. bei ungeplant unter Lithium eingetretener Schwangerschaft oder wenn bereits über viele Jahre Stabilität unter Lithium besteht. In der Schwangerschaft sollten dann gleichbleibende, möglichst niedrige Serumkonzentrationen angestrebt werden. Wird die Schwangerschaft geplant, gilt dies insbesondere für das erste Trimenon, also das erste Schwangerschaftsdrittel. Die Tagesdosis sollte auf mehrere Einzeldosen verteilt werden, auch wenn ein sogenanntes retard-Präparat verwendet wird. Das hat damit zu tun, dass die Wahrscheinlichkeit von Auswirkungen auf das Ungeborene auch größer wird, wenn es zwischendurch sehr hohe Spiegel des Medikaments im Blut gibt (»Spitzen«).

Nach Lithium-Behandlung im ersten Trimenon sollte eine weiterführende Ultraschalluntersuchung einschließlich einer speziellen Herzuntersuchung (fetale Echokardiographie) zur Bestätigung einer normalen Entwicklung des kindlichen Herzens durchgeführt werden (siehe S. 34).

Bei Schwangeren ist die Lithiumausscheidung durch die Nieren um 50–100 % gesteigert, und insgesamt kommt es während der Schwangerschaft zu Veränderungen im Flüssigkeitshaushalt. Deshalb sollte der Lithium-Spiegel im Blut der Mutter während der Schwangerschaft monatlich kontrolliert und ggf. über eine Dosis-Anpassung nachgedacht werden. Das kann im Einzelfall zur deutlichen Dosiserhöhung bzw. Erhöhung von Zahl und mg-Dosis der Tabletten führen, was Sie aber nicht erschrecken sollte. Das Maß ist dabei der im Blut gemessene Lithiumspiegel. Falls noch nicht vorhanden, sprechen Sie Ihren Arzt auf einen »Lithium-Pass« an, in dem die jeweils gemessenen Lithiumspiegel und die zu dem Zeitpunkt eingenommene Medikamentendosis eingetragen wird.

Gehören Sie zu den Patientinnen, bei denen es besonders wichtig ist, dass der Lithium-Spiegel nicht unter einen bestimmten Wert absinkt, wenn Sie beispielsweise unter einer bipolaren Störung mit häufigen Phasen in der Vorgeschichte leiden, sollten die Kontrollen im letzten Schwangerschaftsmonat wöchentlich und kurz vor der Geburt vielleicht sogar noch häufiger durchgeführt werden. Ist der Verlauf Ihrer Erkrankung bisher insgesamt unkompliziert gewesen und war auch während der Schwangerschaft Ihr Befinden weitgehend ungestört, kann man ohne Anpassung der Dosis den Lithium-Spiegel auf natürliche Weise absinken lassen; dies ist am ehesten denkbar bei einer rein depressiven Erkrankung. Wie im Einzelfall zu verfahren ist, besprechen Sie bitte mit Ihrem Psychiater.

Optimal wäre es, wenn zum Zeitpunkt der Geburt der Lithium-Spiegel niedrig wäre, um die Gefahr von Anpassungsstörungen beim Kind zu verringern. Bei durchgehend gleichem Lithium-Spiegel in der Schwangerschaft könnte das beispielsweise erreicht werden, wenn in den letzten beiden Wochen vor dem errechneten Entbindungstermin die Lithium-Dosis um 30–50 % herabgesetzt wird. Wenn während der Schwangerschaft der Lithium-Spiegel nicht angepasst wurde, ist er aufgrund der oben beschriebenen Veränderungen im Stoffwechsel der Schwangeren mit hoher Wahrscheinlichkeit sowieso schon deutlich abgesunken, eine weitere Reduktion ist dann nicht erforderlich. Bitte besprechen Sie mit Ihrem Arzt/Ihrer Ärztin, welches Vorgehen sinnvoll und möglich ist.

Nach der Geburt muss der Lithium-Spiegel wiederum angepasst werden. In der Regel wird die vor der Schwangerschaft übliche Dosis wieder eingenommen werden. Allerdings muss zunächst engmaschig der Spiegel bei der Mutter kontrolliert werden, da aufgrund der nach der Geburt sich sehr rasch ändernden Stoffwechselvorgänge und geringerem Verteilungsvolumen im Körper die Gefahr der Überdosierung mit entsprechenden Nebenwirkungen besteht, vor allem wenn während der Schwangerschaft die Dosis ständig erhöht werden musste.

Bei bipolaren Erkrankungen besteht ja ein besonderes Risiko der Erkrankung in der unmittelbaren Zeit nach der Entbindung (»Rezidivgefahr«), sodass in diesen Fällen für die ersten Tage und Wochen nach der Geburt ein Lithium-Spiegel an der oberen Grenze angestrebt werden muss, um manische Symptome zu verhindern. Und der Grat zwischen erforderlichem Serumspiegel und Nebenwirkungen bis hin zur Intoxikation (»Vergiftung«) ist beim Lithium schmal. Aus Sicht der Autoren sind deshalb in der ersten Woche nach der Entbindung tägliche Kontrollen und Dosisanpassungen erforderlich.

Antiepileptika als Stimmungsstabilisierer

Antiepileptische Medikamente wie Valproinsäure, Carbamazepin und Lamotrigin, in manchen Fällen auch Gabapentin, Levetiracetam und Topiramat werden ebenfalls als Phasenprophylaktika bei bipolaren affektiven (manisch-depressiven) Erkrankungen oder auch aus anderen Gründen in der Psychiatrie verordnet. Da vor allem Valproinsäure ein erhebliches Fehlbildungsrisiko besitzt und auch Carbamazepin sowie möglicherweise auch Topiramat Fehlbildungen und Entwicklungsstörungen des Kindes verursachen, sind diese Mittel bei der Behandlung psychischer Erkrankungen strikt zu meiden, wenn eine Schwangerschaft nicht ausgeschlossen werden kann bzw. ein Kinderwunsch besteht. Diese Aussage bezieht sich nicht auf anders nicht zu behandelnde Krampfleiden (Epilepsie). Wegen der höchsten Rate von Teratogenität und auch darüber hinausgehenden Auswirkungen auf die mentale (geistige) Entwicklung von exponierten Kindern sollte vom Einsatz von Valproinsäure bei Frauen im gebärfähigen Alter ganz abgesehen werden. Valproinsäure gehört wegen dieser möglichen Auswirkungen auf das Kind aus Sicht der Autoren zu den wenigen Substanzen, für die auf jeden Fall eine Umstellung auch während der Schwangerschaft in Betracht gezogen werden sollte, dann allerdings langsam und gezielt. Neben Lithium und atypischen Neuroleptika ist Lamotrigin am ehesten zur Phasenprophylaxe in der Schwangerschaft geeignet.

Neuroleptika (Antipsychotika) als Alternative zur Stimmungstabilisierung

Bei Planung einer Schwangerschaft und auch bei Neueinstellung in der Schwangerschaft sollte überlegt werden, ob zur Stimmungsstabilisierung auch ein atypisches Neuroleptikum infrage kommt (siehe S. 49). Atypische Neuroleptika haben zum einen den Vorteil, dass keine Blutspiegelkontrollen notwendig sind. Zum anderen kann aufgrund der oben bereits beschriebenen sowohl stimmungsstabilisierenden, aber gleichzeitig auch beruhigenden und schlafanstoßenden Wirkung gut auf Unruhezustände oder Schlafstörungen durch Dosiserhöhung reagiert werden, ohne dass man das Prinzip der Monotherapie aufgeben muss. Und selbst beim Auftreten von psychotischen Symptomen wäre in der Regel nur eine Dosiserhöhung und keine Umstellung erforderlich und auch nicht die Zugabe eines zweiten Medikaments.

Stimmungsstabilisierer (Phasenprophylaktika) im Überblick

In der folgenden Tabelle sind die Stimmungsstabilisierer (Phasenprophylaktika) noch einmal übersichtlich dargestellt. Die Empfehlungen für den Einsatz in der Schwangerschaft/Stillzeit entsprechen den Erfahrungen der Autoren, ersetzen aber nicht die jeweils fallbezogene und aktuelle Beratung.

Tabelle 4.3: Stimmungsstabilisierer (Phasenprophylaktika)

Stimmungsstabilisierer (Phasenprophylaktika) in der Schwangerschaft*	
Lithium	• Verursachung von Herzfehlbildungen (Ebstein-Anomalie), allerdings seltener als früher angenommen (deutlich unter 1 %) • Bei stabil eingestellter Patientin Einsatz in der Schwangerschaft möglich • Gesteigerte Ausscheidung in der Schwangerschaft berücksichtigen (ggf. Dosiserhöhung notwendig) • Lithium-Nebenwirkungen (z. B. Beeinflussung der Schilddrüsenfunktion) können auch beim Kind auftreten • Möglicherweise erhöhtes Frühgeburtsrisiko und höheres Geburtsgewicht • Nach der Geburt Anpassungsstörungen beim Kind zu erwarten (z. B. Zittern, Trinkschwäche).
Valproinsäure	• 3fach erhöhtes Risiko großer Fehlbildungen. Klarer Zusammenhang mit speziellen Fehlbildungen (u. a. Spina bifida = »offener Rücken«) und Beeinflussung der kindlichen Entwicklung • Frauen im gebärfähigen Alter sollten Valproinsäure vermeiden und auf einen anderen Wirkstoff ausweichen • Bei Planung einer Schwangerschaft vorher Umstellung auf eine andere Prophylaxe • Bei ungeplanter Schwangerschaft hochauflösende Ultraschalldiagnostik und baldige Umstellung während der Schwangerschaft wegen zu erwartender Einflüsse auf die Gehirnentwicklung des Kindes • Bei Feststellung der Schwangerschaft sofortiger Beginn einer hochdosierten Folsäureprophylaxe
Carbamazepin	• 2fach erhöhtes Risiko großer Fehlbildungen. Zusammenhang mit bestimmten Fehlbildungen, z. B. Spina bifida (»offener Rücken«) oder Herzfehlbildungen, Gaumenspalten etc. • Im gebärfähigen Alter möglichst vermeiden • Beeinträchtigung der »Pille« möglich • Bei stabiler Einstellung Nutzen-Risiko-Abwägung bezüglich weiterer Einnahme in der Schwangerschaft • Bei Schwangerschaft hochauflösender Ultraschall

Tabelle 4.3: Stimmungsstabilisierer – Fortsetzung

Stimmungstabilisierer (Phasenprophylaktika) in der Schwangerschaft*

Lamotrigin
- Kein sicherer Zusammenhang mit Fehlbildungen bei Monotherapie (möglicherweise erhöhtes Risiko bei Kombination)
- Interaktionen mit der »Pille« möglich
- In der Schwangerschaft Serumspiegelschwankungen möglich (deutlich höhere Ausscheidung in der späteren Schwangerschaft, ggf. Dosisanpassung erforderlich)
- Langzeitauswirkungen auf das Kind nicht untersucht
- Anpassungsstörungen beim Kind möglich
- Mittel der ersten Wahl aus der Gruppe der Stimmungstabilisierer, wenn eine Schwangerschaft geplant wird

Gabapentin
- Bisher kein Hinweis auf erhöhte Fehlbildungsrate, allerdings noch unzureichende Datenlage
- Neueinstellung in der Schwangerschaft vermeiden
- Anpassungsstörungen beim Kind möglich

Topiramat
- Kein sicherer Beleg für erhöhte Fehlbildungsrate, allerdings Hinweise auf Gaumenspalten
- In der Schwangerschaft vermeiden, besser erprobte Substanzen einsetzen
- Kann Wirkung der »Pille« beeinflussen

Levetiracetam
- Kein Hinweis auf spezielle Fehlbildungen, aber insgesamt noch unzureichend untersucht

Pregabalin
- In der psychiatrischen Behandlung zugelassen bei generalisierter Angststörung, in der Neurologie bei neuropathischen Schmerzen
- Kein Hinweis auf spezielle Fehlbildungen, aber insgesamt noch wenige dokumentierte Schwangerschaftsverläufe
- In der Schwangerschaft vermeiden

* Die Empfehlungen richten sich nach den Erfahrungen der Autoren, ersetzen aber nicht die fallbezogene persönliche Beratung.

Pregabalin in der psychiatrischen Behandlung

Wegen seiner Zugehörigkeit zu den Antiepileptika soll an dieser Stelle auch Pregabalin erwähnt werden, ein Antiepileptikum, das auch bei neuropathischen Schmerzen und in der psychiatrischen Behandlung als Medikament bei der Generalisierten Angststörung zugelassen ist. Pregabalin kann aufgrund unzureichender Erfahrungen derzeit für die Schwangerschaft nicht empfohlen werden. Ein erhöhtes Fehlbildungsrisiko, insbesondere durch Kombinationstherapie, ist nicht auszuschließen. Die Behandlungsindikation im Einsatz als Antiepileptikum muss bei Planung einer Schwangerschaft kritisch geprüft werden. Wenn möglich, sollte die Therapie auf besser erprobte Mittel wie z. B. Lamotrigin umgestellt werden. Bei neuropathischen Schmerzen sollten stattdessen die in der Schmerztherapie eingesetzten Antidepressiva Amitriptylin und Mirtazapin oder auch Schmerzmittel bevorzugt werden. Allerdings ist es auch im Einzelfall zu verantworten, dass eine mit Pregabalin stabil eingestellte Patientin ihre Medikation fortsetzt, wenn die Einstellung sehr schwierig war. Ebenso wie bei den anderen Antiepileptika ist eine Verteilung auf mehrere Einzeldosen sinnvoll. Eine engmaschige gynäkologische Mitbetreuung und Feinultraschall sind unbedingt notwendig.

Bei der Einnahme von Psychopharmaka, aber insbesondere bei Stimmungsstabilisierern, wie etwa Lithium oder Valproinsäure, sollten zusätzlich zur normalen frauenärztlichen Untersuchung auf jeden Fall besondere Ultraschalluntersuchungen in einer spezialisierten Praxis oder Klinikabteilung für Pränatalmedizin durchgeführt werden. Sollten Fehlbildungen bzw. sonstige Gesundheitsstörungen beim ungeborenen Kind erkannt werden, können so möglichst früh Behandlungsmaßnahmen geplant werden. Die Kosten für diese pränataldiagnostischen Untersuchungen werden von der Krankenkasse getragen. Sprechen Sie Ihren Gynäkologen darauf an.

Beruhigungs- und Schlafmittel

In dieser Gruppe haben wir Medikamente zusammengefasst, die nicht zu den bisher besprochenen Gruppen von Substanzen gehören und die schlafanstoßend, beruhigend und/oder angstlösend wirken sollen. Die hier aufgeführten Mittel sollen immer sehr sorgfältig im Hinblick auf ihre Notwendigkeit überprüft werden; oftmals können auch Antidepressiva oder bestimmte Neuroleptika (Antipsychotika) als besser untersuchte und besser verträgliche Alternative eingesetzt werden. Die in diesem Abschnitt genannten Substanzen haben alle ein mehr oder weniger hohes Abhängigkeitspotenzial, weshalb nicht nur in der Schwangerschaft zurückhaltend damit umgegangen werden sollte.

Benzodiazepine

Benzodiazepine – mit ihren bekanntesten Vertretern, dem Diazepam und Lorazepam – werden zur Angstlösung, als Schlaf- bzw. Beruhigungsmittel und zur Verhinderung epileptischer Anfälle eingesetzt. In der Geburtshilfe wird Diazepam manchmal auch zur Wehenhemmung genutzt. Weitere Benzodiazepine sind Alprazolam, Flunitrazepam, Lormetazepam, die aber im Regelfall nicht als ständige Medikation eingesetzt werden.

Für Benzodiazepine besteht nach heutigem Wissen kein nennenswertes Fehlbildungsrisiko, auch wenn früher vereinzelt der Verdacht auf Herzfehlbildungen, Lippen-Kiefer-Gaumen-Spalten u.a. geäußert wurde. Die meisten Erfahrungen liegen zu Diazepam vor.

Gesichert ist das Risiko von Anpassungsstörungen beim Neugeborenen, wenn über längere Zeiträume bis in das letzte Schwangerschaftsdrittel regelmäßig Benzodiazepine eingenommen wurden. Zu nennen sind hier beispielsweise Unregelmäßigkeiten bei der Atmung, Entzugssymptomatik mit Unruhe, Muskelzittern, Schlaffheit, Erbrechen und Durchfall, zerebrale Krampfanfälle (also vom Gehirn ausgehende Krämpfe). Auch ein länger anhaltendes sogenanntes »Floppy-Infant-Syndrom« mit Muskelschlaffheit, Lethargie, Temperaturregulationsstörungen und Trinkschwäche ist möglich. Neugeborene verstoffwechseln Benzodiazepine wesentlich langsamer als Erwachsene. Langzeitwirkungen auf die spätere Entwicklung des Kindes sind nicht abschließend geklärt. Besorgniserregende Hinweise gibt es bisher aber nicht.

Daraus ist bereits ersichtlich, dass Benzodiazepine nur in ausgewählten Fällen Mittel der Wahl zur Behandlung einer akuten Angstsymptomatik und in bestimmten Fällen auch von Schlafstörungen in der Schwangerschaft sind. Sie sollten, auch nach Ausschöpfung aller nichtmedikamentösen Behandlungsmöglichkeiten (z.B. Schlafhygiene, Entspannungsverfahren, Psychotherapie) und medikamentösen Alternativen (z.B. niedrig dosierte Antidepressiva wie etwa Amitriptylin, Trimipramin oder Mirtazapin, oder das

Neuroleptikum Promethazin), nur kurzzeitig verordnet werden. Eine Dauertherapie im letzten Drittel der Schwangerschaft, z. B. auch als Zusatzmedikation zur Wehenhemmung, ist wegen möglicher Komplikationen beim Neugeborenen besonders kritisch zu prüfen. In den ersten Lebenstagen muss verstärkt auf Symptome beim Kind geachtet werden, besonders wenn es beispielsweise wegen einer Frühgeburt nicht mehr möglich war, das Schlaf- bzw. Beruhigungsmittel planmäßig vor der Geburt abzusetzen. Die Entbindung sollte wegen der besseren Überwachungsmöglichkeiten in einem Perinatalzentrum erfolgen (Geburtsklinik mit angeschlossener Neugeborenen-Intensivstation) und die Kinderärzte im Vorfeld informiert sein.

Die einmalige Gabe eines Medikaments wie Lorazepam, das eine gute angstlösende Wirkung hat, aber kaum Einflüsse auf Muskeln oder Atmung, ist vertretbar, wenn es aus psychiatrischer Sicht dafür Gründe gibt (z. B. eine Panikattacke unter der Geburt).

Neuere Schlafmittel

Zolpidem und Zopiclon sind neuere Schlafmittel, die chemisch nicht mit der Gruppe der Benzodiazepine verwandt sind. Zu dieser Gruppe, wegen des gemeinsamen Anfangsbuchstabens auch als Z-Gruppe bezeichnet, gehören auch Zaleplon und Eszopiclon. Auch wenn das Abhängigkeitspotenzial deutlich geringer ist als bei den Benzodiazepinen, sollte eine längerfristige regelmäßige Einnahme vermieden werden, da eine Gewöhnung eintreten kann, die dann zu einem Wirkungsverlust und zu immer höheren Dosierungen führen kann. Insgesamt handelt es sich noch um recht neue Medikamente, wobei die bisher vorliegenden Daten aber kein Fehlbildungsrisiko erkennen lassen. In ausgewählten Fällen dürfen diese Mittel in der Schwangerschaft verwendet werden, wobei das am besten untersuchte Zolpidem bevorzugt werden sollte. Nach Anwendung im dritten Trimenon bzw. bis zur Geburt muss auch bei diesen Substanzen mit Anpassungsstörungen beim Neugeborenen gerechnet werden, sodass nach Möglichkeit ein rechtzeitiges Absetzen eingeplant werden sollte. Auch hier noch einmal der Hinweis auf andere Möglichkeiten: z. B. Antidepressiva oder Neuroleptika mit schlafanstoßender Wirkung. Vor allem, wenn ohnehin ein Antidepressivum oder ein Neuroleptikum eingenommen werden muss, kann man ein entsprechendes Präparat mit beruhigender und schlafanstoßender Wirkung auswählen.

Andere Beruhigungs- und Schlafmittel

Baldrian-Produkte werden bei Unruhe oder Einschlafstörungen auch von Schwangeren häufig eingenommen. Systematische Untersuchungen liegen nicht vor, allerdings auch keine Hinweise auf ein Schädigungsrisiko beim Kind.

Diphenhydramin, Doxylamin und Hydroxyzin sind sogenannte Antihistaminika mit beruhigenden, antiemetischen (gegen Brechreiz und Erbrechen) und angstlösenden Eigenschaften. Hinweise auf schädigende Effekte für die Entwicklung des ungeborenen Kindes gibt es bisher nicht, sodass der Einsatz in der Schwangerschaft möglich ist. Die Substanzen finden sich teilweise in freiverkäuflichen Schlaf- und Beruhigungsmitteln in Kombination mit anderen Substanzen; in der Schwangerschaft ist für solche Kombinationspräparate auf jeden Fall Zurückhaltung geboten.

Zu dem recht neuen Lavendelöl, das für den Einsatz bei Angstzuständen empfohlen wird, gibt es bisher keine Informationen zum Einsatz in der Schwangerschaft; allerdings ist auf dem Hintergrund der chemischen Struktur nicht mit schädigenden Auswirkungen beim Kind zu rechnen. Weitere Erkenntnisse werden hier abzuwarten sein.

Für andere frei verkäufliche pflanzliche Präparate, wo oftmals auch verschiedene Pflanzenarten gemischt sind, liegen keine verwertbaren Erkenntnisse für die Schwangerschaft vor.

Psychostimulantien

Zu den Psychostimulantien gehören Atomoxetin und Methlyphenidat – Präparate, die bei ADHS (Aufmerksamkeitsdefizit-Hyperaktivitäts-Störung) bzw. ADS (Aufmerksamkeitsdefizit-Störung) eingesetzt werden. Da auch bei Erwachsenen die Zahl der diagnostizierten und behandelten Fälle von ADHS bzw. ADS zunimmt, stellt sich auch im Zusammenhang mit Kinderwunsch und Schwangerschaft zunehmend häufiger die Frage, ob die Fortführung der Behandlung möglich ist.

Eindeutige Hinweise auf durch die Substanzen verursachte Fehlbildungen beim Kind liegen nicht vor, allerdings ist auch die Datenlage noch dünn. Die Fortführung der Medikation in der Schwangerschaft sollte immer kritisch überprüft werden; möglicherweise ist ja auch die Fortführung mit einer deutlich geringeren Dosierung möglich. Gerade wenn Konzentrationsprobleme im Vordergrund stehen, kann man vielleicht auch mit anderen Unterstützungs- und Entlastungsmaßnahmen arbeiten. Für die Stillzeit gilt die gleiche Nutzen-Risiko-Abwägung wie für die Schwangerschaft. Insbesondere für das neuere Atomoxetin gibt es nur wenige Erfahrungen.

Wenn die Behandlung in der Schwangerschaft nicht »lehrbuchmäßig« möglich ist

Nicht immer ist es möglich, die Behandlung »lehrbuchmäßig« zu gestalten. Möglicherweise war es schon vor der Schwangerschaft extrem schwer, die Depression oder Psychose zu behandeln, möglicherweise war dies nur mit einer Kombination verschiedener Psychopharmaka machbar. Fälle, bei denen das Ansprechen auf Medikamente schlecht ist und die Symptomatik »nicht in den Griff zu bekommen ist«, stellen eine ganz besondere Herausforderung dar. Dann müssen manchmal eben auch Kompromisse geschlossen werden und die üblichen Vorgaben (nur ein Medikament, möglichst niedrige Dosierung, Medikamente, über die wir viel wissen) zurückgestellt werden. Aber selbst das heißt dann nicht, dass das ungeborene bzw. neugeborene Kind zwangsläufig Probleme haben muss. In solchen Fällen empfiehlt sich natürlich eine besonders engmaschige psychiatrische und gynäkologische Betreuung. Ob das bedeutet, dass vielleicht zum Ende der Schwangerschaft zweiwöchentliche oder wöchentliche Ultraschallkontrollen durchgeführt werden müssen, um die Entwicklung des Kindes zu überwachen, oder ob viel größere Abstände möglich sind, muss der behandelnde Gynäkologe entscheiden. Und genauso verhält es sich mit den psychiatrischen Kontrollen – bestehen trotz Medikation depressive oder psychotische Symptome, treten weiterhin Panikattacken auf oder bestimmen Zwangshandlungen den Tagesablauf, möchte Ihr Psychiater Sie vielleicht im Abstand von wenigen Tagen sehen, während bei unkompliziertem Verlauf auch Wochen dazwischen liegen können. Wichtig ist, sich auch in einer solchen Situation nicht in Panik versetzen zu lassen: Die psychische Stabilität der werdenden Mutter in der Schwangerschaft ist ein wichtiges Gebot, um sie auch für die Zeit nach der Entbindung möglichst stabil und belastbar zu machen.

5 Die Zeit um die Geburt herum

An anderer Stelle wurde schon darauf hingewiesen, dass im Vergleich zur Schwangerschaft die Erkrankungswahrscheinlichkeit nach der Entbindung deutlich höher ist – wie übrigens auch ganz allgemein bei Frauen ohne psychische Vorerkrankung. In der täglichen Praxis wird diesem Aspekt allerdings nach unserer Ansicht zu wenig Aufmerksamkeit gewidmet: Man macht sich sehr viele Sorgen um mögliche Einflüsse von Medikamenten auf das Kind, falls die Mutter während der Schwangerschaft behandelt werden muss. Dass allerdings mit der Geburt des Kindes noch nicht alles »in trockenen Tüchern« ist, wird oft vernachlässigt. Dies ist deshalb von besonderer Bedeutung, weil nach einer Entbindung gerade psychotische Erkrankungen bzw. bipolare Störungen (also Erkrankungen, die mit psychotischen oder manischen Episoden einhergehen) ein hohes Rezidivrisiko (Rückfallrisiko) haben. Dieses Risiko ist unabhängig davon, ob längere Zeit Beschwerdefreiheit geherrscht hat. Es gibt nur wenige und nicht sehr aussagekräftige wissenschaftliche Untersuchungen zu diesem Thema. Demnach muss man das Risiko, nach der Entbindung erneut zu erkranken, bei einer bipolaren Störung mit 50–70 % ansetzen – allerdings nur, wenn keine medikamentöse Vorbeugung erfolgt. Bei bestimmten Psychoseformen kann das Risiko ähnlich hoch liegen. Generelle Aussagen zu diesem Risiko sind kaum möglich, da nicht nur die Erkrankung als solche, sondern auch die individuelle Lebenssituation, die Krankheitsvorgeschichte etc. eine wesentliche Rolle spielen. Trotzdem sollte man sich mit diesem allgemeinen Risiko beschäftigen und möglichst vorbeugen. Es ist tragisch, wenn nach einer Schwangerschaft, die sehr behütet und mit sehr viel Vorsicht abgelaufen ist, nach der Entbindung nicht die ersehnte glückliche Zeit mit dem Kind kommt, sondern die Mutter möglicherweise wegen einer akuten psychotischen oder manischen Erkrankung stationär aufgenommen werden muss. Leider ist es nämlich so, dass gerade Psychosen bzw. manische Episoden, die nach einer Entbindung auftreten, meist besonders »stürmische« Erkrankungen sind. Das soll Sie nicht in Angst versetzen, sondern nur dafür aufmerksam machen, dass der Zeit nach der

Entbindung mindestens genauso viel Aufmerksamkeit gewidmet werden sollte, wie der Schwangerschaft – und zwar bereits vorausschauend.

Im Vergleich zur Schwangerschaft ist das Erkrankungsrisiko nach der Geburt des Kindes deutlich höher. Deshalb lautet unsere Empfehlung: Diese Zeit besonders gut vorplanen (»peripartales Management«).

Die Geburtsplanung (»peripartales Management«)

Damit die Zeit um die Geburt herum und nach der Entbindung möglichst gut gestaltet werden kann, ist die Geburtsplanung besonders wichtig. Im wissenschaftlichen Sprachgebrauch wird dies als »peripartales Management« bezeichnet, also Management der Zeit um die Geburt herum. In dieser Bezeichnung steckt etwas wichtiges, nämlich dass man viele Dinge organisieren und vorplanen – managen – muss, aber auch kann. Die Ausführungen in den nächsten Abschnitten sollen auch die vielfältigen eigenen Gestaltungs- und Einflussmöglichkeiten aufzeigen.

In der Gynäkologischen Psychosomatik am Zentrum für Geburtshilfe und Frauenheilkunde des Universitätsklinikums Bonn hat sich in den letzten Jahren ein Verfahren als sinnvoll herauskristallisiert, bei dem etwa sechs bis acht Wochen vor der Entbindung mit der Patientin und möglichst auch dem Partner, eventuell auch anderen Familienangehörigen, eine ausführliche Vorbesprechung stattfindet. Bei dieser abschließenden Geburtsplanung werden alle Aspekte noch einmal systematisch gemeinsam besprochen, die in der Regel vorher schon Thema gewesen sind (welche Entbindungsklinik, Stillen, Medikation vor und nach der Entbindung etc.). Ein ähnliches Vorgehen können Sie mit Ihrem behandelnden Psychiater wählen. Als Anregung dazu sind in den folgenden Kapiteln die aus unserer Sicht wichtigen Aspekte aufgeführt.

Die Checkliste abarbeiten – schriftlich niederlegen

Das Ergebnis dieser Besprechung wird nach unserer Erfahrung am besten sofort während der Besprechung schriftlich niedergelegt, wobei eine Art »Checkliste« abgearbeitet wird (vgl. Checkliste Geburtsplanung und Ausführungen in den folgende Abschnitten). Dieser individuell abgestimmte »Geburtsplan« wird dann an alle Beteiligten weitergegeben, d. h. sowohl Geburtshelfer und Hebamme, behandelnder Psychiater und Gynäkologe. In der Klinik in Bonn bekommen auch die Schwangerenambulanz und das Neugeborenenzimmer jeweils eine Ausfertigung. Und nicht zuletzt erhält die Patientin ein Exemplar dieses Geburtsplanes mit der Bitte, dies in ihrem Mutterpass immer bei sich zu haben. Es kann nämlich sein, dass die Entbindung vielleicht doch nicht in der ausgewählten Klinik stattfindet, und dann ist dieser Brief eine wichtige Informationsquelle für die behandelnden Ärzte. Ziel der gemeinsamen Geburtsplanung ist es zum einen, der Patientin und ihrer Familie Sicherheit zu geben. Zum anderen, alle Beteiligten zu informieren und damit wieder Unsicherheiten zu vermeiden – damit nicht jedes Mal, wenn eine neue Person beteiligt ist, erneut Diskussionen über bestimmte Aspekte (wie etwa das Stillen) beginnen.

Checkliste Geburtsplanung
Die folgenden Empfehlungen sind aus den langjährigen Erfahrungen der Autoren abgeleitet und gelten allgemein. Im speziellen Fall können andere Vorgehensweisen sinnvoll sein.

- Entbindungsklinik
  Bitte suchen Sie möglichst eine Geburtsklinik mit angeschlossener Neugeborenen-Intensivstation (Intensivneonatologie) aus. Dann kann das Neugeborene bestmöglich überwacht werden, vor allem falls Anpassungsstörungen beim Kind nach der Geburt auftreten, ohne dass eine Verlegung in eine vielleicht räumlich getrennte Kinderklinik erforderlich wird. Damit wird eine Trennung von Mutter und Kind vermieden, falls das Kind kinderärztlich besonders betreut werden muss. Es handelt sich um eine Vorsichtsmaßnahme, denn in der Praxis wird nach unserer Erfahrung die Intensivstation fast nie in Anspruch genommen; dennoch gibt diese Vorsorge größtmögliche Sicherheit
- Hebammenbetreuung
  Die frühzeitige vorgeburtliche Betreuung durch eine Hebamme gibt Ihnen Sicherheit, ganz gleich ob es sich um Ihre erste oder eine weitere Entbindung handelt. Falls es in der Klinik, in der Sie entbinden möchten, eine Beleghebamme gibt, die Sie bei der Geburt begleiten kann, kann dies zusätzliche Sicherheit geben. Erfahrungsgemäß

sind diese Hebammen früh »ausgebucht«, also rechtzeitig danach erkundigen.

- Entbindungsart
  Falls Sie sich keine Spontangeburt zutrauen, lassen Sie sich über die Möglichkeit eines Kaiserschnitts beraten. Aus unserer Erfahrung können wir sagen, dass Frauen mit psychischen Vorerkrankungen die Geburt genauso gut »hinbekommen« wie andere Frauen. Also nicht zu früh auf einen Kaiserschnitt festlegen. Ein guter Vorbereitungskurs für die Geburt kann da sicher auch noch einiges an Ängsten nehmen.

- PDA und Schmerzmedikation
  Gerade diese Aspekte werden Sie am ehesten in der Geburtsvorbereitung mit Hebamme und Frauenarzt besprechen. Falls es bei Ihnen Besonderheiten gibt, kann es hilfreich sein, dies auch mit dem Psychiater zu besprechen, sodass er dazu Stellung nehmen kann – indem er beispielsweise besonders auf die Notwendigkeit einer guten Schmerzmedikation hinweist.

- Medikation gegen Ende der Schwangerschaft
  Besprechen Sie mit Ihrem Psychiater, ob in den letzten Tagen oder Wochen vor der Entbindung eine Senkung der Dosis Ihres Medikaments möglich ist, um dem Kind die Anpassung nach der Geburt zu erleichtern. Falls Sie das aber nicht möchten oder sich nicht zutrauen, müssen Sie kein schlechtes Gewissen haben: In der Regel spricht nichts dagegen, die Medikation aus der Zeit der Schwangerschaft auch bis zum Tag der Geburt beizubehalten.

- Bedarfsmedikation während der Entbindung?
  Eventuell gibt es Ihnen Sicherheit, wenn Sie wissen, dass Sie während der Entbindung, d. h. in der Phase starker Wehen und der kurz bevorstehenden Geburt, eine Bedarfsmedikation haben können, z. B. für den Fall einer Angstattacke. Auch wenn es natürlich gerade in dieser Zeit wichtig ist, so wenig Medikamente wie möglich einzunehmen, hilft oftmals das Gefühl »ich könnte etwas nehmen, wenn ich es gar nicht mehr schaffe«. Das Medikament und seine genaue Dosierung werden dann im Geburtsplan aufgeführt.

- Medikation nach der Entbindung
  In der Regel sollte sofort ab dem Tag nach der Entbindung die alte Dosierung wieder eingenommen werden, besonders wenn vor der Geburt reduziert wurde. Je nach Art der Erkrankung ist auch eine

vorbeugende zusätzliche Erhöhung in einen Dosisbereich empfehlenswert, wie er bei einer akuten Erkrankung gegeben würde bzw. wie er bei Ihnen in einer früheren Krankheitsepisode nötig war. Es ist sinnvoll, wenn Sie Ihre Medikamente selbst in die Geburtsklinik mitbringen, damit es nicht zu einem Zeitverzug bei der Einnahme kommt, falls die Klinik diese erst bestellen muss.

• Welche Symptome können auftreten? Wie reagieren?
Aufgrund Ihrer individuellen Vorgeschichte sollten die zu erwartenden ersten Symptome herausgearbeitet werden, damit alle Beteiligten wissen, worauf sie am ehesten achten müssen. Und natürlich sollte dann auch besprochen und festgelegt werden, wie darauf zu reagieren ist (z. B. mit einer Erhöhung der Dosis oder einer zusätzlichen Gabe eines anderen Medikaments).

• Stillen
Die Frage, ob Sie unter der Medikamenteneinnahme stillen möchten, hat ganz viel mit Ihren persönlichen Wünschen, aber auch Ihren Ängsten bzw. Ihrem Sicherheitsbedürfnis zu tun. Besprechen Sie mit Ihrem Psychiater die grundsätzliche Bewertung Ihrer Medikation und beziehen bei der Nutzen-Risiko-Abwägung auch andere Aspekte mit ein (z. B. Wichtigkeit des Stillens für das Kind). Für manche Betroffene sind auch praktische Aspekte von Bedeutung, wie etwa dass die Fläschchen-Gabe aufwendiger und kostenintensiver ist. Für das Abstillen könnte sprechen, dass Sie dann nicht so gebunden sind an die alleinige Versorgung des Kindes. Ein Mittelweg könnte zum Beispiel sein, dass Sie tagsüber stillen und nachts Ihr Partner mit Fläschchen Zusatznahrung zufüttert. Dazu, wie das am besten gestaltet wird, kann auch die Hebamme beraten.

• Abstillen
Falls schon festgelegt ist, dass Sie abstillen werden, sollte man sich im Vorfeld über die Methode Gedanken machen, d. h. ob direkt nach der Entbindung eine »Abstill-Tablette« gegeben wird oder ob Sie mit anderen Methoden abstillen. In manchen Fällen sollte man ein Abstill-Medikament vermeiden, weil dadurch eine psychische Destabilisierung möglich ist.

• Mitaufnahme des Partners?
Die Mitaufnahme des Partners als Begleitperson in einem Familienzimmer kann eine wichtige Unterstützung darstellen, besonders beim ersten Kind. Besprechen Sie das im Vorfeld in der Ent-

bindungsklinik, da solche Möglichkeiten aus räumlichen Gründen manchmal begrenzt sind. Und falls Sie versuchen möchten, von der Krankenkasse die dafür entstehenden Kosten erstattet zu bekommen, sollten Sie sich schon im Vorfeld darum kümmern. Vielleicht hilft dabei eine Bescheinigung des Psychiaters, dass die Anwesenheit Ihres Partners aus Krankheitsgründen erforderlich ist.

- Längerer Aufenthalt nach der Entbindung?
  Manchen Frauen hilft es, nach der Entbindung noch zwei oder drei Tage länger zu bleiben und nicht schon am zweiten oder dritten Tag nach der Geburt nach Hause zu gehen. Auf jeden Fall ist es sinnvoll, diesen Aspekt in der Klinik schon vorher anzusprechen. Da damit für die Klinik höhere Kosten entstehen, kann es ebenfalls sinnvoll sein, dass der behandelnde Psychiater bescheinigt, dass der längere Aufenthalt aus medizinischen Gründen notwendig ist (in der Bonner Klinik schreiben wir das in den »Geburtsplan«; eine extra Bescheinigung ist nicht erforderlich).

- Stressreduktion/»Reizabführung«
  Die meisten Maßnahmen dienen dem Zweck, Ihnen nach der Entbindung möglichst viel Ruhe zu verschaffen. Bei manchen Erkrankungen ist die »Reizabschirmung« ganz besonders wichtig, um diese Ruhe auch tatsächlich innerlich zu erreichen und den Schlaf sicherstellen zu können. Sie sollten bereits im Vorfeld überlegen, wie man die Zahl der Besuche in der Klinik oder direkt nach der Rückkehr nach Hause begrenzen kann (z. B. durch ganz offenes Ansprechen der Familie und den Freunden gegenüber) und was sonst getan werden kann, um die erforderliche Ruhe zu finden. Wenn es bei Ihrer Erkrankung besonders wichtig ist, sollte der behandelnde Psychiater dazu eine Empfehlung abgeben (z. B. »möglichst Einzelzimmer zur Reizabschirmung«).

- Unterstützung zuhause
  Die Unterstützung zuhause ist ein ganz wichtiger Punkt. Besprechen Sie schon frühzeitig mit Ihrem Partner und auch anderen Personen aus Ihrem Umfeld, wie Sie am besten unterstützt werden können – beispielsweise durch stundenweise Entlastung bei der Versorgung des Babys, Übernahme der nächtlichen Versorgung durch den Partner oder auch Versorgung der älteren Kinder. Zur Unterstützung kann es auch sinnvoll sein, die längerfristige Betreuung durch eine Familienhebamme (Infos über Beratungsstellen) oder eine Haus-

haltshilfe (über die Krankenkasse) zu beantragen. Da Sie selbst Ihre Bedürfnisse am besten einschätzen können und es nicht darum geht, Ihnen alles abzunehmen, ist es wichtig, dass Sie selbst Stellung dazu nehmen, was genau Sie brauchen und was Ihnen gut tut. Und dann ist es ebenfalls von großer Bedeutung, dass Sie auch bereit sind, Hilfe anzunehmen!

• Weiterbetreuung nach der Entbindung?
   Schon vor der Entbindung sollten Sie rechtzeitig einen Termin für die Wiedervorstellung bei Ihrem Psychiater ausmachen. Je nach Erkrankung schon nach zwei oder drei Wochen, spätestens aber nach vier bis sechs Wochen; der Zeitpunkt hängt letzten Endes von der Erkrankung ab, fragen Sie also Ihren Psychiater. Als Ausgangspunkt für die frühzeitige Terminplanung wird der errechnete Entbindungstermin genommen; wenn die Geburt früher oder später stattfindet, kann dann der Termin entsprechend verlegt werden.

• Geburtsplan
   Und dann nicht vergessen: Geburtsplan an alle Beteiligten weitergeben: z. B. Schwangerenambulanz, Hebamme, Frauenarzt, Psychiater – und ein Exemplar in den Mutterpass legen!

Unterstützung annehmen!

Zur guten Vorbereitung der Geburt gehört es auch, sich über Unterstützungs- und Hilfsmöglichkeiten Gedanken zu machen. Und vor allem die Bereitschaft, diese auch anzunehmen.

Auswahl der Entbindungsklinik – möglichst mit Neugeborenen-Intensivstation

Auch wenn wir davon ausgehen können, dass die meisten Medikamente für das Neugeborene keine gravierenden Auswirkungen haben werden und dass auftretende Anpassungsprobleme nicht sehr ausgeprägt sind, empfehlen wir trotzdem, möglichst in einem Zentrum bzw. einer Klinik zu entbinden, wo eine Neugeborenen-Intensivstation (auch Intensivneonatologie genannt) angeschlossen ist. Dies ist eine reine Vorsichtsmaßnahme, denn in fast allen Fällen, die wir in den letzten Jahren begleitet haben, war es nicht erforderlich, die Neugeborenen-Intensivstation in Anspruch zu nehmen; und wenn, kamen andere Faktoren als die Medikamente hinzu, z. B. eine Frühgeburt. Trotzdem müssen wir uns darüber im Klaren sein, dass die Kenntnisse über die Auswirkungen von Medikamenten, die bis zur Entbindung eingenommen werden, begrenzt sind und dass es immer möglich ist, dass ein empfindliches Kind stärkere Nebenwirkungen bzw. Anpassungsstörungen zeigt. Das könnten beispielsweise Atemprobleme sein, Zittern oder Trinkprobleme. Und aus unserer Sicht ist die Feststellung solcher Probleme sehr viel einfacher, wenn das Kind direkt nach der Geburt von einem Kinderarzt untersucht wird, der in einem Zentrum mit Neugeborenen-Intensivstation direkt nach der Geburt im Kreißsaal sein kann. In Abhängigkeit vom Zustand des Kindes kann vom Kreißsaal aus entweder die Verlegung in das Neugeborenenzimmer erfolgen bzw. das Kind kann bei der Mutter bleiben, oder aber eine kurzfristige Überwachung auf der Neugeborenen-Intensivstation ist möglich. Natürlich haben alle Entbindungskliniken Kooperationsverträge mit Kinderkliniken, wohin ein Kind im Notfall verlegt werden kann. Trotzdem würde eine solche Verlegung für die Mutter immer eine besondere Härte bedeuten, nämlich dass sie von dem Kind getrennt wird. Und nicht immer ist sofort nach der Entbindung die Entlassung möglich, z. B. sind bei einem Kaiserschnitt in der Regel wenigstens drei Tage stationärer Aufenthalt erforderlich. Befindet sich die Neugeborenen-Intensivstation direkt in der Klinik, kann die Mutter im Zweifelsfalle sogar mit ihrem Bett dorthin gefahren werden. Es ist also in den meisten Fällen eine reine Vorsichtsmaßnahme, dennoch für alle Beteiligten eine deutliche Beruhigung. Sollte es trotzdem nicht möglich sein, die Geburt in einer solchen Klinik zu planen – z. B. weil in einer ländlichen Umgebung die Entfernungen zu groß sind – sollte man dieses Thema vorher mit den Geburtshelfern ansprechen und sie zumindest darauf aufmerksam machen, dass vielleicht besondere kinderärztliche Betreuung erforderlich sein könnte.

Die bisherigen Ausführungen zu diesem Thema machen wahrscheinlich schon deutlich, dass eine Hausgeburt oder die Geburt in einem Geburtshaus aus psychiatrischer und geburtshilflicher Sicht bei der Einnahme von Psychopharmaka zum Entbindungstermin nicht angebracht ist. Wahrscheinlich kann man davon ausgehen, dass in praktisch allen Fällen keine gravierenden Komplikationen auftreten werden. Wenn es aber dennoch einmal zu ernsthaften Problemen kommt, werden sich alle Beteiligten hinterher fragen, warum sie nicht diesen kleinen Kompromiss eingegangen sind und die Geburt in einer Klinik haben überwachen lassen.

Hebammenbetreuung

Die Betreuung durch eine erfahrene Hebamme ist sowohl in der Schwangerschaft als auch in der Zeit nach der Entbindung wichtig – so wie für alle Frauen. Besonders ängstliche Frauen bzw. Frauen, die viel Sicherheit benötigen, profitieren oft davon, wenn sie durch eine Beleghebamme betreut werden können. Eine Beleghebamme hat mit einer Geburtsklinik einen speziellen Vertrag, der möglich macht, dass sie die werdende Mutter zur Geburt in die Klinik begleitet und die Geburt dort auch leitet. Diese Entbindung mit Hilfe einer vertrauten Hebamme gibt vielen Frauen zusätzliche Sicherheit. Nach einer Beleghebamme zu suchen lohnt sich insbesondere für Frauen, die besondere Geburtsängste haben bzw. für Frauen mit Angststörungen, weil bei ihnen naturgemäß auch besonders häufig starke Ängste vor der Geburt bestehen. Leider haben nicht alle Kliniken solche Verträge mit Beleghebammen, trotzdem ist es sinnvoll, danach zu fragen. Wenn sie eine Beleghebamme in Anspruch nehmen möchten, sollten sie übrigens sehr früh in der Schwangerschaft danach suchen, weil diese meist früh ausgebucht sind und nur wenige Patientinnen gleichzeitig betreuen können.

Falls man sich entscheiden muss zwischen »Klinik mit angeschlossener Neugeborenen-Intensivstation« und »Entbindung mit Beleghebamme«, kann unter Umständen die Entscheidung für die Beleghebamme sinnvoll sein. Letzten Endes ist dafür die spezielle Situation der werdenden Mutter von Bedeutung, die psychische Grunderkrankung, die aktuell eingenommene Medikation und wie viel man über mögliche Komplikationen bei dem jeweiligen Medikament weiß oder vielleicht eben auch nicht. Bei einem relativ neuen Medikament, für das bisher wenige Erfahrungen vorliegen und das vielleicht in hoher Dosierung eingenommen werden muss, oder bei einer Kombination von Medikamenten sollte man sich eher für die Neugeborenen-Intensivstation entscheiden. Handelt es sich um ein schon oft in der Schwangerschaft eingesetztes Medikament, das kaum Komplikationen erwarten lässt, in niedriger Dosierung eingenommen wird, und ist die individuelle Sicherheit oder intensive persönliche Betreuung für die Frau besonders wichtig, sollte man sich vielleicht für die Beleghebamme entscheiden. Wie bei vielen anderen Aspekten auch, ist übrigens das »Bauchgefühl« der werdenden Mutter, aber auch ihres Partners durchaus von Bedeutung: Man sollte bei solchen Entscheidungen als Betroffene immer mit berücksichtigen, ob man sich damit wohl fühlen wird oder ob man etwas gegen seine innere Überzeugung tut.

Falls die Schwangere wegen körperlicher Komplikationen oder aus psychischen Gründen nicht an einem regulären Geburtsvorbereitungskurs teilnehmen kann, gibt es die Möglichkeit der Einzel-Geburtsvorbereitung, bei Bedarf auch zuhause. Die Kosten für diese Einzelbetreuung durch die Hebamme übernimmt nach ärztlicher Verordnung die gesetzliche Krankenkasse.

Art der Entbindung

Wie auch allgemein, gibt es hinsichtlich der Art der Entbindung – Spontangeburt oder geplanter Kaiserschnitt – unterschiedliche Ansichten bei den Frauen. Wir sprechen jetzt nicht über die sogenannte »sekundäre Sectio«, also den Kaiserschnitt, der während der Entbindung erforderlich wird, weil die Geburt nicht vorankommt oder weil Komplikationen unter der Geburt auftreten. Und auch nicht über die »primäre Sectio«, also den geplanten Kaiserschnitt, der durchgeführt werden muss, beispielsweise weil das Kind falsch liegt. Es geht um die Fälle, in denen das Kind die richtige Lage hat und eigentlich eine Spontangeburt möglich wäre. Trotzdem fragen manche Frauen mit psychischer Erkrankung schon früh nach einem Kaiserschnitt, und zwar aus genauso unterschiedlichen Gründen, wie gesunde Frauen auch. Manche haben große Angst davor, die normale Geburt nicht durchzustehen, vielleicht dann doch »irgendwann aufgeben zu müssen und einen Kaiserschnitt zu bekommen«. Oder sie haben von negativen Erfahrungen anderer Frauen gehört. Manche Frauen haben auch bereits selbst eine Geburt erlebt, die sie schrecklich fanden, und wollen so etwas nicht noch einmal durchmachen. Nicht selten treten nach »traumatischen« Geburtserfahrungen zusätzliche psychische Probleme auf, sodass die Frauen erst recht das Gefühl haben, sich dem nicht wieder aussetzen zu wollen.

Natürlich ist die Art der Entbindung immer mit den Geburtshelfern zu besprechen. Wichtig ist es aber, dass Sie sich dazu schon vorher Gedanken machen. Wenn für Sie nur ein Kaiserschnitt in Frage kommt, machen

Sie Ihre Gründe deutlich. Hängt dieser Wunsch mit Ihrer psychischen Erkrankungen oder Ihrer Vorgeschichte zusammen, kann auch der Psychiater diesbezüglich eine Empfehlung abgeben und Ihren Wunsch unterstützen. Sind sie aber vielleicht nur ängstlich, was ja ganz angemessen ist? Oder helfen Geburtsvorbereitungskurs und Gespräche mit der Hebamme, um Unsicherheiten zu beseitigen? Dann sollten sie die Entscheidung für den Kaiserschnitt nicht zu früh treffen. Manchmal hilft es auch, sich beide Möglichkeiten offenzuhalten.

In der Beratung versuchen wir immer zu klären: Was spricht für eine Spontanentbindung, und was könnte für einen Kaiserschnitt sprechen? Manchmal gibt es gute Gründe, aus psychiatrischer Sicht einen gewünschten Kaiserschnitt ausdrücklich zu unterstützen, was wir dann auch tun. Und was dann natürlich auch in der schriftlichen Version des Geburtsplanes niedergelegt wird.

PDA und Schmerzmedikation

Für manche Frauen ist es hilfreich, wenn vorher noch einmal klar besprochen wird, ob sie eine PDA (Periduralanästhesie) bei der Entbindung haben möchten bzw. ob es Besonderheiten bezüglich der Schmerzmedikation gibt. Natürlich werden solche Dinge auch bei der Vorbesprechung mit dem Geburtshelfer abgeklärt. Falls es für Sie aber hilfreich sein sollte, dass so etwas schriftlich fixiert ist, sprechen Sie es bei der Geburtsplanung mit dem Psychiater an.

Bedarfsmedikation um die Zeit der Geburt herum

Gerade Frauen mit Ängsten bzw. Angsterkrankungen machen sich oft Sorgen, ob sie während der Entbindung, die ja manchmal viele Stunden dauert, möglicherweise eine Panikattacke bekommen könnten oder sonst irgendwie »abdrehen« bzw. psychisch instabil werden. Frauen mit solchen Befürchtungen erleben es als sehr hilfreich, wenn man die Empfehlung ausspricht, im Bedarfsfall um die Geburt herum 1 mg Lorazepam zu geben. Um es ganz deutlich zu sagen: Lorazepam ist ein sehr gutes angstlösendes Beruhigungsmittel, das aber gleichzeitig ein hohes Abhängigkeitspotenzial hat. Deshalb gehört es aus Sicht der Autoren nicht in die Routinebehandlung von Angststörungen. Dennoch kann es im Ausnahmefall gegeben werden. Und die praktische Erfahrung zeigt, dass gerade Angstpatientinnen sehr von dem Gefühl der Sicherheit profitieren, dass für den Ernstfall »eine Bedarfsmedikation« festgelegt ist. Nur selten wird sie dann tatsächlich in Anspruch genommen. Falls Sie also den Eindruck haben sollten, dass eine Bedarfsmedikation für Sie wichtig sein könnte, besprechen Sie dies bitte mit Ihrem Arzt. Da es in der akuten Entbindungssituation besser zu handhaben wäre, empfiehlt sich dann die Gabe von Lorazepam in Form einer Schmelztablette, die nur in die Backentasche oder unter die Zunge gelegt werden muss.

Stillen oder Abstillen?

Zu diesem Thema gibt es ganz unterschiedliche Entscheidungen: manche Frauen wollen die maximale Sicherheit für ihr Kind und entscheiden sich gegen das Stillen, anderen sind die positiven Auswirkungen des Stillens wichtig, und deshalb möchten sie nur ungern darauf verzichten. Unsere praktische Erfahrung hat uns in den letzten Jahren gelehrt, dass gerade das Stillen ein wichtiger gefühlsmäßiger Aspekt ist, bei dem man die Wünsche und Bedürfnisse der Frauen besonders berücksichtigen soll. Für uns hat sich deshalb ein Vorgehen herauskristallisiert, bei dem zunächst die Bedürfnisse der Frau erfragt werden und dann – soweit immer möglich – das Vorgehen darauf abgestimmt wird. Dazu gehört auch, dass schon bei der Planung einer Schwangerschaft und einer eventuellen Umstellung der Medikation vor oder während der Schwangerschaft darauf geachtet wird, dass damit gegebenenfalls das Stillen möglich sein wird. Es sind nur einzelne Medikamente, bei deren Einnahme im Einzelfall vom Stillen ganz abgeraten werden muss (vgl. S. 46 f.); am ehesten ist das noch der Fall bei der Einnahme von drei oder mehr Medikamenten.

Wie auch in der Schwangerschaft handelt es sich um eine individuelle Nutzen-Risiko-Abwägung. Allerdings gibt es bezogen auf die Stillzeit für die meisten Medikamente noch sehr viel weniger Informationen als für die Schwangerschaft. Manchmal, insbesondere wenn man mehrere Psychopharmaka einnehmen muss, kann eine Spiegelbestimmung beim Kind sinnvoll sein, um die Belastung mit Medikamenten zu prüfen. Dies sollte Ihre Ärztin ggf. mit Embryotox absprechen. Hauptsächlich wird das Thema Medikamente und Stillen in Kapitel 3 und 4 besprochen.

Stressreduktion/»Reizabschirmung«

Eine Geburt ist für Frauen naturgemäß ein emotional aufwühlendes Erlebnis, manche bezeichnen es auch als »Grenzerfahrung«. Insofern ist es nicht verwunderlich, dass es schwierig ist, danach zur Ruhe zu finden und das innere Gleichgewicht wieder herzustellen. Dies geht letzten Endes allen Frauen so; nicht selten ist es aber so, dass gerade Frauen mit einer psychischen Störung in der Vorgeschichte stressanfällig oder auch in besonderen Lebenssituationen weniger belastbar sind. Deshalb gehört die »Reizabschirmung« zu den Strategien, die wir gezielt einsetzen, um nach der Entbindung wieder »Ruhe hineinzubringen«. Dazu gehört beispielsweise, dass die Frauen – wann immer möglich – ein Einzelzimmer bekommen, falls sie nicht mit dem Partner gemeinsam im Familienzimmer untergebracht sind, um auch Ruhe finden zu können. Es wird vorher besprochen, dass in den ersten Tagen möglichst wenig Besuch kommen sollte, kein »Marathon« von Familie und Freunden, die das neue Baby betrachten möchten. Ganz speziell wird darauf hingewiesen, dass das Schlafen wichtig ist, um möglichst früh wieder in einen Rhythmus zu kommen. Wir wissen, dass bei den meisten Erkrankungen Schlafentzug die psychische Instabilität fördert und den Rückfall wahrscheinlicher macht. In diesem Zusammenhang ist es wichtig, Familie und Freunde vorher darüber zu informieren, um niemanden vor den Kopf zu stoßen. Allgemeines Ziel bei diesem Punkt ist, der jungen Mutter die Möglichkeit zu geben, zur Ruhe zu kommen, sich auf die neue Situation zu konzentrieren, mit dem Baby Kontakt aufzunehmen und sich in den ersten Tagen eine gewisse Routine zu erarbeiten.

Etwas mehr Zeit für die Anpassung an die neue Situation?

Es hilft manchen Frauen, den stationären Aufenthalt nach der Entbindung um ein bis drei Tage zu verlängern. In der heutigen Situation mit Kostendruck in den Kliniken besteht immer mehr die Tendenz, Frauen frühzeitig nach der Geburt zu entlassen, selbst nach einem Kaiserschnitt kann dies bereits am dritten Tag der Fall sein. Deshalb ist es von besonderer Bedeutung, wenn dieser Punkt vorher besprochen und in dem Geburtsplan schriftlich fixiert wird. Der behandelnde Psychiater kann die »medizinische Indikation« für einen längeren Aufenthalt stellen mit der Begründung, dass dadurch der Mutter die Anpassung an die neue Situation erleichtert wird. Frauen mit psychischen Vorerkrankungen sind oft unsicher und haben ein stärkeres Bedürfnis, sich bereits in der Klinik mit der neuen Situation gut zurechtzufinden.

Mitaufnahme des Partners

Gerade im Zusammenhang mit der Stressreduktion kann der Partner eine ganz besondere Rolle spielen, nämlich bei Frauen, die ihr erstes Kind zur Welt bringen. Es ist heute eine Selbstverständlichkeit, dass der Partner bei der Geburt anwesend ist. Bei unseren Patientinnen fragen wir zusätzlich, ob es vielleicht Sicherheit geben würde, wenn der Partner für die Tage der stationären Behandlung im gleichen Zimmer mit aufgenommen wird. In den meisten Krankenhäusern ist dies heute als Begleitperson möglich, allerdings entstehen dadurch Kosten. Diese sogenannten »Hotelkosten« für die Begleitperson sind in den Kliniken unterschiedlich, man kann sie vorher erfragen. Manche Kliniken bieten auch von vornherein sogenannte Familienzimmer an.

Unter Umständen kann man versuchen, die dafür entstehenden Kosten über die Krankenkasse wieder zurückzubekommen. Dann empfiehlt es sich, dies im Vorfeld mit der Krankenkasse abzuklären. Helfen kann beispielsweise eine spezielle Bescheinigung des behandelnden Psychiaters, dass es eine »medizinische Indikation« gibt, dass es also aus medizinischen Gründen erforderlich ist, den Partner mit aufzunehmen. Der Partner gibt nicht nur Sicherheit, sondern kann die Mutter von Anfang an bei der Versorgung des Kindes unterstützen. Er kann Informationen, die beispielsweise Hebammen oder Schwestern geben, mit aufnehmen. Und natürlich kann der Partner in dieser Situation auch am besten erkennen, ob es irgendwelche Anhaltspunkte für psychische Symptome gibt und dann vielleicht auf die vorher vereinbarten Strategien (z. B. Schlafmedikation oder ähnliches) hinweisen.

Unterstützung durch Angehörige

Neben dem Partner sind auch andere Familienangehörige und Freunde von Bedeutung, wenn nach der Entbindung die Entlassung nach Hause

erfolgt ist. Bei manchen Erkrankungen spielt beispielsweise der Schlaf-
rhythmus eine ganz wichtige Rolle, zu nennen sind hier bipolare Störungen und Psychosen. Weil ein »Schlafentzug« das Risiko der Erkrankung deutlich erhöht, muss gerade in den ersten Wochen sichergestellt
werden, dass die Frau ausreichend schläft – und das vielleicht, obwohl sie
stillt und dadurch an bestimmte Zeiten gebunden ist. Dann kommen Partner und andere Angehörige auf den Plan, die beispielsweise tagsüber das
Kind mitversorgen, um der Mutter die Möglichkeit zu geben, ein Schlafdefizit auszugleichen. Oder die Mutter pumpt Milch ab, die dann nachts
vom Vater des Kindes oder von jemand anderem gefüttert werden kann.
Oder die Mutter stillt tagsüber und abends und nachts bekommt das Baby
vom Vater Flaschennahrung. Einfacher ist das Ganze natürlich, wenn von
Anfang an ganz abgestillt und mit der Flasche ernährt wird. Aber wie an
anderer Stelle im Buch schon ausgeführt, ist gerade diese Frage für Mütter oft eine Herzensfrage, die man nicht so pauschal beantworten kann.
Wieder ist also die individuelle Nutzen-Risiko-Abwägung und Vorplanung
gefragt.

Auch im Hinblick auf die Vorbeugung einer postnatalen Depression, von
der jede Frau, also auch Mütter mit anderen psychischen Störungen betroffen sein können, ist die Unterstützung durch Familienangehörige von
Bedeutung. In der Zwischenzeit wissen wir, dass fehlende Unterstützung
nach der Entbindung ein wichtiger Risikofaktor für die Entwicklung einer
postnatalen Depression ist. Natürlich muss die Unterstützung der Familienangehörigen von der Frau auch akzeptiert werden können und gut organisiert sein. Das geht am besten, wenn man sich über die Bedeutung
von familiärer und sozialer Unterstützung im Klaren ist, diese vorbereitet und weiß, dass man damit die eigene psychische Stabilität verbessert
und letzten Endes der gesamten Familie etwas Gutes tut. Allerdings sollte
Unterstützung hier auch wortwörtlich genommen und der jungen Mutter nicht die Versorgung des Kindes völlig entzogen werden. Entscheidungen sollten mit ihr gemeinsam getroffen werden, damit sie nicht das
Gefühl hat, dass ihre Mutterqualitäten nicht ausreichen oder ihr die Versorgung des Kindes von der Familie gar nicht zugetraut wird; das wiederum
hätte wahrscheinlich eine Verschlechterung der psychischen Situation zur
Folge.

Gibt es keine Familienangehörigen in der Nähe und gibt es keine
Freunde, die unterstützen, können vielleicht auch ehrenamtliche Organisationen helfen. Auch eine von der gesetzlichen Krankenkasse bezahlte

Haushaltshilfe kann ebenfalls in dieser Richtung hilfreich sein. Für Frauen mit schwereren psychischen Erkrankungen, z. B. wiederkehrende schizophrene Psychosen, stehen darüber hinaus auch weitere Unterstützungsmöglichkeiten zur Verfügung, z. B. über psychosoziale Dienste (Sozialpsychiatrische Dienste der Gesundheitsämter, Schwangerenberatungsstellen) oder über die Betreuung an einer Psychiatrischen Institutsambulanz). Informationen über mögliche Unterstützungsmaßnahmen bekommt man auch über die Schwangerenberatungsstellen vor Ort oder im Internet (z. B. Stichwort »Frühe Hilfen«).

Elternzeit des Kindesvaters

Eine sehr wirksame Möglichkeit der Unterstützung ist nach unseren Erfahrungen die Anwesenheit des Partners bzw. Vater des Kindes in den ersten Wochen. Mittlerweile ist ja die Inanspruchnahme von Elternzeit auch für Väter nichts Ungewöhnliches mehr. Wir raten dem Paar schon früh in der Schwangerschaft, darüber nachzudenken, dass der Partner Elternzeit beantragt. Aber: Nicht am Ende der Elternzeit der Mutter, wie es sonst häufiger gemacht wird, sondern am Anfang. In den ersten Wochen nach der Entbindung ist die Unterstützung und Entlastung am wichtigsten, vor allem bei bipolaren und psychotischen Störungen. In solchen Fällen kann dann der Vater nachts die Versorgung des Kindes übernehmen, vielleicht auch mit der Flasche »zufüttern«, während die Mutter sich tagsüber schwerpunktmäßig kümmert. Dieses Vorgehen empfehlen wir besonders, wenn aufgrund der Krankheitsvorgeschichte die Sicherstellung von genug Schlaf für die Mutter wichtig scheint. Die praktische Erfahrung zeigt, dass dieses Vorgehen auch für die Bindung zwischen Vater und Kind gut ist und vor allem für die Entwicklung des Gefühls, »eine Familie zu sein«.

Lässt sich das mit der Elternzeit gar nicht umsetzen, weil beispielsweise die berufliche Verantwortung das nicht zulässt oder einen kleinen Betrieb vor unüberwindbare Probleme stellt, dann lässt sich mit etwas gutem Willen des Vorgesetzten stattdessen vielleicht eine längere Phase mit Urlaub und Überstundenabbau einplanen. Und manche Berufe lassen auch stunden- bzw. tageweise Arbeit zuhause zu, sodass die Mutter zumindest nicht das Gefühl hat, »ganz auf sich gestellt« zu sein.

Medikamentöse Vorbeugung nach der Entbindung?

Dieser Punkt ist besonders wichtig, um Verschlechterungen des psychischen Befindens und insbesondere eine stationäre psychiatrische Behandlung nach der Entbindung zu verhindern. In Abhängigkeit von der Art der Erkrankung kann es sinnvoll sein, die bereits in der Schwangerschaft begonnene Medikation nach vorübergehender Reduktion vor der Entbindung in der vorherigen Dosis weiter zu geben (das könnte z. B. bei Depressionen oder Angsterkrankungen sinnvoll sein). Bei anderen Erkrankungen wie etwa bipolaren Störungen oder Psychosen ist es häufig so, dass in der Schwangerschaft keine sehr hohe Dosis notwendig ist, um Stabilität zu erreichen. Auf der anderen Seite weiß man aber vielleicht aus Berichten über frühere stationäre Behandlungen, dass bei den akuten Krankheitsphasen immer sehr viel höhere Dosierungen erforderlich waren. Nun ist es so, dass sich gerade bei bipolaren Erkrankungen oder Psychosen die Krankheitssymptome sehr rasch entwickeln können und dann oftmals trotz sofortiger Erhöhung der Medikation die Entwicklung der manischen bzw. psychotischen Symptomatik nicht mehr zu stoppen ist. Das Vorgehen bei Patientinnen, die in der Gynäkologischen Psychosomatik in Bonn behandelt werden, sieht deshalb vor, in der Schwangerschaft die Dosis des Medikaments – meistens handelt es sich um ein Neuroleptikum – möglichst niedrig zu halten, vielleicht sogar zwei oder eine Woche vor der Entbindung noch einmal etwas zu reduzieren und dann direkt ab dem Tag der Entbindung deutlich höher zu gehen. Die Zieldosis würde dann so ausgewählt, wie sie von früheren, akuten Krankheitsphasen bekannt ist.

Das heißt also, dass die früheren Erfahrungen gerade in diesem Punkt besonders wichtig sind. Eine gute Basis für die Beurteilung, wie hoch die vorbeugende Dosierung ab dem Tag der Entbindung sein sollte, ergibt sich aus früheren Behandlungsberichten. Diese sollten daher bereits im Vorfeld dem behandelnden Psychiater vorliegen und ggf. rechtzeitig vor der Geburtsplanung mit Einverständnis der Patientin von vorherigen Ärzten oder Kliniken angefordert werden. In der Regel kommt es ja bei manischen Krankheitsphasen im Rahmen einer bipolaren Störung oder bei psychotischen Episoden zur stationären Behandlung, sodass Entlassungsberichte aus Kliniken existieren. Aus diesen Vorbefunden kann man dann wichtige Informationen entnehmen, wie die Symptomatik damals war, wie akut oder »stürmisch« die Erkrankung verlaufen ist, wie rasch oder wie langsam sie unter Behandlung abgeklungen ist und welche Maßnahmen sonst erforderlich waren. Und das wiederum gibt wichtige Anhaltspunkte dafür, auf welche Symptome in den ersten Tagen und Wochen nach der Entbindung besonders geachtet werden muss – und die wichtige Information, wie erste Symptome einer Wiedererkrankung aussehen könnten. Da Geburtshelfer und Hebammen nicht speziell in der Psychiatrie ausgebildet sind, hilft es ihnen besonders, wenn vom Psychiater, der diese Befunde kennt, auf mögliche Frühwarnzeichen, Erstsymptome oder besondere Notwendigkeiten hingewiesen wird (z. B. darauf, dass ausgeprägte Schlafstörungen oder eine euphorische Stimmung erste Symptome einer beginnenden Manie sein können oder dass unbedingt ausreichend Schlaf sichergestellt werden muss).

Manche Frauen machen sich Sorgen, dass sie bei einer so deutlichen Erhöhung der Medikamentendosis nach der Entbindung zu müde sein werden, um sich um das Baby zu kümmern. Dem kann man entgegnen, dass gerade in den ersten Tagen im Krankenhaus oder zu Hause in der Regel noch Unterstützung da ist. Wenn die Müdigkeit sehr ausgeprägt ist, dann ist das letzten Endes als gutes Zeichen zu werten, denn es bedeutet, dass die junge Mutter wie eine Gesunde reagiert, eine Herabsetzung der Dosis kann dann schon bald wieder erfolgen. Ist sie nicht müde, sondern vielleicht trotzdem etwas aufgedreht, deutet das unter Umständen darauf hin, dass die Dosierung sogar noch weiter erhöht werden muss.

Gerade bei bipolaren Störungen, also den Erkrankungen, die mit manischen oder schizo-manischen Krankheitsphasen einhergehen, beginnen die ersten Krankheitssymptome oft besonders rasch, sodass man besonders sorgfältig vorbeugen muss. Für betroffene Frauen ist es manchmal schwer, solchen Empfehlungen zu folgen, weil sie sich selbst ja gesund fühlen und nicht so recht einsehen, warum sie sich Nebenwirkungen des Medikaments aussetzen sollen. In solchen Fällen kann man immer nur allgemein darauf hinweisen, dass die praktische Erfahrung zeigt, dass es in der Regel kaum noch möglich ist, den Ausbruch einer neuen Krankheitsepisode zu stoppen, wenn die ersten Krankheitssymptome einer beginnenden manischen oder psychotischen Phase erst einmal da sind – auch nicht mit massivem Einsatz von Medikamenten. Und dass dann in den meisten Fällen eine stationäre Behandlung der Patientin in einem psychiatrischen Krankenhaus unumgänglich ist.

Zur Planung der Medikation nach der Entbindung gehört auch die Vorgabe, dass Medikamente wie z. B. Lithium oder Lamotrigin, die in der Schwangerschaft vielleicht höher dosiert werden mussten, nach der Entbindung wieder angepasst werden müssen, damit keine Nebenwirkungen bzw. Überdosierungserscheinungen auftreten. Tägliche Blutspiegel-Kontrollen in den ersten Tagen nach der Entbindung und dann zunächst wöchentliche Überprüfungen helfen dabei.

Worauf ist in den ersten Tagen zu achten?

In den ersten Tagen und Wochen ist natürlich insbesondere auf beginnende Krankheitssymptome zu achten, wobei Frühwarnzeichen und erste Symptome sich aus dem ableiten, was in der Vorgeschichte bestanden hat. Es können typische psychotische Symptome sein, wie sie auch früher schon aufgetreten sind, wie Unruhe, Ängstlichkeit, Schlafstörungen. Deshalb ist ja der Schlaf so besonders wichtig! Es kann aber auch ein Stimmungstief sein, aus dem Sie nicht wieder herauskommen, verbunden mit dem Gefühl, eine schlechte Mutter zu sein, Fehlen von Gefühlen dem Kind gegenüber etc. Das könnte dann auf eine beginnende postnatale Depression hindeuten.

Wenn nicht schon vorher festgelegt wurde, was in einem solchen Fall zu tun ist, sollte frühzeitig über ergänzende Behandlungsmöglichkeiten nachgedacht werden: z.B. die Anpassung der Medikamentendosis, vielleicht überhaupt erst der Einsatz eines Medikaments. Und, wenn noch nicht erfolgt, Suche von Hilfe und Unterstützung (z.B. Haushaltshilfe, Entlastung durch Familienangehörige).

Allerdings sollte die Aufmerksamkeit für Krankheitssymptome nicht die positive Stimmung in der aufregenden Zeit mit dem neuen Familienmitglied vollständig verdrängen. Und auch für diese Zeit gilt:»keine Panik«. Wenn Sie bewusst und gut vorbereitet in die Entbindungssituation hineingegangen sind, haben Sie sehr gute Chancen, dass es Ihnen in den Wochen und Monaten danach gut gehen wird oder dass auftretende Schwankungen im Befinden nicht sehr ausgeprägt sein werden.

Psychiatrische Weiterbehandlung nach der Entbindung

Gerade in den ersten Wochen nach der Entbindung sollte die psychiatrische Weiterbehandlung»engmaschig« sein, d.h. in nicht zu großen Zeitabständen erfolgen. Bereits vor der Entbindung sollten Sie mit Ihrem Psychiater besprechen, wann eine Wiedervorstellung sinnvoll ist (z. B. spätestens in der zweiten Woche nach der Entbindung bei einer Psychose oder einer bipolaren Störung in der Vorgeschichte, spätestens vier bis sechs Wochen bei Vorliegen einer depressiven Störung oder einer Angsterkrankung). Das hat etwas damit zu tun, wann erste Krankheitssymptome zu erwarten sind und welche medikamentöse Vorbeugung gegeben wird. Vielleicht treten Nebenwirkungen auf, wie etwa Müdigkeit (was gerade bei der vorliegenden Behandlung von bipolaren Störungen oder Psychosen ein eher gutes Zeichen wäre, denn das würde gegen eine beginnende Krankheitsphase sprechen).

Machen Sie auf jeden Fall die Termine bereits vorher aus, am besten schon vor der Geburt, weil die meisten Ärzte längerfristig ihre Termine planen.

Vereinbaren Sie einen Notfallplan

Besprechen Sie soweit möglich mit Ihrem Psychiater einen »Notfallplan«, nämlich wie Sie ihn erreichen können oder wohin Sie sich wenden können, wenn außerhalb seiner Sprechstunden Probleme auftreten.

Zu einem solchen Notfallplan gehört übrigens auch die Festlegung bestimmter Behandlungsspielräume, die Sie selbst haben: Beispielsweise die Absprache, bis zu welcher Dosis Sie das Medikament erhöhen können, wenn Probleme auftreten (z. B. Schlafstörungen, Misstrauen, Ängste o. ä.). Bei manchen Patientinnen verordnen wir auch vorausschauend ein Medikament für den Bedarfsfall (z. B. ein Schlafmittel, falls zuhause das Schlafen gar nicht funktioniert).

Solche Strategien für den Notfall sind extrem hilfreich, um nicht wertvolle Zeit zu verlieren, wenn Probleme auftauchen. Auch zwei Tage am Wochenende, die man abwarten muss, weil der Psychiater erst am Montag wieder in der Praxis erreichbar ist und man nicht in eine psychiatrische Klinik gehen möchten, können viel zu lang sein. Und möglicherweise ist dann montags die Entwicklung der erneuten Krankheitsphase nicht mehr zu stoppen.

Da Sie selbst und wahrscheinlich auch Ihr Partner die besten Experten für Ihre Erkrankung sind, erkennen Sie auch am ehesten, wenn etwas nicht gut läuft. Unsere Patientinnen ermutigen wir immer gerne, dieses Expertentum für die eigene Erkrankung weiter auszubauen, indem Sie sich darüber informieren, sich über Einflussfaktoren Gedanken machen und auch Ihre Erfahrungen mit Medikamenten aufschreiben, um später darüber genau Auskunft geben zu können. In der Psychiatrie gehören solche Bemühungen unter dem Stichwort »Psychoedukation« mittlerweile fest zum Behandlungskonzept nach Abklingen der Akutsymptomatik.

Werden Sie die Expertin für Ihre Erkrankung!
Informieren Sie sich und dokumentieren Sie Ihre Erfahrungen mit den verschiedenen Medikamenten. Lernen Sie, sowohl negative Einflussfaktoren – wie etwa Stress, Schlafmangel – zu erkennen und zu vermeiden, als auch positiven Einflussfaktoren (z. B. Sport, Entspannungsverfahren, Berücksichtigung der eigenen Bedürfnisse und Grenzen) gezielt einzusetzen.

6 Häufig gestellte Fragen

Als Leiterin der Gynäkologischen Psychosomatik an der Universitätsfrauenklinik in Bonn (A.R.) bzw. Leiter des Pharmakovigilanz- und Beratungszentrum für Embryonaltoxikologie (»Embryotox«, C.S.) haben wir in den zurückliegenden Jahren jeweils viele hundert Patientinnen auch persönlich beraten und betreut. Da sich die Problembereiche, Erfahrungen, Sorgen und Befürchtungen vieler Betroffener ähneln, gibt es auch viele ähnliche gelagerte Nachfragen. Im folgenden Kapitel werden etliche dieser Fragen exemplarisch beantwortet, in der Hoffnung, dass damit neben den bisherigen Erörterungen und Erklärungen das wichtigste Informationsbedürfnis abgedeckt ist. Auch hier noch einmal der Hinweis, dass diese allgemeinen Erklärungen und Stellungnahmen nicht die jeweilige individuelle Beratung ersetzen.

Sollte ich wegen einer bestehenden Schwangerschaft die Medikamente absetzen oder umstellen?

Generell kann man sagen: Zunächst einmal Zurückhaltung walten lassen. Wenn eine Schwangerschaft ungeplant eingetreten ist und nicht schon vorher die Frage der Medikation geklärt wurde, sollte man zunächst einmal eine möglichst kompetente Beratung einholen. Erster Ansprechpartner ist sicher der behandelnde Psychiater, eine andere Möglichkeit wäre die Besprechung mit dem Gynäkologen, der ggf. auch Rücksprache halten kann mit der Beratungsstelle für Embryonaltoxikologie in Berlin (www.embryotox.de).

Die Frage nach dem Absetzen einer Medikation wegen Kinderwunsches oder einer schon bestehenden Schwangerschaft ist das klassische Beispiel für eine Nutzen-Risiko-Abwägung. Im wahrsten Sinne des Wortes müssen alle Argumente in die Waagschale geworfen werden, und dann muss man bewerten, was schwerer wiegt – nicht völlig auszuschließende Einflüsse auf das Kind oder die Folgen der unbehandelten Erkrankung.

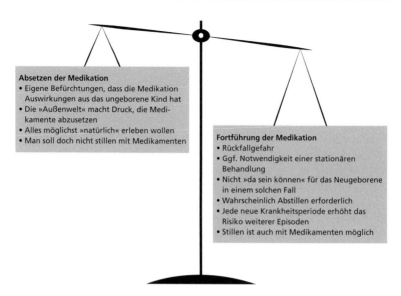

Absetzen der Medikation
- Eigene Befürchtungen, dass die Medikation Auswirkungen aus das ungeborene Kind hat
- Die »Außenwelt« macht Druck, die Medikamente abzusetzen
- Alles möglichst »natürlich« erleben wollen
- Man soll doch nicht stillen mit Medikamenten

Fortführung der Medikation
- Rückfallgefahr
- Ggf. Notwendigkeit einer stationären Behandlung
- Nicht »da sein können« für das Neugeborene in einem solchen Fall
- Wahrscheinlich Abstillen erforderlich
- Jede neue Krankheitsperiode erhöht das Risiko weiterer Episoden
- Stillen ist auch mit Medikamenten möglich

Abbildung 6.1: Beispiel einer Nutzen-Risiko-Abwägung
Quelle: Eigene Darstellung.

Eine Umstellung der Medikamente sollte am ehesten bedacht werden, wenn eine Kombination von Medikamenten eingenommen wird. In der Schwangerschaft gilt nämlich das Ziel der Monotherapie, also möglichst nur ein Medikament zu geben. Allerdings wissen wir aus der Praxis, dass das nicht immer möglich ist.

Die Tatsache, dass für ein Medikament noch nicht so große Erfahrung in der Schwangerschaft besteht, ist für sich genommen erst einmal kein Grund zur abrupten bzw. raschen Umstellung, da die meisten Substanzen aus der Gruppe der Antidepressiva und der Antipsychotika (=Neuroleptika) keine gravierenden Probleme erwarten lassen. Ausführlich wurde dieses Thema in Kapitel 4 erörtert.

Eine Umstellung wird am ehesten dann in Erwägung zu ziehen sein, wenn Valproinsäure gegeben wird, z. B. als vorbeugendes Mittel bei wiederkehrenden bipolaren Störungen (also als Phasenprophylaktikum). Valproinsäure sollte sobald wie möglich durch etwas anderes ausgetauscht werden, da nach Einnahme in den ersten Schwangerschaftswochen die Fehlbildungsrate deutlich erhöht ist (siehe S. 60 ff.). Außerdem gibt es Hinweise, dass Valproinsäure die geistige Entwicklung der Kinder beeinträchtigen kann.

Eine andere Substanz, bei der man die Umstellung in der Schwangerschaft überlegen sollte, ist Fluoxetin. Fluoxetin ist ein vielfach in der Schwangerschaft eingesetztes Antidepressivum, das nicht im Verdacht steht, eine besondere Fehlbildungsproblematik zu verursachen. Allerdings ist Fluoxetin das Antidepressivum mit der längsten Halbwertszeit, also der Zeit, die benötigt wird, um dieses Medikament aus dem Körper auszuscheiden. Es dauert etwa 4–16 Tage, um die Hälfte des Medikaments im Körper abzubauen, d. h. 5–6 Wochen nach Absetzen ist noch wirksame Substanz im Körper. Damit ist es insgesamt schlecht »steuerbar«, rasche Reaktionen auf Ereignisse in der Schwangerschaft (z. B. drohende Frühgeburt) sind also kaum möglich. Man müsste bereits längere Zeit vor der Entbindung das Medikament reduzieren bzw. ausschleichen, um dem Kind nach der Entbindung die selbständige Verstoffwechselung der noch verbleibenden Substanz leichter zu machen. Bei anderen Präparaten reicht für solche Maßnahmen ein kurzer Zeitraum von einigen Tagen bis vielleicht ein bis zwei Wochen.

Im Übrigen gilt: Bei einer Umstellung der Medikation sollen die allgemeinen Regeln der Behandlung psychischer Erkrankungen nicht außer Acht gelassen werden, d. h. vor allem kein abruptes Absetzen von Medikamenten. Eine Nutzen-Risiko-Abwägung muss auch in dieser Situation erfolgen. Und es gilt vor allen Dingen: keine »Panikmache«.

Ein ganz wichtiger Aspekt bei solchen Entscheidungen ist das Stadium der Schwangerschaft. In den ersten Wochen der Schwangerschaft wird nicht selten aus Furcht vor Schädigungen des Kindes eine rasche Umstellung vorgenommen. In diesem Zusammenhang hier noch einmal der Hinweis, dass die meisten Medikamente, die bei psychischen Störungen eingesetzt werden, kein besonderes Fehlbildungsrisiko haben (vgl. Kap. 4). Wichtig zu wissen ist in diesem Zusammenhang, dass zum Zeitpunkt der Feststellung einer ungeplant eingetretenen Schwangerschaft in der Regel die meisten Organe schon angelegt sind (siehe Abb. 6.2). Damit wären eventuelle Einflüsse der Medikation schon erfolgt, bis die Schwangerschaft festgestellt wird.

Muss in der Schwangerschaft die Dosis angepasst werden?

In der Schwangerschaft gibt es bei der werdenden Mutter erhebliche Veränderungen des Stoffwechsels, was zur veränderten Ausscheidung von

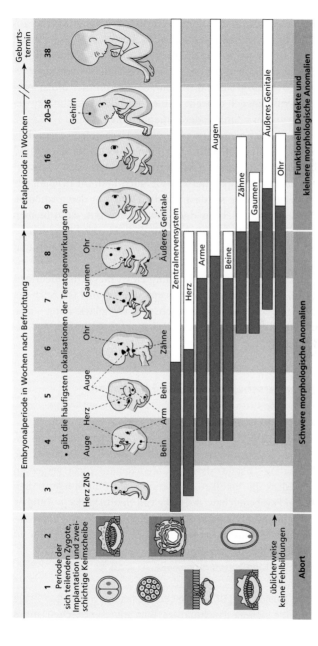

Abbildung 6.2: Kritische Phasen der vorgeburtlichen Entwicklung des Menschen Quelle: Schaefer S, Spielmann H, Vetter K, Weber-Schöndorfer C (Hrsg.) (2012): Arzneimittel in Schwangerschaft und Stillzeit. 8., überarbeitete Auflage. München, Elsevier Verlag. Mit freundlicher Genehmigung des Elsevier Verlags.

Medikamenten führen kann. Das Körpervolumen der Schwangeren än-
dert sich, wodurch die Menge des Medikaments, die sich im Blut befindet,
langsam immer geringer wird. Prinzipiell muss man daran denken, die
Dosis entsprechend nach oben anzupassen, insbesondere wenn die Medikamente »spiegelabhängig« sind, d. h. wenn ein bestimmter Blutspiegel
(richtiger gesagt Serumspiegel) erreicht werden muss und regelmäßig gemessen wird, wie etwa bei Lithium oder Antiepileptika.

In der Praxis kann man allerdings auch die Tatsache ausnutzen, dass
in der Schwangerschaft das Befinden vieler Frauen doch eher gut ist und
dass sie mit geringeren Dosierungen auskommen. Bei der Gabe von Antidepressiva, Neuroleptika (Antipsychotika) und auch Lithium machen wir
es in der Praxis beispielsweise so, dass wir die Dosis nur dann erhöhen,
wenn Symptome auftreten. Geht es der Schwangeren gut, dann bleiben
wir bei der ursprünglichen Dosis, auch wenn dadurch mit fortschreiten-
der Schwangerschaft der Blutspiegel immer niedriger wird. Wir nehmen
damit eine »natürliche Reduktion« bis zum Ende der Schwangerschaft vor
und erreichen zum Zeitpunkt der Entbindung einen möglichst niedrigen
Blutspiegel, der im Interesse des Kindes insgesamt das Ziel ist. Auch bei
diesem Vorgehen gilt: So wenig wie möglich, aber so viel wie nötig – d. h.
beim Auftreten von Symptomen auf jeden Fall eine Erhöhung der Medikamentendosis vornehmen.

Ist in der Schwangerschaft eine Depot-Medikation zu empfehlen?

Depot-Medikamente, die beispielsweise alle zwei oder vier Wochen als in-
tramuskuläre Spritze gegeben werden, haben den Vorteil, dass damit eine
verlässliche Medikation besteht, dass das Medikament nicht vergessen
werden kann und dass die Medikamentenmenge im Blut einigermaßen
gleichmäßig ist. Bei Psychosen bzw. der Gabe von Neuroleptika (= Antipsychotika) werden Depot-Medikamente dann eingesetzt, wenn eine regelmäßige Medikamenteneinnahme sichergestellt werden soll oder die Patientin
nicht ständig an die Medikamenteneinnahme denken möchte. Ist eine Patientin auf eine Depot-Medikation eingestellt, so kann sie in der Schwangerschaft dabei bleiben.

Hinsichtlich der Dosierung gilt das gleiche wie bei der vorherigen Frage
ausgeführt – um eine sichere gleichmäßige Wirkung zu erreichen, muss

man über die Erhöhung der Depot-Dosis nachdenken. Man kann allerdings auch die erwähnte »natürliche Reduktion« nutzen, wenn es der Patientin gut geht. Auf jeden Fall ist dann aber direkt nach der Entbindung die Erhöhung der Medikation wichtig (siehe auch Geburtsplanung, Medikamentöse Prophylaxe, S. 85 ff.). Eine Neueinstellung auf eine Depot-Medikation würde man in der Schwangerschaft nicht vornehmen. Das Finden der richtigen Dosis bringt immer ein gewisses »Ausprobieren« mit sich, was man in der Schwangerschaft vermeiden möchte.

Sind andere Behandlungsmethoden in der Schwangerschaft erfolgreich?

Wann immer man auf Medikamente in der Schwangerschaft verzichten kann, sollte man das probieren. Hat sich allerdings vorher schon abgezeichnet, dass das Absetzen der Medikamente zur erneuten Erkrankung führt, dann kann man das vollständige Absetzen in der Schwangerschaft nicht empfehlen. Andere Behandlungsmethoden, wie sie in den nächsten Abschnitten beschrieben werden, könnten aber dabei helfen, die Medikamentendosis so niedrig wie möglich zu halten. Egal ob Psychotherapie, Lichttherapie oder homöopathische Mittel, einen Versuch ist es wert. Oftmals sind aber andere unterstützende Maßnahmen sehr viel hilfreicher, wie etwa die engmaschige Betreuung durch eine Familienhebamme oder eine ehrenamtliche Helferin, die gute Unterstützung durch die Familie, eine Haushaltshilfe oder die Herausnahme aus einer belastenden beruflichen Situation (z. B. durch ein Beschäftigungsverbot in der Schwangerschaft).

Welche Psychotherapie ist in der Schwangerschaft sinnvoll?

Im Optimalfall sind Sie gerade in Psychotherapie und können Ihre Psychotherapeutin fragen, ob sie Sie in der Schwangerschaft und nach der Entbindung intensiver betreuen kann. Oder Sie können vielleicht ein früheres Therapieverhältnis wieder aufleben lassen; auch nach Erfüllen der maximalen Stundenzahl kann man manchmal in der besonderen Situation einer Schwangerschaft von der Krankenkasse weitere Stunden genehmigt bekommen.

Falls Sie bisher keine Psychotherapeutin haben, könnte es sich in der Schwangerschaft schwierig gestalten, da Therapieplätze rar sind und oftmals lange Wartezeiten bestehen. Nachfragen lohnt sich aber, da viele Psychotherapeutinnen einige wenige Notfalltermine bereitstellen, um schnell Hilfe anzubieten.

Sofern Sie nicht von Ihrem Psychiater, Gynäkologen oder Hausarzt an eine Psychotherapeutin vermittelt werden, können Sie bei Ihrer Krankenkasse nach Adressen fragen. Im Internet gibt es entsprechende Seiten, z. B. www.psychotherapiesuche.de, sowie Verzeichnisse der Landesärztekammern und der Landespsychotherapeutenkammern. Detaillierte Informationen zur Psychotherapie allgemein, zu den Psychotherapieverfahren sowie zur Kostenübernahme finden Sie auch auf der Homepage der Bundespsychotherapeutenkammer (www.bptk.de).

Wenn im Zusammenhang mit einer Schwangerschaft eine Psychotherapie neu begonnen wird, empfiehlt sich in der Regel eine Verhaltenstherapie. In dieser Psychotherapie-Form werden die aktuellen Probleme sehr konkret herausgearbeitet, dann wird gezielt an Lösungen bzw. Verhaltensänderungen im Hier und Jetzt gearbeitet, um zunächst in der akuten Problemlage Entlastung zu schaffen. Erst auf dieser Grundlage werden – falls nötig – grundlegendere Probleme aus der Vergangenheit bearbeitet. Bei der Tiefenpsychologischen Psychotherapie und der Psychoanalyse liegt der Schwerpunkt der Behandlung dagegen in der Vergangenheit. Die werdende Mutter profitiert in der Regel von ganz konkreter Unterstützung bei Problemen, Ängsten und Unsicherheiten, die in der Schwangerschaft oder nach der Entbindung auftreten. Deshalb am ehesten Verhaltenstherapie, vor allem zu Beginn mit dem Ziel der Stabilisierung.

Welchen Stellenwert haben Entspannungsverfahren?

Entspannungsverfahren werden als ergänzende Maßnahme zur medikamentösen und insbesondere der psychotherapeutischen Behandlung psychischer Störungen eingesetzt. In der Schwangerschaft können Entspannungsverfahren dazu beitragen, Medikamente »einzusparen« – z. B. dadurch, dass vielleicht kein zusätzliches Beruhigungs- oder Schlafmittel eingenommen werden muss. Ihr Einsatz ist also sehr sinnvoll!

Entspannungsübungen gehören zu den wichtigsten Bausteinen bei den Geburtsvorbereitungskursen. Aber auch darüber hinaus lohnt sich das Erlernen eines Entspannungsverfahrens, wie etwa Progressive Muskelrelaxation nach Jacobson (benannt nach ihrem Begründer Edmund Jacobson), Autogenes Training oder Yoga. Auch Imaginative Verfahren werden zunehmend häufiger angewendet. Für Entspannungsverfahren werden Kurse über die Krankenkasse, bei Beratungsstellen oder Volkshochschule und Familienbildungsstätten angeboten. Dazu kann man sich selbst anmelden. Und wenn man ganz eigenständig üben möchte, gibt es eine Reihe von Büchern und Audio-Angeboten mit entsprechenden Anleitungen. Und falls Sie schon eine Hebamme haben, kann die Ihnen wahrscheinlich auch Informationen über entsprechende Angebote geben.

Progressive Muskelentspannung (PMR)

Die Progressive Muskelentspannung ist in der Regel gut zu erlernen. Im Wechsel von Anspannung und Entspannung bestimmter Muskelgruppen erlernt man, aktiv einen entspannten Zustand herbeizuführen, was man dann – besonders bei regelmäßiger Anwendung – als Einschlafhilfe oder zur Beseitigung von Unruhe und Anspannung nutzen kann.

Autogenes Training

Das autogene Training ist wahrscheinlich das bekannteste Entspannungsverfahren, und viele Menschen haben sich daran schon einmal versucht. Allerdings liegt nicht jedem die Tiefe der Körperwahrnehmung, auf die man sich einlassen können muss, um beispielsweise die Schwere der Arme oder der Beine oder die Wärme im sogenannten Sonnengeflecht (einem Geflecht von Nervenfasern am Übergang vom Brustkorb zum Bauch) wahrzunehmen. Besonders im akuten Zustand einer Erkrankung ist das nicht einfach und kann sogar zur Verstärkung der Symptomatik führen. Es gibt aber viele andere Problembereiche, in denen sich die Geduld und die investierte Übungszeit auszahlen und das autogene Training zur Hilfe in schwierigen Situationen werden kann.

Yoga

Yoga steht in der buddhistischen Tradition und vereint körperliche Fitness
mit Meditation. Viele Frauen profitieren sehr von dieser Kombination. Anderen ist es zu langsam, sie treiben lieber »richtig« Sport. Entspannend
wirkt beim Yoga neben der körperlichen Betätigung die achtsam akzeptie-
rende Grundhaltung. Alles was ist, wird mit neugierig liebevollem Interesse wahrgenommen und dabei nicht bewertet. So wird z. B. bei der Atem-
meditation achtsam wahrgenommen, wie der Atem einfließt und wieder
ausströmt, ohne zu bewerten, ob das gut oder schlecht, schön oder schrecklich ist. Allein die Wahrnehmung, also das sinnliche Erleben, bringt Ruhe
und Entspannung. Yogakurse werden von Krankenkassen, Volkshochschu-
len und privaten Yogainstituten angeboten.

Imaginative Verfahren

Imaginative Verfahren (z. B. Phantasiereisen) werden heute in vielfältigen
Zusammenhängen angewendet. So sind beispielsweise in Geburtsvorbereitungskursen Übungen mit entspannender Musik und der Anleitung,
dazu eine angenehme Vorstellung zu entwickeln, gang und gäbe. Bildli-
che Vorstellungen haben dabei eine unmittelbare Auswirkung auf Körper
und Gefühle. Bei den imaginativen Verfahren wird die positive Macht der
Phantasie gezielt zur Verminderung von Anspannung und auch Ängsten
genutzt. Einfacher ist es, diese Übungen anzuwenden, wenn man sie zunächst unter fachlicher Leitung erlernt hat. Da das allerdings nicht immer
sofort umzusetzen ist, lohnt sich die Suche nach entsprechenden Audio-
Angeboten.

Hilft Lichttherapie in der Schwangerschaft?

Die Lichttherapie wird mit gutem Erfolg bei bestimmten Formen der Depression eingesetzt, zu nennen ist hier die sogenannte »Winterdepression«
bzw. »Jahreszeitlich gebundene Depression«, auch als »Saisonale Depression« bezeichnet. Das Licht kommt dabei von einer speziellen Lampe mit
sehr starkem weißem Licht, aus der das UV-Licht herausgefiltert ist.

In der Zwischenzeit gibt es kleinere Untersuchungen, die gezeigt haben, dass bei Depressionen in der Schwangerschaft Lichttherapie eine gute Wirkung haben kann. Wenn bei einer schwangeren Frau erstmals depressive Symptome auftreten, könnte deshalb die Lichttherapie das erste Mittel der Wahl sein und nur bei Wirkungslosigkeit die Gabe von Medikamenten. Besteht bereits vorher eine wiederkehrende depressive oder bipolare Störung, kann die Lichttherapie allenfalls unterstützend wirken. Es ist nicht davon auszugehen, dass die Medikamente durch die Lichttherapie ersetzt werden können.

Derzeit werden die Kosten für eine solche »Lichtdusche« nicht von den gesetzlichen Krankenkassen übernommen, allerdings sind die Anschaffungskosten überschaubar.

Helfen Akupunktur, Homöopathie oder pflanzliche Mittel?

Wenn erstmals in der Schwangerschaft Symptome auftreten, kann man es damit versuchen, wenn es schon positive Vorerfahrungen gibt. Bei schon länger bestehenden Erkrankungen werden diese Maßnahmen nicht ausreichend hilfreich sein, vor allem ersetzen sie nicht die medikamentöse Vorbeugung (=Prophylaxe).

Ein Wort noch zu den pflanzlichen Mitteln: Entgegen der weit verbreiteten Auffassung sind pflanzliche Mittel nicht generell als ungefährlich oder unproblematisch zu werten! Wir kennen eine Vielzahl von pflanzlichen Substanzen, die hochgiftig sind und Probleme machen können. Insofern gilt für pflanzliche Mittel das Gleiche wie für alle Medikamente: Wenn jemand damit behandelt wird und schwanger wird, sollte man nicht unbegründet die Medikation ändern. Will man eine neue Medikation beginnen, muss man gut überlegen, ob das pflanzliche Mittel (wie etwa Johanniskraut als Antidepressivum) tatsächlich die bessere Alternative ist. Insgesamt sind die Erfahrungen mit diesen Mitteln noch geringer als für die meisten anderen Antidepressiva.

Der Einsatz von Hormonen

Von Frauen, die im Zusammenhang mit früheren Entbindungen psychische Probleme hatten (z. B. postnatale Depressionen), kommen oft Fragen

nach hormoneller Vorbeugung, weil solche Empfehlungen in der Selbsthil-
feliteratur auftauchen. Bereits in den 1960er Jahren wurde mit der Gabe von Progesteron (z. B.
als Zäpfchen) bei postnatalen Depressionen experimentiert; über gute The-
rapieerfolge und einen vorbeugenden Effekt wurde berichtet. Allerdings
konnten später durchgeführte kontrollierte Therapiestudien diese Effekte
nicht belegen, sodass sich diese Behandlung nicht durchgesetzt hat. Dennoch gibt es immer wieder Frauen, die Progesteron eingenommen haben,
nachdem sie bereits eine postnatale Depression bei einer früheren Entbindung erlitten haben, und die damit positive Erfahrungen gemacht haben.
Im Einzelfall spricht deshalb nichts dagegen, wenn ein solcher Versuch
unternommen wird. Ansprechpartner dafür ist der Gynäkologe.

Die Gabe von Östrogenen bei postnatalen psychischen Störungen ist
eher neueren Datums, und zwar nachdem sich in anderen Zusammenhängen die stimmungsstabilisierende und antidepressive Wirkung von
Östrogenen gezeigt hat (wie etwa in den Wechseljahren). Die bisherigen
Studien bei postnatalen Depressionen und auch Psychosen klingen viel-
versprechend. Allerdings sind diese Therapiestrategien noch nicht soweit
untersucht, dass von einer allgemeinen Wirksamkeit ausgegangen werden
kann. Aber auch hier gilt: Gibt es im Einzelfall Hinweise auf einen besonders ausgeprägten Östrogenmangel in der Zeit nach der Entbindung (was
am besten der Gynäkologe beurteilen kann) und gibt es keine Kontraindi-
kation, dann ist auch der Versuch einer Östrogen-Behandlung (Östrogen-
Substitution) sinnvoll, z. B. als Creme, die über die Haut aufgenommen
wird, oder in Form eines Östrogen-Pflasters. Auch wenn psychische Symptome nicht ausreichend auf die Psychopharmaka ansprechen, kann über
die zusätzliche Gabe von Östrogenen nachgedacht werden.

Ist Elektrokrampftherapie eine Option in der Schwangerschaft?

In amerikanischen oder skandinavischen Betreuungssystemen hat die
Elektrokrampftherapie insgesamt eine deutlich höhere Bedeutung als in
der psychiatrischen Behandlung in Deutschland. Die Elektrokrampftherapie (EKT), die in Kurznarkose durchgeführt wird, hat eine gute Wirkung
bei vielen Arten von Depressionen und manchen Psychosen; sie wird besonders gerne eingesetzt, wenn es sich um schwere und komplizierte Ver-
läufe handelt. Ein Vorteil ist, dass sie teilweise sehr schnell wirksam wer-

den kann, allerdings bleibt dann das Problem, einen Langzeiteffekt zu erreichen. In Deutschland ist die EKT nicht sehr verbreitet; möglicherweise, weil sie insgesamt ein schlechtes Image hat. In der Schwangerschaft werden alle Beteiligten sicher noch einmal mehr abwägen, ob diese Behandlung wirklich sinnvoll ist, weil man sich die Frage stellen wird, wie die kurze Narkose möglicherweise das Ungeborene beeinflusst. Auch hier muss also eine Nutzen-Risiko-Abwägung erfolgen. Wenn diese Behandlungsmethode für Sie im Einzelfall in Frage kommt, werden die Spezialisten alle weiteren Einzelheiten mit Ihnen besprechen.

Gibt es eine Empfehlung zum Zeitabstand zwischen Medikamenteneinnahme und Stillen?

Früher wurden diesbezüglich bestimmte Vorschläge gemacht, mittlerweile hat man das aufgegeben. Die Aufnahme der Medikamente über den Magen-Darm-Trakt und die Verstoffwechselung ist von Patientin zu Patientin und von Medikament zu Medikament sehr unterschiedlich, sodass kaum feste Regeln aufstellbar sind. Im Übrigen sind neugeborene Kinder hinsichtlich des Stillens kaum zu reglementieren, sodass die Vorgabe bestimmter Zeitabstände für die Mütter eher zusätzlichen Stress bedeuten würde. Soweit möglich sollte man für einen gleichmäßigen Blutspiegel der Medikamente sorgen; dies kann man beispielsweise dadurch erreichen, dass ein Medikament in mehreren Einzelgaben über den Tag verteilt gegeben wird (insbesondere falls unter Lithium gestillt wird). Die sogenannten Retard-Präparate hingegen müssen nur einmal am Tag eingenommen werden, da bei ihnen die Inhaltsstoffe langsam und kontinuierlich freigesetzt werden.

Sollte man routinemäßig beim Kind den Blutspiegel überprüfen, wenn die Mutter mit Medikamenten stillt?

Auch wenn man inzwischen über Methoden verfügt, bereits aus einer ganz kleinen Blutmenge den Blutspiegel bestimmen zu können, muss das Kind hierfür mit einer Nadel in die Vene gestochen werden. Medikamentenspiegel beim ganz jungen Neugeborenen sind wenig aussagekräftig für den Übergang von Medikamenten mit der Milch, weil sie im Wesentlichen nur eine Aussage darüber zulassen, wie der Übergang des Medikaments während der Schwangerschaft war. Deshalb wird eine Blutabnahme mit der Fragestellung Medikamente und Stillen in der Regel erst dann durchgeführt, wenn ein Kind 1–3 Wochen nach der Geburt Symptome neu entwickelt oder diese sich verschlimmern. Nebenwirkungen von Medikamenten könnten neurologische Auffälligkeiten sein oder andere möglichen Symptome, die anders nicht zu erklären sind. Dann kann unter Umständen die Blutabnahme und die Bestimmung des Blutspiegels für das Medikament Sicherheit geben; wenn beispielsweise das Medikament kaum im Blut des Kindes nachzuweisen ist, kann man daraus schließen, dass es wohl keine Nebenwirkungen der Medikamente sind, sondern vielleicht ein Infekt.

Kann ein Frühgeborenes gestillt werden, wenn die Mutter Medikamente einnehmen muss?

Grundsätzlich ja! Frühgeborene profitieren besonders von den Vorteilen der Muttermilch, selbst wenn sie aufgrund ihrer Unreife oder Erkrankungen nicht in der Lage sind, an der Brust zu trinken, sondern die Muttermilch sondiert bekommen. Auf der anderen Seite sind sie empfindlicher, ihre Blut-Hirn-Schranke ist für Medikamente durchlässiger und sie können Medikamente noch nicht so gut über Nieren und Leber ausscheiden. Dies würde Symptome durch Medikamente in der Milch begünstigen. Frühgeborene werden aber auf der Neugeborenen-Intensivstation besonders gut überwacht, sodass bedrohliche Symptome rechtzeitig bemerkt werden können. Nimmt die Mutter nur ein Psychopharmakon, kann praktisch immer ihre Milch verfüttert bzw. gestillt werden. Bei einer Mehrfachtherapie muss im Einzelfall entschieden werden. Ggf. kann dabei auch eine Blutspiegelbestimmung beim Kind weiterhelfen.

Rechtfertigt die Gabe von Psychopharmaka einen Schwangerschaftsabbruch?

Nein, ganz klar nicht. Selbst bei der Einnahme von Medikamenten, die unter Umständen ein erhöhtes Fehlbildungsrisiko aufweisen, lässt sich daraus alleine noch nicht die Indikation zum Schwangerschaftsabbruch ableiten. Ein Schwangerschaftsabbruch aus medizinischer Indikation, der dann ja auch noch nach der 12. Schwangerschaftswoche durchgeführt werden kann, und insbesondere ein später Schwangerschaftsabbruch nach der prinzipiellen Lebensfähigkeit des Kindes (etwa ab der 22./23. Schwangerschaftswoche), kommt immer nur dann in Frage, wenn eine entsprechende pränataldiagnostische Untersuchung (z. B. eine hochauflösende Ultraschalldiagnostik) schwere Fehlbildungen beim Kind zeigen würde. Ausschlaggebend wäre in dieser Situation die psychische Belastung der Mutter, die sich vielleicht nicht in der Lage fühlt, mit einem Kind mit schwerer Behinderung (wie etwa einem »offenen Rücken«, das dann vielleicht rollstuhlpflichtig sein wird) zu leben und dieses zu versorgen. An dieser Stelle soll aber noch einmal daran erinnert werden, dass alleine die Feststellung einer Fehlbildung nicht automatisch bedeutet, dass Psychopharmaka diese verursacht haben. Die seltenen Spätabbrüche werden also nur aus sehr schwerwiegenden Gründen und nur in sehr wenigen Kliniken vorgenommen.

Was sind die Voraussetzungen für eine medizinische Indikation zum Schwangerschaftsabbruch?

Eine andere Situation könnte sich ergeben, wenn aus psychischen Gründen ein Schwangerschaftsabbruch in Frage kommt; wenn beispielsweise eine Frau ungeplant und ungewollt schwanger geworden ist und durch das Austragen der Schwangerschaft eine erhebliche Verschlechterung des Krankheitsverlaufes zu erwarten wäre oder wenn sie sich wegen der psychischen Erkrankung nicht in der Lage fühlt, ein Kind aufzuziehen. Diese Beurteilung müsste durch einen Psychiater erfolgen, am besten natürlich den behandelnden Psychiater, der die Patientin gut kennt. Liegt eine solche Situation vor, kann im Ausnahmefall noch nach der 12. Schwangerschaftswoche ein Abbruch erfolgen.

Im Einzelfall kann also die psychische Erkrankung der Grund für einen Schwangerschaftsabbruch sein, allerdings wohl kaum noch in der Zeit nach der 18./20. Schwangerschaftswoche. Alleine eine psychische Problematik oder die Sorge, der Erziehung des Kindes nicht gewachsen zu sein, reicht in den späteren Schwangerschaftswochen in der Regel nicht mehr aus, da dann das Lebensrecht des Kindes stärker zu berücksichtigen ist. Andere Möglichkeiten, wie etwa eine Freigabe des Kindes zur Adoption, sollten in solchen Fällen in Erwägung gezogen werden. Aber wie bei vielen anderen Themenbereichen auch, kann dies nur eine allgemeine Aussage sein. Letzen Endes muss immer im einzelnen Fall geprüft werden, ob die Voraussetzungen für einen Schwangerschaftsabbruch vorhanden sind. Erster Ansprechpartner dafür ist neben dem behandelnden Psychiater, der die medizinische Seite beurteilen kann, eine Schwangerenberatungsstelle (Caritas, Diakonie, donum vitae, pro familia, SkF etc.), die übrigens auch sonst bei Fragen und Problemen rund um die Schwangerschaft beraten und vielleicht Hilfe anbieten können.

Gibt es nach einer Fehlgeburt oder einem Schwangerschaftsabbruch auch das Risiko einer erneuten Erkrankung?

Ja, die besondere Empfindlichkeit in den Tagen und Wochen nach einer Entbindung besteht auch nach einer Fehlgeburt oder einem Schwangerschaftsabbruch. Insbesondere wegen der mit einem solchen Ereignis verbundenen emotionalen Belastung sollte in diesen Fällen über eine Erhöhung der Medikation nachgedacht werden. Am besten vereinbaren Sie in solch einem Fall kurzfristig innerhalb der ersten beiden Wochen einen Termin mit ihrem behandelnden Psychiater, um auf eine mögliche psychische Destabilisierung – bedingt durch die hormonelle Umstellung, aber auch durch die Belastung durch das Ereignis selbst – schnell reagieren zu können und eine erneute Erkrankungsphase zu vermeiden. Besonders wenn wegen der Schwangerschaft die Medikamente abgesetzt wurden, sollte man schnell mit der erneuten Behandlung beginnen.

Welche Hilfsmöglichkeiten kann man schwangeren Frauen noch anbieten?

Einen ganz großen Anteil an der psychischen Stabilität und dem guten Verlauf einer Schwangerschaft haben unterstützende Hilfsmaßnahmen wie beispielsweise eine sehr gute und frühzeitige Hebammenbetreuung, falls verfügbar durch eine Beleghebamme (siehe S. 77). Die weitere Betreuung durch eine Familienhebamme, die über das ganze erste Lebensjahr des Kindes erfolgen kann, wird von betroffenen Frauen oft als hilfreiche Unterstützung erlebt. Bitte informieren Sie sich bei einer der Schwangerenberatungsstellen oder im Internet (Stichwort »Frühe Hilfen«), ob es in Ihrer Gegend eine Familienhebamme gibt. Die Beantragung einer Haushaltshilfe, eventuell die Krankschreibung bei einer stressreichen beruflichen Situation oder ein »Beschäftigungsverbot« durch den Gynäkologen können weitere Maßnahmen sein. Die Aktivierung oder Neuaufnahme einer Psychotherapie hilft vielen Frauen (s. oben). Und natürlich das Wichtigste: Unterstützung in allen Aspekten durch die Familie und insbesondere den Partner. Gerade der Partner muss manchmal mehr Aufgaben übernehmen, um die Schwangere bzw. dann die junge Mutter zu unterstützen. Dies alles dient der Stabilität der Gesamtfamilie. Informationen über Unterstützungsmöglichkeiten bekommt man bei den schon erwähnten Schwangerenberatungsstellen, bei denen Schwangere und junge Familien längerfristig unterstützt und betreut werden können. Auch Selbsthilfegruppen (z. B. Schatten und Licht e.V.) und ehrenamtliche Organisationen bieten Beratung und Unterstützung an (vgl. Weiterführende Informationen).

Was ist mit Essstörungen, Borderline-Störungen, ADHS, Drogenkonsum?

Die kundige Leserin mag sich vielleicht wundern, warum so verschiedene Problembereiche in einem Abschnitt auftauchen. Ganz einfach: Auch Frauen mit Depressionen oder Angststörungen leiden manchmal an Magersucht oder Bulimie, sie wurden vielleicht als »Borderlinerin« diagnostiziert, sie leiden also an einer emotional-instabilen Persönlichkeit, vielleicht auch an einer Impulskontrollstörung oder betreiben Selbstverletzungen (=Autoaggressionen). Oder sie nehmen Medikamente gegen ADHS bzw. ADS im Erwachsenenalter. Eine Betroffene mit bipolarer Störung oder einer Psychose in der Vorgeschichte hat vielleicht einmal Drogen konsumiert und ist in diesem Zusammenhang erstmals psychotisch erkrankt.

Die Erfahrungsberichte geben verschiedene Beispiele dafür. Dennoch stehen diese Störungen nicht im Zentrum dieses Buches, sie kommen sozusagen »nebenbei« vor. Viele der allgemein beschriebenen Regeln und Vorschläge in diesem Buch können auch auf die genannten Problembereiche angewendet werden, insbesondere wenn Medikamente im Spiel sind. Allerdings werden Sie ganz spezielle Ausführungen vermissen, wie etwa zum Umgang mit einer Substitutionsbehandlung in der Schwangerschaft

bei bestimmtem Drogenkonsum, zum Einsatz spezieller psychotherapeutischer Strategien bei Autoaggressionen oder Essstörungen. Dennoch
lohnt sich vielleicht der Blick in dieses Buch, weil Sie nämlich auch dann
etwas mitnehmen können, wenn Sie nicht unter einer der »klassischen«
psychiatrischen Störungsbilder leiden, um die es hier geht. Auch für Sie
gilt: Informieren Sie sich über Ihre Erkrankung, werden Sie selbst zur Expertin. Arbeiten Sie daran, für sich selbst zu sorgen. Und vor allen Dingen
– bei den genannten Problembereichen oft besonders schwer: Nehmen Sie
Unterstützung und Hilfe an. Das ist die beste Strategie, um Überforde-
rungssituationen und das Abrutschen in zusätzliche Probleme, wie etwa
eine postnatale Depression, zu verhindern.

Passen psychische Vorerkrankung und
Kinderwunschbehandlung zusammen?

Durchaus, wobei man allerdings wissen muss, dass in einem solchen Fall
die zu erwartenden Belastungen einer Kinderwunschbehandlung noch zur
psychischen Erkrankung hinzukommen. Die Sterilitätsbehandlung mit-
tels künstlicher Befruchtung erfordert in der Regel eine Vielzahl von hormonellen und sonstigen Behandlungsmaßnahmen, wodurch bereits bei
gesunden Frauen die psychische Stabilität gefährdet sein kann und depressive Verstimmungen auftreten können. Deshalb gehört bei allen Kin-
derwunschbehandlungen die entsprechende Beratung im Vorfeld dazu.
    Frauen mit einer psychischen Vorerkrankung und insbesondere Frauen,
die bereits in der Vorgeschichte sensibel auf hormonelle Veränderungen
reagiert haben, sind durch die erforderliche hormonelle Stimulation gefährdet, depressiv oder – bei bestehender Vorerkrankung – erneut manisch
oder psychotisch zu werden. Diese Aspekte muss man vorher bedenken
und mit dem behandelnden Psychiater Vorsichtsmaßnahmen erarbeiten
(wie etwa Stressreduktion an anderer Stelle, z. B. durch Krankschreibung).
Unter Umständen muss für die Zeit der hormonellen Stimulation eine Erhöhung der antidepressiven oder antipsychotischen Medikation in Erwägung gezogen werden.
    Auf der anderen Seite bietet die Kinderwunschbehandlung mit der plan-
baren Befruchtung der Eizelle und dem planbaren Beginn der Schwangerschaft bei leichteren Fällen die Möglichkeit, vorübergehend mit der
Medikation auszusetzen – soweit die Grunderkrankung dies erlaubt, was

beispielsweise bei Depressionen sehr gut denkbar ist. Frauen, die in der Vorgeschichte Absetzversuche gemacht haben, haben häufig die Erfahrung, dass sie erst nach einigen Wochen oder Monaten erneute Krankheitssymptome feststellen. In solchen Fällen hätte man also vielleicht drei bis vier Wochen, eventuell auch sechs bis acht Wochen zu Beginn der Schwangerschaft, in denen man die Medikamente ganz weglassen oder auf eine sehr geringe Dosis reduzieren könnte. Die genaue Absprache sollte auf jeden Fall mit dem behandelnden Psychiater erfolgen.

Der Auslassversuch könnte aber auch erst mit der Follikelpunktion (Entnahme der Eizellen) beginnen, zum Zeitpunkt des Embryotransfers (Übertragung des Embryos in die Gebärmutter) würde dann nur noch eine sehr geringe Menge des Medikaments im Körper sein. Wenn sich einige Tage später herausstellen sollte, dass die Schwangerschaft nicht zustande gekommen ist, könnte sofort wieder die vorherige Dosierung eingenommen werden, auch eine vorübergehende Erhöhung ist denkbar. Wenn eine Schwangerschaft eingetreten ist, kann man möglicherweise noch ein paar Tage oder Wochen abwarten, bis die Medikation fortgeführt wird.

Allerdings soll an dieser Stelle ganz klar gesagt werden, dass die gleichen Regeln für die Entscheidung zur Reduktion von Medikamenten gelten wie in anderen Zusammenhängen (Nutzen-Risiko-Abwägung); vielleicht sogar noch etwas schärfere, da mit einer erhöhten Belastung, sowohl psychisch als auch körperlich, zu rechnen ist. Und noch der Hinweis: Für dieses Vorgehen im Zusammenhang mit einer Kinderwunschbehandlung gibt es keine wissenschaftlichen Belege; die Ausführungen beziehen sich auf unsere eigenen Erfahrungen mit der Betreuung von Patientinnen. Sie kommen in erster Linie den betroffenen Frauen entgegen, die ja möglichst keinen Störfaktor zulassen möchten, der den Start der Schwangerschaft behindert. Und natürlich haben Frauen in Kinderwunschbehandlung die gleichen Ängste vor negativen Einflüssen der Medikamente auf das ungeborene Kind wie andere Frauen.

Und wie wäre es mit Adoption?

Auch dieser Gedanke bzw. diese Frage beschäftigt Paare ab und zu, die sich wegen der befürchteten Auswirkungen der Schwangerschaft auf die psychische Gesundheit der Mutter und mögliche Effekte der Medikation auf das ungeborene Kind Gedanken um Alternativen machen. Dazu können wir aus unserer praktischen Erfahrung nur sagen: Die Adoption ist keine Alternative, und zwar aus verschiedenen Gründen.

Die Freigabe zur Adoption ist bei neugeborenen Kindern in Deutschland sehr selten. Die Gründe für die Abgabe eines neugeborenen Kindes sind vielfältig und haben zumeist mit der Lebenssituation der leiblichen Mütter zu tun, die oft selbst noch sehr unterstützungsbedürftig sind.

Angehende Adoptiveltern müssen sich einem Überprüfungsverfahren unterziehen, das u. a. ein ärztliches Attest fordert, mit dem bescheinigt wird, dass keiner der beiden Partner an einer lebensverkürzenden (also bösartigen) Krankheit, einer chronischen Erkrankung, einer psychischen Störung oder einer Suchtkrankheit leidet. Das bedeutet letzten Endes, dass eine der psychischen Störungen, die im Zentrum dieses Buches stehen, dazu führen wird, dass man als Adoptivbewerber abgelehnt wird. Konkrete Einzelheiten zu dem Prüfverfahren kann man bei der Adoptionsberatungsstelle vor Ort erfahren.

Aber auch wenn die psychische Problematik nicht so ausgeprägt ist, dass sie von vornherein als Ausschlusskriterium gewertet wird; selbst wenn man das »allgemeine Auswahlverfahren« übersteht, die notwendigen Seminare besucht hat und es dann auf die Liste möglicher Eltern schafft: Wenn ein Neugeborenes zur Adoption freigegeben wird, was ja nicht so oft geschieht, konkurriert man mit einer Reihe von anderen Paaren, die vielleicht gesundheitlich bessere Voraussetzungen haben, weil sie psychisch stabil und nicht krank sind.

»Dann nehmen wir ein älteres Kind, da sind die Chancen vielleicht besser«. Ja, könnte sein, wenn man eine Auslandsadoption in Erwägung zieht. Denn in Deutschland werden ältere Kinder überwiegend von Paaren adoptiert, die vorher ihre Pflegeeltern waren. Und diesen Weg, ein älteres Kind als Pflegekind aufzunehmen, kann man bei einer psychischen Erkrankung nicht empfehlen – abgesehen davon, dass für die Auswahl von Pflegeeltern die gleichen strengen Bedingungen gelten wie für ein Adoptivkind. Denn die Belastungen, die die Aufnahme eines älteren Kindes mit sich bringt, können ganz erheblich sein. Was hat dieses Kind schon hinter sich, sodass es aus der Familie herausgenommen werden musste? Wie soll man damit zurechtkommen, zusätzlich zur Verarbeitung des Problems, dass es eben kein eigenes Kind ist? Das sind Fragen, denen man sich stellen muss. Nicht umsonst ist die Vorbereitung durch die Jugendämter gerade bei älteren Kindern noch intensiver als bei Neugeborenen. Die Bewältigung einer solchen Herausforderung kann die Pflege- bzw. Adoptionseltern leicht an ihre Grenzen bringen.

Überlegen Sie bitte, warum Sie eine Adoption in Erwägung ziehen – weil Sie Ihr Kind vor eventuellen Einflüssen der Medikamente schützen wollen; aber auch, weil Sie selbst sich die Belastungen rund um die Schwangerschaft vielleicht nicht zutrauen. Aus psychiatrisch-psychotherapeutischer Erfahrung muss man aber davon ausgehen, dass die Anforderungen mit einem »fremden« Kind ungleich viel höher sind als nach der Geburt des eigenen Kindes.

Also: Nein, leider ist Adoption keine Lösung!

Und zum Schluss: Was mache ich, wenn mein Psychiater mir die Behandlung verweigert?

Unter dem Eindruck entsprechender Berichte von betroffenen Frauen – nachzulesen unter anderem auch in den folgenden Erfahrungsberichten – haben wir uns entschlossen, auch diese Frage aufzugreifen, die uns von Betroffenen immer wieder gestellt wird. Manchmal mit verzweifelten Kontaktversuchen per Mail oder Telefon.

Leider kommt es gar nicht so selten vor, dass eine Patientin berichtet, dass ihr Psychiater sich geweigert hat, ihr die bisher eingenommenen Medikamente zu verschreiben, nachdem sie mitgeteilt hat, dass sie schwanger ist. Dass sie umgestellt wurde auf ein vermeintlich besseres, aber nebenwirkungsreicheres Medikament. Dass sogar die gesamte Behandlung abgebrochen wurde, nachdem die Patientin gegen den Rat der Psychiaterin schwanger geworden war. Und all das, obwohl die Frauen schon selbst recherchiert hatten, wussten, dass man bei Embryotox Beratung bekommt, sich selbst über die Internetseite informiert hatten und diese Informationen weitergaben.

Was tun?

Eine Möglichkeit ist, sich damit abzufinden und zu hoffen, dass alles gut geht. Eine andere Möglichkeit ist die Suche nach einem anderen Arzt, was ja aber in einer solchen Akutsituation auch nicht einfach ist, zumal man nicht weiß, wie der nächste Arzt mit dieser Frage umgeht. Bleibt vielleicht nur die Möglichkeit, beim Psychiater eine »leitliniengerechte Behandlung« einzufordern. Was bedeutet das?

Leitliniengerechte Behandlung:
Für viele Erkrankungen gibt es mittlerweile sogenannte Leitlinien, die von
einer Expertengruppe in einem langwierigen, meist langjährigen Prozess
erarbeitet wurden und dann von den Fachgesellschaften veröffentlicht werden. Zur dafür verantwortlichen AWMF (Arbeitsgemeinschaft der wissenschaftlichen medizinischen Fachgesellschaften) gehört auch die psychiatrische Fachgesellschaft DGPPN (Deutsche Gesellschaft für Psychiatrie,
Psychotherapie, Psychosomatik und Nervenheilkunde).
   Berücksichtigt werden bei der Erarbeitung nur Studien und Befunde,
die ein bestimmtes Qualitätsniveau haben. Veröffentlicht werden die Leitlinien im AMWF-Register (www.awmf-leitlinien.de). Dort heißt es:
   »Die ›Leitlinien‹ der Wissenschaftlichen Medizinischen Fachgesellschaften sind systematisch entwickelte Hilfen für Ärzte zur Entscheidungsfindung in spezifischen Situationen. Sie beruhen auf aktuellen wissenschaftlichen Erkenntnissen und in der Praxis bewährten Verfahren und sorgen für
mehr Sicherheit in der Medizin, sollen aber auch ökonomische Aspekte berücksichtigen. Die ›Leitlinien‹ sind für Ärzte rechtlich nicht bindend und
haben daher weder haftungsbegründende noch haftungsbefreiende Wirkung« (http://www.awmf.org/leitlinien.html).
   Leitlinien sind also nicht rechtlich bindend, d. h. der Arzt ist nicht ver-
pflichtet, danach zu handeln. Aber Leitlinien haben aus Sicht der Fachgesellschaften einen hohen Empfehlungsgrad, weshalb sich Ärzte in vielfältigen Zusammenhängen daran orientieren. Die Durchsicht der aktuell
verfügbaren Leitlinien für psychische Störungen (Depressionen, bipolare
Störungen, Schizophrenie, Zwangserkrankungen) lässt erkennen, dass
sich darin viel »Fortschrittliches« zu unserem Thema Schwangerschaft
und Stillzeit findet. Eben das, was die seriösen wissenschaftlichen Studien
der letzten Jahre ergeben haben. Möglicherweise ist Ihr Arzt noch nicht
über diese Entwicklungen informiert? Auch Sie selbst können diese Leitlinien einsehen, zum Teil gibt es sogar eine Version für Patienten.
   Die Kernaussagen der psychiatrischen Leitlinien zur Behandlung in der
Schwangerschaft und Stillzeit kann man wie folgt zusammenfassen:
   Patienten und Angehörige sollen in Therapieentscheidungen einbezogen werden.
   Im Rahmen einer gemeinsamen Entscheidungsfindung (»partizipative
Entscheidungsfindung«) soll gemeinsam mit dem Patienten über mögliche Behandlungsstrategien und die damit verbundenen erwünschten Wir-
kungen und Risiken gesprochen und dann entschieden werden. Die im

vorliegenden Buch immer wieder zitierte Nutzen-Risiko-Abwägung entspricht also voll den Empfehlungen der Leitlinien. Von einem plötzlichen Absetzen einer vorbeugend gegebenen Medikation wird klar abgeraten. Für alle Erkrankungen werden medikamentöse Behandlungsstrategien besprochen, die in der Schwangerschaft eingesetzt werden können. Im Medikamententeil wurde schon erwähnt, dass die Empfehlungen in diesem Buch in Einklang stehen mit den psychiatrischen Leitlinien-Empfehlungen. Auch wenn die Leitlinien nicht juristisch verbindlich sind: Fordern Sie eine leitliniengerechte Behandlung ein. Wenn Sie zeigen, dass Sie informiert sind, wird sich hoffentlich auch Ihr Arzt auf eine »gemeinsame Entscheidungsfindung« einlassen. Aus Sicht der Autoren hat sich in den letzten zehn Jahren bezüglich des Themas Schwangerschaft und psychische Erkrankung sehr viel getan; das Thema ist deutlich in den Fokus der Aufmerksamkeit gerückt. Haben Sie Verständnis, wenn Ihr Arzt noch nicht über alle aktuellen Bewertungen von Medikamenten und Behandlungsstrategien informiert ist. Aber machen Sie deutlich, dass Sie nach reiflicher Überlegung einen eigenen Standpunkt haben, der auf seriösen Informationen basiert. Nur so werden wir es alle gemeinsam vielleicht schaffen, dass Frauen nicht mehr die Erfahrung machen müssen, sich in der Schwangerschaft plötzlich vom behandelnden Arzt alleine gelassen zu fühlen.

Und die Apotheker? Leider gibt es da immer wieder ähnliche Erfahrungen. Manche Frauen müssen die demütigende Erfahrung machen, dass ihnen die auf Rezept verordnete Medikation mit dem Hinweis auf die Verantwortung des Apothekers nicht oder nur nach längerem »Kampf« ausgehändigt wird, weil die Kundin ganz offensichtlich schwanger ist. Zeigen Sie Selbstbewusstsein und lassen Sie sich nicht »ins Bockshorn jagen«!

7 Fallbeispiele aus der Praxis und Erfahrungsberichte betroffener Frauen

Dankenswerterweise haben sich eine Reihe unserer Patientinnen und Partner bzw. Partnerinnen bereit erklärt, ihre Erfahrungen aufzuschreiben und an andere Betroffene weiterzugeben. Vielleicht kommt Ihnen die eine oder andere Geschichte bekannt vor in dem Sinne, dass Sie sagen: Ja, so habe ich das auch erlebt. Es sind sozusagen »Schilderungen aus erster Hand«, ganz subjektive Erfahrungen, die aber aus unserer Sicht die Problematik, mit der wir uns hier beschäftigen, noch einmal auf beeindruckende Weise deutlich machen: Umgang mit eigenen Ängsten und Sorgen der Familie, mit Reaktionen von außen und nicht immer »optimalem« Verhalten behandelnder Ärzte und beteiligter Apotheker.

Alle Frauen berichten in bewundernswerter Offenheit über ihre Geschichte, weil sie anderen betroffenen Frauen damit helfen wollen. Und auch die Angehörigen, die die Zeit aus ihrer eigenen Perspektive beschreiben, verdienen unseren hohen Respekt. An alle noch einmal ganz herzlichen Dank dafür!

Fast alle Verfasserinnen der Erfahrungsberichte wurden während der Schwangerschaft und rund um die Geburt in der Gynäkologischen Psychosomatik in Bonn mitbetreut; bei den meisten erfolgte dort auch – natürlich gemeinsam mit Partner bzw. Partnerin –eine Geburtsplanung. Neben die subjektive Perspektive im Erfahrungsbericht stellen wir deshalb noch die »Außensicht« der Behandlerin (A. R.), und zwar in Form eines Kommentars, in dem die aus unserer Sicht wichtigen Aspekte besonders hervorgehoben werden. Auf die konkrete Benennung der verwendeten Medikamente wurde verzichtet, weil die einzelne Substanz nicht von Bedeutung ist, sondern die Darstellung der Gesamtproblematik.

Wir hoffen, dass diese Beispiele Sie ermutigen werden, Ihren eigenen Weg zu finden, und dass Sie sich nicht allzu sehr durch unterschiedlichste Kommentare und Reaktionen von außen verunsichern lassen. Die Beispiele zeigen aus unserer Sicht recht gut, dass auch komplizierte Vorgeschichten mit krisenhaften Situationen oft »ein gutes Ende« haben können.

Die Entscheidung für die Stabilität und für Kinder

Sabine S., 37 Jahre

Vor etwa acht Jahren hatte ich meine letzte schwere Depression. Sie führte dazu, dass ich meine Arbeit nicht weiter fortsetzen konnte. Die Depression war so heftig zurückgekehrt, dass ich sogar meinen Alltag zuhause nicht mehr meistern konnte. Mit Unterstützung meines Freundes wagte ich erneut den Schritt in eine psychiatrische Klinik.

Vorangegangen war nach dem Ende meines Studiums der Umzug in die Großstadt, um meinen ersten Job anzufangen. In meiner Euphorie, einen neuen Lebensabschnitt zu beginnen, hatte ich nach dem ersten halben Jahr in der Großstadt meine Antidepressiva wieder abgesetzt – endlich komplett frei. Vergessen die Jahre der psychiatrischen Behandlung. In dieser Zeit lernte ich meinen Freund kennen.

Leider habe ich zu spät realisiert, wie die Depression schleichend wiederkam, bis zur beschriebenen Einweisung in die Klinik. Ich war insgesamt vier Monate in der Tagesklinik, nahm wieder Antidepressiva und Beruhigungsmittel. Es dauerte lange, bis ich mich wieder erholte. Als es mir endlich wieder besser ging, ich meine Arbeit langsam wieder aufnehmen konnte und eine ambulante Therapie angefangen hatte, schwor ich mir selbst, dass ich nie wieder in diese Situation kommen wollte.

Mein Freund hat mich während meiner Depression und besonders in der Zeit meines Klinikaufenthaltes unterstützt und an mich geglaubt, auch wenn das sicher nicht immer leicht war. Es war mir eine sehr große Hilfe, dass er in dieser schwierigen Zeit zu mir gestanden und mich nicht verlassen hat, obwohl wir uns ja erst so kurz kannten.

Seit meinem letzten Klinikaufenthalt nehme ich nun durchgehend Antidepressiva. Nicht nur mein eigenes Gefühl und die Sorge vor einer erneuten Depression sprechen dafür, sondern auch die ärztliche Empfehlung, dass das Wichtigste ist, einen erneuten Rückfall zu vermeiden.

Mein damaliger Freund, heute mein Mann, und ich bekommen in wenigen Monaten unser zweites Kind. Die Entscheidung, ein Kind zu bekommen und auch in der Schwangerschaft die Antidepressiva weiter zu nehmen, haben wir uns nicht leicht gemacht.

Als klar war, dass wir uns auch gemeinsame Kinder wünschten, wusste ich am Anfang nicht, wie das gehen sollte. . . Ich wollte sehr gerne mit Frederik Kinder haben, gleichzeitig wollte ich aber auch auf keinen Fall mehr in eine Depression zurückfallen. Was tun? Die Medikamente langsam ausschleichen, versuchen schwanger zu werden, und nach der Schwangerschaft gleich wieder Antidepressiva nehmen und hoffen, dass alles gut geht? Ich habe mich von meinem Psychiater beraten lassen. Der war so nett und sagte ehrlich, dass er sich mit dem Thema Schwangerschaft und Antidepressiva nicht so gut auskenne und hat mich zu Frau Prof. Rohde nach Bonn verwiesen. Dort ging ich dann vor fünf Jahren zum ersten Mal in die Sprechstunde. Bei der Anamnese schilderte ich, dass die Depression vor acht Jahren kein Einzelfall war. Ich war während meines Studiums schon einmal wegen einer starken Depression in einer Klinik gewesen, und auch zwischen Abitur und Studienaufnahme war ich in Behandlung gewesen. Depressive Erkrankungen liegen bei uns in der Familie. Mein Vater, der Bruder meines Vaters und auch mein Bruder hatten schon schwere Depressionen.

Ich persönlich sehe meine Depression(en) nicht nur als rein körperliches bzw. biologisches Defizit, also als Ausdruck eines gestörten Gleichgewichts im System der Nervenüberträgerstoffe im Gehirn. Ich habe während meines Studiums und auch nach dem letzten Klinikaufenthalt eine Psychotherapie gemacht und mich meinen Themen intensiv gewidmet.

Frau Prof. Rohde half mir aber, klar zu sehen, dass es für meine Depression mit Vor- und Familiengeschichte auch eine biologische Disposition gibt, die ich nicht wegdiskutieren kann und auf die ich mich einstellen sollte. Sehr geholfen hat mir das Bild des »Insulinpatienten«. Frau Prof. Rohde erklärt, dass bei Insulinpatienten ebenfalls ein Stoff im Körper zu wenig produziert werde, sodass sich ein Diabetes entwickelt. Diese Tatsache mache es notwendig, dass die Patienten sich Insulin spritzen. Dies sei vergleichbar mit dem Mangel an Serotonin im Körper. Und warum sei es so einfach zu akzeptieren, wenn man Insulin braucht, aber so schwer anzunehmen, dass man ein Antidepressivum nehmen sollte, das den Serotonin-Stoffwechsel stabilisiert und Depressionen verhindert?

Natürlich wurde ausführlich über die Frage gesprochen, was in einer Schwangerschaft passiert. Frau Prof. Rohde erläuterte mir, bei welchem Antidepressivum es den geringsten Übergang von der Mutter zum ungeborenen Kind gibt, was zur Folge hatte, dass ich nach Rücksprache mit meinem Psychiater mein Antidepressivum wechselte.

Ein weiterer »Aha-Effekt« gleich zu Anfang der ersten Begegnung mit Frau Prof. Rohde war ihre Frage: »Wo ist denn Ihr Mann?«. Darüber hatte ich mir keine Gedanken gemacht. Klar, ich hätte Frederik mitbringen können, hatte ihn aber gar nicht gefragt ob er mitkommen wolle. Irgendwie war ich bis dahin auf dem Trip, nur ich müsste »das Problem« lösen. Beim nächsten Gespräch kam Frederik mit. Es hat mir sehr geholfen, dass Frau Prof. Rohde die Zusammenhänge meinem Mann und mir noch einmal gemeinsam erklärt hat und dass mein Mann selbst die Fragen stellen konnte, die ihn bewegten. Denn egal, wie wir uns entscheiden, es ist unsere gemeinsame Entscheidung.

Durch die Beratung kamen wir zu dem Ergebnis, dass eine gesunde, glückliche und stabile Schwangere und Mutter für das Kind das Allerwichtigste ist. Dafür nahmen wir die Tatsache in Kauf, dass ich während der Schwangerschaft und Stillzeit das Antidepressivum unvermindert weiter genommen habe und dass das möglicherweise irgendeinen Einfluss auf unser Kind haben könnte. Hätte ich das Antidepressivum abgesetzt, wäre das Risiko aufgrund der Vorgeschichte groß gewesen, während der Schwangerschaft und vor allem nach der Entbindung in eine Depression zu fallen. Und das wollten wir unbedingt vermeiden, weil auch das die Entwicklung eines Kindes negativ beeinflussen könnte und weil wir uns natürlich die Zeit nach der Geburt unseres Kindes anders vorstellten. Wir lernten einiges über das Prinzip der Nutzen-Risiko-Abwägung, ein Begriff, den Frau Prof. Rohde wiederholt erwähnte.

Unser Sohn kam im Februar vor drei Jahren gesund und munter zur Welt und hat sich bis heute prima entwickelt. Die ersten Tage nach der Geburt waren sehr innig. Dabei hat mir sehr geholfen, dass mein Mann, unser kleiner Sohn und ich die Möglichkeit hatten, uns im Krankenhaus ein Familienzimmer zu teilen. So war Frederik von Anfang an voll mit involviert, und wir genossen die ersten Tage zur dritt in dieser geschützten Umgebung mit Unterstützung sehr. Auch Zuhause war es für mich wichtig, mit der neuen Situation nicht alleine zu sein. Frederik hatte sich die ersten drei Wochen frei nehmen können, sodass ich mich auch mal erholen konnte, ohne unseren kleinen Sohn immer mit dabei zu haben. Insgesamt war für mich wichtig zu wissen und zu fühlen, ich bin nicht alleine. Wenn ich nicht mehr kann, übernimmt Frederik, und bei ihm ist unser Sohn genauso gut aufgehoben wie bei mir.

Ich hatte während der Schwangerschaft und als er noch sehr klein war, zwischendurch immer wieder Zweifel und die Sorge, ob und wie sich das Medikament wohl auf unseren Sohn ausgewirkt haben könnte. Wie wäre er, wenn ich das Medikament nicht genommen hätte? Hat er irgendeinen Schaden davon? Durfte ich ihm das zumuten?

Bis heute konnten wir nichts feststellen. Er ist einfach das Beste, was uns passiert ist und ein munterer und aufgeweckter Kerl. Jetzt bin ich mit unserem zweiten Kind schwanger. Bei der Untersuchung der inneren Organe wurden zwei kleine Herzfehler festgestellt. Es ist in diesem frühen Stadium (22. Schwangerschaftswoche) noch nicht abzusehen, welche Auswirkungen diese Fehler wirklich auf unsere Tochter haben werden. Der Arzt sagte sogar, dass sich die Fehler noch im Mutterleib und im ersten Lebensjahr verwachsen können. Es ist also auf keinen Fall etwas Lebensbedrohliches. Ich fragte den Arzt der Pränataldiagnostischen Abteilung der Uniklinik in Bonn, ob es einen Zusammenhang zwischen der Einnahme meines Antidepressivums und diesen beiden kleinen Herzfehlern geben könnte. Er verneinte dies.

Mit abschließender Sicherheit werden wir das nie erfahren. Ich würde mich trotz dieses Zwischenbefundes in meinem konkreten Fall immer wieder für die Weitereinnahme des Antidepressivums entscheiden, das mir seit vielen Jahren Stabilität gibt. Wir blicken positiv in die Zukunft und glauben einfach fest daran, dass sich diese kleinen Herzfehler wieder verwachsen oder unsere Tochter gut damit leben kann.

»Es wird schon gutgehen.…« – Die Sicht des Partners

Frederik S., 43 Jahre

Meine Frau und ich hatten schon länger den Wunsch, eigene Kinder zu haben. Schließlich hielten wir den Zeitpunkt für gekommen, diesen schönen Plan in die Tat umzusetzen. Eine Besonderheit ergab sich für uns aus dem Umstand, dass meine Frau regelmäßig ein Antidepressivum einnehmen muss. Nachdem sie im Laufe ihres bisherigen Lebens mehrmals akut an mitunter schwereren Depressionen erkrankt war, lautete der eindeutige Rat verschiedener beteiligter Ärzte, die Behandlung mit einem Antidepressivum bis auf weiteres aufrechtzuerhalten. Die Risiken und Nachteile der langjährigen Einnahme der entsprechenden Tabletten seien geringer einzuschätzen als dasjenige einer erneuten, möglicherweise auch schwerer verlaufenden depressiven Episode, die vielleicht wieder zur mehrmonatigen stationären Behandlung führen würde.

Was eine eventuelle Schwangerschaft angeht, so riet man uns, auch in diesem Fall das Medikament nicht abzusetzen, da die zu erwartende erneute Depression der Mutter für das Kind weit problematischer sei als der Umstand, dass es im Mutterleib eine gewisse Menge des Medikaments aufnehmen würde.

Im Ergebnis entschieden wir uns dafür, das Risiko einer Schwangerschaft unter Einnahme eines Antidepressivums einzugehen, da wir dieses für kalkulierbar hielten und da wir andernfalls auf eigene Kinder hätten verzichten müssen. Ein bisschen mulmig war mir persönlich schon zumute in dieser Zeit. Aber dieser Effekt hielt sich, was mich ein wenig überraschte, doch in Grenzen. Ich sagte mir,»das wird schon gut gehen«,»das Risiko ist vergleichsweise gering«,»auf eigene Kinder ganz verzichten, das ist keine Option für uns« und» wer nicht wagt, der nicht gewinnt.« Das klingt vielleicht unangemessen salopp, aber so habe ich es empfunden. Ich glaube, meiner Frau ging es ähnlich, was ihre Gefühlslage und ihren Umgang mit dem Thema anbelangte.

Wenn ich an diese Phase zurückdenke, so kommt mir in den Sinn, dass ich es vermieden habe, mich eingehender über den ganzen Zusammenhang zu informieren. Das ist eigentlich eher untypisch für mich. Ich war aber einfach froh darüber, dass sich meine Besorgnis in Grenzen hielt. Und daran sollte sich nach Möglichkeit nichts ändern. Da ich mich selbst in der Vergangenheit häufiger als etwas ängstlichen Menschen erlebt habe, bin ich quasi allen Informationen aus dem Weg gegangen, die dazu hätten führen können, dass sich Sorgen hätten breit machen können.

Ich war froh, dass verschiedene Ärzte die deutliche Aussage gemacht hatten, dass das Risiko einer Behinderung oder Schädigung des Kindes sehr niedrig sei. Die Entscheidung abnehmen konnten die Mediziner uns natürlich nicht. Ein Risiko vollständig ausschließen, das konnten sie ebenso wenig. Da die Ärzte auf mich einen sehr kompetenten und guten Eindruck machten, sagte ich mir in dieser Situation:»Das reicht mir als Einschätzung. Vor dem Hintergrund bin ich persönlich bereit, das Risiko einzugehen.« Dabei war mir bewusst, dass ich hier eine Entscheidung (mit-)treffe, die große Auswirkungen nicht nur auf mich und meine Frau, sondern vor allem auf einen anderen Menschen, nämlich unser Kind haben wird.

Erfreulicherweise kam unser Sohn gesund zur Welt und entwickelt sich seitdem wirklich sehr gut. Wir atmeten auf.

Zurzeit ist meine Frau mit unserem zweiten Kind schwanger. Wir haben die gleiche Entscheidung ein zweites Mal gefällt. An meiner Haltung und an meinem Empfinden hat sich im Grunde nichts geändert. Dieses Mal ist es aber so, dass es bei der Voruntersuchung in der 20. Woche zwei kleine Befunde gegeben hat. Beide betreffen das Herz. Die untersuchenden Ärzte teilten uns mit, dass beide Befunde im Grunde harmlos seien und dass die Befunde auch in der Gesamtwürdigung keinen erhöhten Verdacht auf eine Behinderung oder ähnliches ergeben würden. Die Nachricht war natürlich etwas beunruhigend. Man hätte verständlicherweise lieber die Feststellung gehört, dass alles ausnahmslos in Ordnung ist. Doch auch hier reagierte ich mit dem Empfinden:»Das wird schon gut gehen« und vermied es, mich allzu sehr über eventuelle Risiken und weitere Details des festgestellten kleinen Herzfehlers zu informieren – all das natürlich auch und insbesondere vor dem Hintergrund der Medikamenteneinnahme.

Wenn im Frühjahr unser zweites Kind, wie wir hoffen, gesund zur Welt kommt, wird das Aufatmen wohl noch etwas größer ausfallen als beim ersten Mal.

Kommentar:
Mittlerweile besucht die Tochter von Sabine und Frederik S. schon den Kindergarten, Frau S. ist wieder in den Beruf eingestiegen und seit über zehn Jahre psychisch stabil. Auch nach der zweiten Entbindung war es nicht zu einer Depression gekommen. Mit ihrer Strategie, auf Sicherheit zu setzen und die psychische Stabilität an erste Stelle zu stellen, hat Sabine S. auch ihre Chance insgesamt weiter verbessert, dauerhaft stabil zu bleiben. Ganz wichtig war dabei die Unterstützung des Partners, der diese Entscheidung mit getragen hat, weil ihm aus der vorherigen Zeit sehr deutlich geworden war, dass es ohne Medikamente nicht geht – auch wenn er selbst etwas mehr auf das Prinzip »es wird schon alles gut gehen« gesetzt hat. Die Möglichkeit, ganz auf Kinder zu verzichten, kam für beide Partner nie in Frage.

Die verschiedenen Belastungen mit Kindern, Haushalt und anspruchsvoller Berufstätigkeit machen es Sabine S. nicht immer leicht. Aber die Probleme, die ab und an auftreten, hat jede Frau in einer solchen Situation; das kann sie selbst auch erkennen.

Wichtig ist trotz allem weiterhin die Fortführung der vorbeugenden Antidepressiva-Behandlung in niedriger Dosierung und die Entscheidung gegen das vollständige Absetzen der Medikamente. So wie bei anderen Erkrankungen auch, darf bei wiederkehrenden Depressionen die Aufmerksamkeit nie nachlassen; die eigenen Grenzen müssen klar herausgearbeitet und respektiert werden. Aber das ist ja etwas, was bei jedem Menschen zur psychischen Stabilität und Gesundheit beiträgt. Also: Eine ganz normale Familie!

Übrigens ist Tochter Lara kerngesund; das »kleine Loch im Herzen« hat sich »verwachsen«, wie die jährlichen Ultraschallkontrollen gezeigt haben.

Lieber auf Nummer Sicher gehen – und den Lebenstraum erfüllen

Katja B., 37 Jahre

Eigene Kinder waren schon immer einer meiner Lebensträume. Abgesehen davon, dass ich erst vor sechs Jahren dem Mann begegnet bin, mit dem ich mir eine Familie wirklich vorstellen konnte, wurde mein Wunschtraum – aus meiner Sicht zumindest – schon recht früh ins Wanken gebracht.

Mit 22 Jahren bekam ich eine Psychose. Ich musste erst lernen, was das überhaupt ist, wie man damit umgehen muss. Und wie ich dahin komme, dass ich mein Leben so weiterführen kann, wie ich es mir vorgestellt hatte. Ich war bis dato Studentin an der Uni und lebte in einer eigenen Wohnung. Bis zur Erkrankung. Dann war ich 3 ½ Monate in einer Klinik, wurde medikamentös eingestellt und infolgedessen ca. 25 kg schwerer. Ich musste lernen, damit und mit Ängsten umzugehen. Ich musste in der Psychotherapie meine Kindheit und Familiengeschichte aufrollen und dort vor allem lernen, über die mich bewegenden Dinge zu sprechen, um Probleme bewältigen und in Angriff nehmen zu können.

Nach zwei Jahren setzte ich unter ärztlicher Aufsicht die Medikamente schrittweise ab, was dann auch bis zu einer sehr niedrigen Dosis gut verlief. Dann hatte ich einen Rückfall – eine Psychose, die für mich wieder 2 ½ Monate Klinik und neue Medikamente bedeutete. Nach dem zweiten Klinikaufenthalt war klar, dass ich quasi wieder von vorne beginnen würde und für einen noch längeren Zeitraum Medikamente und Therapien akzeptieren müsse. Ich selber war und bin eigentlich streng gegen Medikamente, ich habe mich innerlich immer ein wenig dagegen gewehrt und hatte immer Sorge vor Langzeitfolgen an anderer Stelle.

Nach beiden Klinikaufenthalten zog ich übergangsweise bei meinen Eltern ein, um möglichst schnell durch Behandlung in einer Tagesklinik und Eingliederung in den Alltag wieder in mein altes Leben zurückzukehren.

Für mich war es immer wichtig, ein möglichst »normales« Leben zu führen und mich nicht zu lange mit den in den Psychosen hochschwappenden Themen aufzuhalten.

Ich war inzwischen 25 Jahre alt, und der Traum von einer eigenen Familie war für mich richtig weit weg gerückt. Ich hätte mir nie vorstellen können, unter einer Medikation Kinder in die Welt zu setzen. Zuviel Angst hätte ich vor Fehlbildungen gehabt. Und das Risiko, verfrüht abzusetzen und dann wieder einen Rückfall zu erleiden, wollte ich erst recht nicht eingehen. Also fand ich mich zunächst mit meinem »Schicksal« ab und versuchte, das Beste aus meinem Leben zu machen.

Meine Ärzte hatten mir schon nach meiner ersten Krankheitsphase gesagt, ich solle besser mein Studium abbrechen und mir eine Ausbildungsstelle suchen. Obwohl ich immer mein Studium abschließen wollte, tat ich nach der zweiten Episode, was mir geraten wurde. Ich fühlte mich in der Ausbildung aber derart unterfordert, dass ich mein Studium wieder aufnahm. Entgegen der Prognose meiner Ärzte schaffte ich meinen Diplom-Studienabschluss erfolgreich. Ich hörte zeitgleich mit dem Rauchen auf, problemlos von heute auf morgen.

Ein Jahr nach Studienabschluss erfüllte ich mir einen anderen Lebenstraum, wagte den Schritt in die Selbstständigkeit und gründete mein eigenes Unternehmen. Jahrelang steckte ich fast all meine Energie in die Arbeit und schaffte eine für mich perfekte Nische. Ich war erfolgreich, bildete mich weiter fort und erhielt viel Anerkennung und fantastische Kundenfeedbacks. Parallel zog ich einen Hund auf und absolvierte noch ein Aufbau-Abendstudium.

Nach etwa zehn Jahren Medikamenteneinnahme traute ich mich auf Rat meiner Therapeutin, die Tabletten über zwei Jahre hinweg langsam auszuschleichen. Mit Erfolg. Ich fühlte mich freier, klarer, konnte mich wieder gut konzentrieren, wurde wieder schlagfertiger usw. und fühlte mich vor allem endlich wieder gesund.

In der Zeit lernte ich meinen heutigen Mann kennen. Wir heirateten nach zwei Jahren Beziehung und bekamen schon ein Jahr später unseren Sohn.

Schon vor meiner Schwangerschaft hatte ich mich sehr viel mit der Sorge beschäftigt, dass die Hormone in der Schwangerschaft meine Gesundheit noch einmal ins Wanken bringen könnten. Oder eventuell auch erst nach der Geburt. Ich hatte viel gelesen und gehört und erstellte einen Notfallplan. Ich baute mir ein Netzwerk aus Ärzten, Psychologen, Psychiatern und einer erfahrenen Hebamme auf und bekam einen Medikamen-ten-Prophylaxe-Plan. Zwei Wochen vor dem Entbindungstermin begann ich, als Vorbeugung eine kleine Menge meines früheren Medikaments, eines Neuroleptikums, einzunehmen, um die Rezeptoren im Gehirn zu aktivieren. Unmittelbar nach der Geburt erhöhte ich wie empfohlen die Dosis. Das war allerdings viel zu viel für mich. Ich war extrem müde, hatte Heißhungerattacken, unstillbaren Durst, und nachts bekam mein Mann mich kaum wach, um unser Kind zu stillen.

Außer einem kurzen und wohl völlig normalen Heultag im Kranken-haus war ich nach der Geburt extrem glücklich und gerührt über unser ge-sundes Kind. Ein bis zwei Tage war ich sehr albern und lachte über alles Mögliche, was mein Mann sagte. Ob das eine »noch normale« Reaktion aufgrund des Abfallens meiner ganzen Sorgen war oder vielleicht doch ein Anzeichen für eine drohende »Gefahr«, kann bis heute niemand eindeutig beantworten. Untypisch fand ich es aber schon und auch die Psychiaterin fand, dass man es ernstnehmen sollte.

Aber ich blieb stabil, sodass ich in den folgenden zwei Monaten die Me-dikation schrittweise auf eine ganz niedrige Dosis reduzieren konnte. Um auch während der Stillzeit auf Nummer sicher zu gehen, behielt ich diese Dosis für weitere sieben Monate der Stillzeit bei.

Die Wochenbettzeit mit meinem Sohn genoss ich in vollen Zügen und fing sieben Wochen nach der Geburt an, meine Arbeit wieder aufzuneh-men; ich stillte weiter. Ich arbeitete in dem Jahr nach der Geburt sehr viel und schrieb zudem ein Buch, einen Ratgeber, der auf meinen Berufserfah-rungen basierte. Meine Mutter als perfekte Oma und eine gute Milch-pumpe waren neben meinem Mann die tragenden Stützen. Das Jahr war sehr anstrengend, aber auch erfolgreich. Mein Sohn hatte weder nach der Geburt Anpassungsschwierigkeiten gezeigt noch später irgendwelche An-zeichen dafür, dass ihm die Medikamente, die ich kurz vor der Geburt oder während des Stillens eingenommen hatte, geschadet hätten.

Unser Sohn ist nun 23 Monate alt, entwickelt sich wunderbar und ich bin wieder schwanger, in sechs Wochen erwarten wir noch einmal Nach-wuchs. Um meine Familie zu schützen, habe ich mich entschieden, den Weg der Medikamenten-Prophylaxe noch einmal zu gehen. Denn ich würde es mir nicht verzeihen, uns eventuell in die Situation zu bringen, dass mein Mann und unsere Kinder mit mir eine Episode durchmachen müssen, die vielleicht auf einfache Weise hätte vermieden werden können. Allerdings haben wir – mein Mann und ich gemeinsam mit der Psychiaterin – uns dieses Mal für eine etwas niedrigere Dosis entschieden, damit ich nachts besser wach werde. Und zum Notfallplan gehört auch die Möglichkeit, jederzeit die Dosis des Medikaments zu erhöhen, falls ich nicht schlafen kann oder irgendetwas anderes Ungewöhnliches auftritt.

Es gab Jahre, in denen ich nicht sicher war, ob ich aufgrund der Medikamenteneinnahme zur Behandlung meiner Erkrankung jemals Kinder bekommen würde. Doch ich habe diesen Wunsch nie aus den Augen gelassen! Ich weiß mein ungemeines Glück zu schätzen, dass ich heute Mutter bin und es bald zum zweiten Mal werde.

Kommentar:
Die Geschichte von Katja B. zeigt, wie positiv der Verlauf einer psychotischen Erkrankung sein kann. Obwohl ihr die Ärzte vorausgesagt hatten, dass sie ihr Studium nicht würde abschließen können, hat sie es geschafft. Und nicht nur das, sie ist erfolgreich in ihrer selbständigen Tätigkeit. Man darf wohl davon ausgehen, dass ihr höchst verantwortungsvoller Umgang mit ihrer Erkrankung und ihre starke Persönlichkeit dazu etwas beigetragen haben. Aber auch ihre Vorsicht: Sie ist der ärztlichen Empfehlung gefolgt, langfristig Medikamente zur Vorbeugung einzunehmen, was ihrem eigenen Sicherheitsbedürfnis entsprach.

Doch lange war sie im Zweifel, ob sie ihren Lebenstraum würde erfüllen können – Mutter zu werden. Zu groß war zunächst die Angst vor Auswirkungen der Medikamente auf das Kind, zu groß die Sorge, selbst dadurch wieder krank zu werden.

Wegen der langen Zeit, in der sie nicht krank gewesen war, konnte es verantwortet werden, die Antipsychotika (= Neuroleptika) abzusetzen. Vernünftig war das sehr, sehr langsame Ausschleichen der Medikamente. Sie blieb stabil. Die Zeit brachte gegen Ende der Medikamentenreduktion zunächst den richtigen Partner für die Familiengründung und dann auch den Mut zum nächsten Schritt.

Und dann stellte sich die Frage, wie sie vorgehen sollte im Hinblick auf die Zeit nach der Entbindung. In der Schwangerschaft war das Risiko einer erneuten psychotischen Episode eher niedrig einzuschätzen; aber für die Zeit nach der Entbindung war das Risiko nicht unerheblich. Was tun? Katja B. hat sich wieder für die Sicherheit entschieden und ist dem Rat gefolgt, schon zwei Wochen vor der Entbindung ein gegen psychotische Symptome wirksames Medikament, ein Neuroleptikum, in niedriger Dosis einzunehmen. Sofort ab dem Tag der Entbindung wurde das Medikament in einen

Dosisbereich erhöht, der auch bei einer akuten Erkrankung wirken würde. Katja B. hatte leider ein paar unangenehme Nebenwirkungen; im Großen und Ganzen arrangierte sie sich aber damit, und sie blieb gesund. Wäre das vielleicht auch ohne Medikamente so gelaufen? Möglich, aber niemand konnte es sicher sagen. Eine relevante Wiederholungsgefahr bestand, soweit wir es aus den wenigen vorhandenen Studien und den praktischen Erfahrungen wissen. Auch mit medikamentöser Vorbeugung kann man dieses Risiko nicht absolut ausschließen – aber deutlich verringern. Ein Hinweis auf eine gewisse »Empfindlichkeit« in den Tagen nach der Geburt könnte die kurze Phase von Euphorie (»Albernheit«) sein, die Frau B. beschrieben hat.

Für die aktuelle Schwangerschaft hat sich Katja B. zum gleichen Vorgehen entschlossen, allerdings wurde in gemeinsamer Entscheidungsfindung eine niedrigere Dosierung festgelegt; auch im Hinblick darauf, dass bei einer zweiten Entbindung die psychischen Belastungen und Erwartungsängste doch sehr viel geringer sind. Man könnte vielleicht denken: etwas »übervorsichtig«. Aber vielleicht doch nicht: Der Kaiserschnitt als solcher verlief unkompliziert, Frau B. hatte aber starke Schmerzen. Sie erhielt schließlich eine Infusion mit einem starken Schmerzmittel, wonach sie eine deutliche Euphorie bemerkte – eine Nebenwirkung des Schmerzmittels. Sie nahm wie vorher für solche Fälle besprochen eine zusätzliche Dosis ihres Medikaments und konnte dann gut schlafen. Und auch die etwa zwei Wochen später erforderliche Ausschabung, zu der sie noch einmal ins Krankenhaus musste, hat sie gut überstanden. Solche Komplikationen kann man nicht vorhersehen, aber man muss immer mit ihnen rechnen. Im Umgang damit hilft dann der Notfallplan. Insgesamt kam Katja B. mit der sehr viel geringeren Dosis als bei der ersten Entbindung gut zurecht und konnte sich auch besser um ihren Sohn kümmern.

Auch die kleinsten Warnzeichen beachten, dann läuft alles gut

Heike K., 39 Jahre

Lukas liegt in seinem Schlafsack. Er schläft ganz friedlich. Zwischen seinen weit ausgebreiteten Ärmchen atmet er rhythmisch ein und aus. Und während er so daliegt und vor sich hin schlummert, könnte ich meinen kleinen Schatz immer weiter knuddeln.

Mein Name ist Heike, und ich bin 39 Jahre jung. Lukas ist jetzt vier Monate alt: Er betreibt fleißig Zellaufbau und macht seinem Vater und mir viel Freude. Christoph, den Vater von Lukas, lernte ich vor zehn Jahren kennen und lieben. Schon damals war mir klar, dass Christoph derjenige ist, mit dem ich mir etwas wirklich Dauerhaftes vorstellen konnte. Zu meinem Glück hatte Christoph die gleichen Vorstellungen. Also lernten wir uns näher kennen, teilten unsere gemeinsamen Interessen, machten unsere Familien und Freunde bekannt, zogen zusammen usw.

Dann, kurze Zeit später, in unserem lang ersparten und ersehnten Urlaub, veränderte sich etwas in mir. Ich bekam plötzlich Angst, fühlte mich verfolgt. Überall lauerten Verbrecher auf uns, die uns bedrohten. Kurzum, der Urlaub ließ mich kaum zur Ruhe kommen. Die Nächte waren nun kurz und hellhörig. Ich schlief schlecht und hatte keinen Blick für die Schönheiten des Landes. Anfangs schrieben Christoph und ich es den fremden Umständen zu, ein anderer Kontinent, andere Menschen, die Aussagen in den Medien über die Kriminalitätsrate usw. Doch heute im Nachhinein glaube ich, dass in dieser Zeit die ersten Vorwehen meiner Psychose aufgetreten sind, die mich dann einige Monate später mit voller Wucht trafen.

Christoph war auf einer mehrtätigen Weiterbildung. Ich begann Stimmen aus dem Abflussrohr zu hören, Vögel sprachen mit mir. Ich fühlte mich wieder verfolgt, hatte Angst. Ich wurde immer unruhiger. Nach der Arbeit hetzte ich durch den Wald. Ich öffnete nicht mehr, wenn es an der Wohnungstür klingelte; auch das Telefon nahm ich nicht mehr ab. Den Kontakt zu meinen Freunden und zur Familie fuhr ich auf Null herab. Christoph unterstellte ich eine Affäre.

Eine mit mir befreundete Psychologin erkannte, dass mit mir etwas nicht stimmt. Sie empfahl mir eine persönliche Vorstellung in der Uniklinik Bonn. Davon wollte ich jedoch nichts wissen. Ich schleppte mich also weiter von Tag zu Tag, bis es dann nicht mehr ging. Ich benötigte medizinische Hilfe. Also stellte mich in der Uniklinik vor, dort wurde ich schnell medikamentös eingestellt, was mich erst einmal runterfuhr. Die Behandlung konnte ambulant erfolgen; parallel wurde ich vor Ort intensiv durch eine Psychologin und eine Psychiaterin unterstützt. Auch Christoph sowie meine Familie und Freunde standen mir zur Seite. In der dann folgenden Rehabilitationsmaßnahme erlernte ich wichtige Strategien, die mir den Umgang mit meiner Erkrankung ermöglichten. Ich musste schweren Herzens einsehen, dass es an der Zeit war, beruflich kürzer zu treten. Also hängte ich meine Karriere an den Nagel, reduzierte auf eine Halbtagsstelle und trat ins zweite Glied zurück. Parallel baute ich mein Hobby, die Malerei, zum zweiten Standbein aus. Ich hatte erfolgreiche Ausstellungen, die mein Selbstbewusstsein stärkten. In meinem privaten Alltag trat ich ebenfalls kürzer. Es galt zu gesunden. Darunter litt die eine oder andere Verabredung, die ich absagte, um Außenreize soweit wie möglich zu reduzieren. In dieser Zeit beschäftigte ich mich oft mit dem Thema Kinderwunsch. Auch in meiner Therapie war dies ein wichtiges Thema. Vor Ausbruch der Erkrankung hatte ich, wie wahrscheinlich jede Frau, einen privaten Fahrplan im Kopf, in dem ganz groß auch »KIND« stand. Und jetzt? Mit und durch die Erkrankung war auf einmal alles anders! Über mir kreisten auf einmal neue Gedankenfragen, wie z. B.: Kann ich mit Medikamenten schwanger werden? Und will ich überhaupt noch schwanger werden? Wenn ja, welchen Einfluss hat dann meine Medikamenteneinnahme und der Ausbruch einer erneuten psychotischen Episode auf das Kind? Gibt es möglicherweise Schädigungen? Kann ich überhaupt mit Medikamenten stillen? Soll ich gegebenenfalls, um das Kind nicht zu schädigen, ganz auf die Medikamenteneinnahme verzichten und dafür auf Risiko gehen? Bin ich als Mutter mit der Diagnose Psychose überhaupt dem Kind gewachsen? Wie geht es mir dann, wenn ich durch das Kind an meine Grenzen komme? Besteht die Aussicht auf einen Rückfall? Fragen über Fragen..!

Viele dieser Fragen konnte mir meine behandelnde Psychiaterin positiv beantworten. Auch die damit verbundenen Ängste konnte sie mir größtenteils nehmen. Trotzdem blieben für mich noch einige Bedenken im Raum. Um diese auszuräumen, empfahl sie mir, mich in der Gynäkologischen Psychosomatik der Uniklinik Bonn bei Frau Prof. Rohde vorzustellen. Also machte ich einen Termin. Da bei unserem Kinderwunsch natürlich auch Christoph beteiligt war, fand dieser sich einige Tage später auf dem Beifahrersitz in Begleitung meiner Bedenken auf dem Weg zur Uniklinik wieder. Wir waren beide aufgeregt. Im Laufe des Gesprächs mit Frau Prof. Rohde wurden unsere Bedenken kleiner und unsere Zuversicht größer. Zusammengefasst: Ja, aus medizinischer Sicht kann ich eine Schwangerschaft unter Beachtung gewisser Voraussetzungen wagen.

Diese Voraussetzungen waren und sind für mich:»Selber wieder ins Lot kommen. Erst wenn ich im Lot bin, und es mir über einen längeren Zeitraum gut geht, kann möglicherweise aus einem Kinderwunsch ein Kind entstehen. Meine Erkrankung akzeptieren, annehmen und vor allem ernst nehmen. Besonders die Vorzeichen einer Psychose ernst nehmen und

Konsequenzen ziehen. Durchatmen. Kraft tanken. Aber auch Christoph und meine Familie bzw. den Freundeskreis einbeziehen. Nicht mit meinen Kinderwunsch als primärem Lebensziel durch den Alltag gehen, denn es könnte ja vielleicht auch nicht klappen.« Mit dieser Gewissheit trat ich weiterhin beruflich und privat kürzer. Ich ließ »fünfe auch mal gerade« sein. Und es ging. Mit jedem Tag entfernte ich mich von der Psychose und entdeckte wieder meine Freude am Leben. Die Malerei gab mir Kraft. Ich lernte, meine Ansprüche zu reduzieren und mich von ungesunden Kontakten und Unternehmungen abzugrenzen. Christoph hat mir in dieser Zeit sehr geholfen. Er wusste nun, was es mit meiner Erkrankung auf sich hat und auf welche Vorzeichen einer erneuten Erkrankung zu achten sei. War ich zu aktiv, zu unruhig und zu euphorisch, wies er mich darauf hin. Wir traten dann gemeinsam auf die Bremse! Notfalls erhöhte ich meine Medikation. Denn wenn es jemanden kalt ist, zieht er schließlich auch einen Pullover mehr an. Nach acht Jahren Gemeinsamkeit fanden wir den Weg zum Standesamt und heirateten.

Eines Morgens bemerkte ich, dass meine Menstruation überfällig war. Ein Schwangerschaftstest sowie ein Besuch bei meiner Frauenärztin beseitigten jeden Zweifel. Ich war schwanger! Und das mit vierzig! Ich war aufgeregt und glücklich. Als ich Christoph davon berichtete, war er ganz aus dem Häuschen und fing sofort an, mich zu »betütteln«. Als ich meinen Eltern erzählte, dass Enkel Nummer drei im Anmarsch sei, war auch da die Freude groß. Von Christophs Eltern ganz zu schweigend, denn dort ist Lukas sogar Enkel Nummer eins. Nachdem ich mich in meinem Freundeskreis geoutet hatte, schlugen mir von dort ebenfalls viel Freude, Wärme und Bestätigung entgegen. Negative Äußerungen, mit denen ich fest gerechnet hatte? Fehlanzeige!

Doch bei aller Freude, meine Ängste und Sorgen zum Thema Schwangerschaft und den damit verbundenen Risiken waren wieder zurück. Diesmal jedoch kombiniert mit der Realität, dass in mir tatsächlich ein Kind wächst. Wie schon in der Zeit direkt nach meiner akuten Krankheitsphase war mir meine Psychiaterin eine große Hilfe. Wir schauten zurück. Wir besprachen, was mir Sorgen macht.

Wir besprachen schwerpunktmäßig einen Notfallplan für die Zeit der Schwangerschaft und insbesondere die Zeit nach der Entbindung, da hier das Risiko, erneut zu erkranken, am größten ist. Es wurde beratschlagt, wie ich mich verhalten solle, falls durch die Schwangerschaft meine Erkrankung erneut auftritt. Auch das Erkennen von möglichen Frühindikatoren einer Psychose war nochmals Thema. Ebenso meine Medikamenteneinnahme für die Zeit vor und nach der Entbindung. Ich erfuhr, dass die schwangerschaftsbedingte Vergrößerung meines Körpervolumens auch Einfluss auf die Medikamenteneinnahme habe und ich daher gefahrlos meine Dosis verdoppeln könne. Ich erfuhr auch, dass die ersten Tage nach der Entbindung für mich ein besonderes Risiko darstellen. Aus diesem Grund sei es besser, diese Tage stationär zu verbringen. Diese für mich nützlichen Informationen bestätigten mein gutes Bauchgefühl für die Entscheidung, in der Uniklinik zu entbinden.

Die Tage, Wochen und Monate bis zum errechneten Entbindungstag vergingen wie im Fluge. Sie waren größtenteils entspannt und harmonisch. Sie wurden nur unterbrochen von allgemein üblichen Vorbereitungen (Geburtsvorbereitungskurs, Babysachen besorgen, Zimmer einrichten, Vorkochen und Einfrieren, usw.) sowie meinen regelmäßigen Routineuntersuchungen bei den entsprechenden Ärzten. Dabei wurde bei mir ein Schwangerschaftsdiabetes diagnostiziert, den ich jedoch ohne Insulin in den Griff bekam.

Dann ging plötzlich alles ganz schnell. Lukas hatte es sich bereits über den mutmaßlichen Entbindungstag hinaus in meinem Bauch häuslich eingerichtet. Doch es war für ihn nun an der Zeit, sich seine Eltern »live« anzuschauen. Die Geburt musste eingeleitet werden. Grund hierfür war die erhöhte Herzfrequenz von Lukas.

Mit ganz toller Unterstützung einer Hebamme und einer Hebammenschülerin und ohne PDA und Kaiserschnitt hielt ich Stunden später völlig geschafft und überglücklich meinen kleinen Schatz im Arm und war nun Mutter eines gesunden Sohnes. Wir bezogen zu dritt unser Familienzimmer in der Unifrauenklinik und lernten uns als Familie kennen. Wir lernten, wie man wickelt und füttert. Dabei wurden wir liebevoll und tatkräftig durch die anwesenden Hebammen und Krankenschwestern unterstützt. Ich erhöhte wie vorher besprochen meine Medikamenteneinnahme, um so für die neue Situation gerüstet zu sein. Doch es war wohl nicht genug, wie ich bald feststellen musste: Der Tag der Entlassung rückte näher. Christoph und ich wollten uns bei all den »guten Geistern« bedanken, ich war so voller Dankbarkeit und Freude. Wir liehen uns auf der Station einen Kinderwagen und machten zusammen mit Lukas einen kleinen Ausflug in den ortsansässigen Supermarkt. Wir waren auf der Suche nach etwas Süßem. Auf dem Weg dorthin merkte ich bereits, dass der Lärm der vorbeifahrenden Autos mich stresste. Aber auch im Supermarkt war mir alles viel zu viel, zu laut und zu hektisch... Ich wollte nur noch eins. Zurück, zurück in mein Familienzimmer, zurück in die vertraute Ruhe. Irgendetwas stimmte nicht. Hier war sie wieder, die Euphorie und die Unruhe! In der Klinik erkannte Frau Prof. Rohde sofort, dass sich die Vorboten einer erneuten Erkrankung ankündigten. Die zentrale Frage:»Geht es ihnen vielleicht zu gut für eine Frau im Wochenbett?« brachten mich schnell zur Einsicht. Wir erhöhten daraufhin nochmals meine Medikamentendosis und traten auf die Bremse. Außerdem hatte Lukas zu stark abgenommen, ich hatte zu wenig Milch und Lukas zu wenig Kraft zum Saugen, meine Brust entzündete sich... Ich musste mich schweren Herzens von meinem Wunsch, Lukas zu stillen, verabschieden. Es ist mir sehr schwer gefallen, den kleinen Mann von meiner Brust loszulassen.

Dann – nach überstandener Brustentzündung – endlich zuhause angekommen, erreichten uns die ersten liebevollen Glückwunschwellen unserer Familien, Freunde und Nachbarn. Eine aufregende Zeit. Trotzdem igelten wir uns bewusst als Kleinfamilie ein, ließen unseren Anrufbeantworter arbeiten und erleichterten unser Tiefkühlfach von all den vorgekochten Gerichten. Unseren Tagesablauf steckten wir so ab, wie mit Frau Prof. Rohde besprochen. Ich kümmerte mich tagsüber um Lukas und Christoph übernahm den Nachtdienst; er hatte sechs Wochen Elternzeit. So konnte ich mir nachts die für mich so wichtigen Stunden Schlaf holen. Und die brauchte ich auch! Meine Medikamentendosis hielt ich weiterhin auf dem gleichen besprochenen Level. Ungefähr acht Wochen nach der Geburt, die Tage wurden nun routinierter, hatten Lukas, Christoph und ich unseren Rhythmus gefunden. Es war soweit. Ich konnte endlich meine Dosis reduzieren.

Heute, vier Monate nach der Entbindung, geht es mir weiterhin gut. Rückblickend betrachtet kann ich für mich folgendes sagen: Die Schwangerschaft hat mir gut getan. Sie hat mich unglaublich gestärkt. Ich bin sehr glücklich, dass es heute so ist, wie es ist. Und ich bin stolz auf meine beiden Männer. Christoph und meine Familie sowie unser Freundeskreis haben mich ganz toll unterstützt. Aktuell sehe ich für mich keine Gefahr, wieder psychotisch zu erkranken; allerdings werde ich noch lange vorbeugend Medikamente einnehmen müssen. Gleichwohl steht die Angst im Raum, dass Lukas die Erkrankung möglicherweise doch von mir vererbt bekommen hat... Die Zeit wird es zeigen, kein Mensch ist davor geschützt. Und wenn es so sein sollte, habe ich Vertrauen in die Zukunft und die Medizin.

Für mich ist es unglaublich hilfreich gewesen, endlich Hilfe zuzulassen. Sich in die Hände von Fachleuten zu begeben. Hierfür bin ich den Menschen, die mich medizinisch, freundschaftlich, familiär und partnerschaftlich begleitet haben, sehr dankbar. Es ist wichtig, keine Experimente zu machen, verantwortungsvoll und eigenverantwortlich mit seiner Erkrankung und der daraus folgenden Medikamentengabe umzugehen. Es ist notwendig, wachsam zu sein, um die Alarmzeichen zu erkennen und sich somit vor krankmachenden Situationen zu schützen. Wichtig erscheint mir auch, gelassen zu bleiben und sich nicht verunsichern zu lassen. Gottvertrauen zu haben und offen zu sein für Kommunikation. Sein Glück auch woanders zu sehen und sich nicht nur auf seinen Kinderwunsch zu fokussieren. All das in der Summe hat mir geholfen.

Kommentar:
Als sich Heike K. einige Jahre vor der Schwangerschaft bei uns zur Beratung vorstellte, mussten wir aufgrund der Vorgeschichte dazu raten, die Medikamente nicht abzusetzen, sondern mit Medikamenten schwanger zu werden. Wir empfahlen die Fortführung des Neuroleptikums, das sie in niedriger Dosierung einnahm.

Die Rehabilitationsbehandlung (also eine Behandlung, die durch die Rentenversicherung bezahlt wird und in der es um die Einschätzung bzw. Wiederherstellung der Berufsfähigkeit geht) war sehr gut gelaufen. Dort lernte Frau K. ganz viel über ihre Erkrankung und – wie sie ja selbst beschrieben hat – wurde sie zur »Expertin für ihre Erkrankung«. Den daraus folgenden Verhaltensänderungen war es sicher auch zuzuschreiben, dass sie unter einer sehr niedrigen Dosis des Neuroleptikums in den folgenden Jahren psychisch sehr stabil war. Aber trotz ihrer langen Stabilität wurde wegen des Erkrankungsrisikos die Medikation auch in der Schwangerschaft fortgeführt, wenn auch in sehr niedriger Dosierung. Und wie in anderen Fällen auch, wurde für die Zeit nach der Entbindung sofort eine Erhöhung des Medikaments besprochen. Außerdem erfolgten die schon wiederholt beschriebenen Maßnahmen (z. B. Reizabschirmung, Mitaufnahme des Ehemannes zur Unterstützung in ein Familienzimmer, Sicherstellung des Schlafs).

Am dritten Tag nach der Entbindung berichtete Frau K., dass sie etwas reizempfindlicher sei, vielleicht sei der Besuch gestern doch etwas zu viel geworden. Die Nacht vorher habe sie nicht gut geschlafen; das Stillen klappe auch noch nicht so richtig. Außerdem berichtete Heike K. über den Besuch im Supermarkt (der doch eine ganze schöne Strecke entfernt liegt, eigentlich war schon der Weg dorthin zu viel für sie). Sie berichtete überglücklich, wie fit sie sei, wenn sie sich mit anderen Frauen auf der Station vergleiche. Sie war dann tatsächlich sehr erstaunt über die Frage, ob es ihr vielleicht doch zu gut ginge? Sowohl ihr Mann als auch sie selbst bejahten das dann letztendlich. Interessanterweise hatten sie nicht daran gedacht, dass es der jungen Mutter zu gut gehen könnte, viel mehr hatten sie auf einen Stimmungseinbruch im Sinne eines Babyblues gewartet.

Die Kombination von leicht euphorischer Stimmung und Reizempfindlichkeit war ein klares Signal, dass die psychische Stabilität nicht ausreichend war und offensichtlich die Dosis der Medikation nicht hoch genug. Frau K. war sofort einverstanden mit einer entsprechenden Erhöhung. Und auch mit Abgabe der Kontrolle der Medikamente an die Schwestern der Station, weil sich herausstellte, dass sie schon die Einnahme ihrer Schilddrüsentabletten vergessen hatte; das sollte mit dem Neuroleptikum nicht passieren.

Zwei Tage später berichtete sie über einen »leichten Babyblues«; sie fühlte sich etwas gedämpft, aber »gesünder«. Vor allem die Reizempfindlichkeit war verschwunden. Heike K. konnte entlassen werden.

Bei der ambulanten Vorstellung drei Wochen später war Frau K. etwas traurig, weil sie wegen einer schweren Brustentzündung hatte abstillen müssen. Ansonsten war sie psychisch stabil und wirkte so müde, wie das für Frauen in ihrer Situation ganz normal ist. Die Arbeitsteilung zwischen ihr und ihrem Mann klappte sehr gut, er versorgte den Sohn nachts vollständig alleine, sie tagsüber. Heike K. hatte aus den Tagen nach der Entbindung das noch einmal neu gelernt, was sie eigentlich schon aus ihrer Reha-Behandlung wusste, nämlich dass die Wahrnehmung von Reizempfindlichkeit (also das Gefühl, das Außenreize wie Geräusche oder Farben ungefiltert auf einen einstürzen) ein wichtiges Warnsignal ist – und entweder nach einer Medikamentenerhöhung, nach Ruhe oder nach beidem verlangt.

Ich dachte, ich könnte niemals Mutter werden...

Jessica M., 37 Jahre

Ich saß in einem Strandkorb auf meiner Lieblingsinsel Sylt, und für September war erstaunlich gutes Wetter mit viel Sonnenschein. Allerdings konnte ich das zu diesem Zeitpunkt nicht so empfinden. Ich war voller

Angst, Selbstzweifel, und nichts konnte mir eine Freude machen. So beobachtete ich eine junge Mutter mit ihrem Kind im Sand und dachte:»Du wirst niemals Mutter werden, wenn Du noch nicht mal Dich selber in den Griff bekommst«. Zu diesem Zeitpunkt machte mir einfach alles Angst, ich konnte kein Fernsehen gucken, nicht lesen, auch die Menschen machten mir Angst. Noch nicht einmal puzzeln konnte ich, weil ich die ganze Zeit in einer Gedankenspirale gefangen war. In dieser Spirale zweifelte ich mich und mein Tun an. Dieser Zustand wurde immer schlimmer, sodass er kaum noch zu ertragen war und ich dachte, dass all dies nur durch den Tod ein Ende nehmen würde. Das war im Herbst vor fünf Jahren.

Zuvor hatte ich viele Monate voller Kraft und Tatendrang erlebt, aber auch eine Rastlosigkeit und ein Getriebensein. Obwohl die Menschen in meiner Umgebung dachten, dass es mir blendend geht, war dies kein schöner Zustand. Ich war wie die Maus im Laufrad, die denkt, redet, handelt.

Dann kam der Absturz: Das übersteigerte Selbstbewusstsein, das ich zuvor noch erlebt hatte, verkehrte sich ins Gegenteil; zerstörerischer Selbstzweifel trat an seine Stelle. Irgendwann war mir und meinem Freund klar, dass dies ein krankhafter Zustand ist und keine Phase des »Schlecht-drauf-Seins«.

Für uns begann die Suche nach dem passenden Arzt, jedoch schreckte mich die Vorstellung von einem Klinikaufenthalt in der Psychiatrie enorm ab. So gerieten wir, ohne zu wissen was ich genau habe bzw. wie man dies behandelt, an einen Arzt für Allgemeinmedizin, der glaubte, dies mit einer täglichen Vitamin C-Infusion auf einer Massageliege und einer Bioresonanztherapie in drei Wochen in den Griff zu bekommen. Außerdem riet er mir, das Antidepressivum, das ich mittlerweile nahm, abzusetzen, da es sich nicht um eine Depression, sondern um ein Burnout handele. Abgesehen davon, dass mich diese Maßnahmen ein kleines Vermögen kosteten, halfen sie nicht; im Gegenteil, es wurde immer schlimmer, und bald schwirrten nur noch Todesgedanken in meinem Kopf.

Obwohl es mir so schlecht ging, war mir nun klar, dass ich doch in eine Klinik musste. In einer Psychiatrischen Klinik wurde dann von einem fachlich sehr kompetenten Arzt endlich erkannt, was mit mir los war. Ich hatte eine bipolare Störung: Zuerst eine hypomane Phase, in der ich so aktiv gewesen war, und dann der Absturz mit einer Depression. In der Klinik wurde ich wieder auf Medikamente eingestellt. Der Arzt sprach mir täglich gut zu und erklärte mir, dass diese Krankheit eine Weile brauchen würde, um zu heilen. Auch als ich ihm nach vier Wochen zwar von einer Besserung berichtete, aber auch, dass ich mich immer noch so melancholisch fühle, sagte er mir, dass es sich immer noch um die Depression handelt. Nach sieben Wochen konnte ich schließlich die Klinik »geheilt« verlassen. Ich wusste nun, was ich für eine Krankheit habe und dass diese wiederkehren kann. Deshalb war ich auf einen sogenannten »Stimmungsstabilisator« eingestellt worden, den ich auch heute noch nehme.

Als das Thema »Kind« bei mir und meinem Freund immer aktueller wurde, habe ich viel recherchiert und bin zu dem Ergebnis gekommen, dass mein Stimmungsstabilisator nicht gerade gut bei einer Schwangerschaft ist. Ich erfuhr, dass trotz regelmäßiger Kontrollen immer noch ein Risiko von etwa 2–3% besteht, dass das Kind geschädigt ist. Aber es sei machbar. Bei diesen Recherchen bin ich auf die Uniklinik in Bonn gekommen, wo sich eine Ärztin bestens mit dem Thema Gynäkologische Psychosomatik auskennt und eben auch mit diesem Medikament. Auch wenn ich mir im Vorfeld dort nur schriftliche Informationen einholte, so war es für mich doch ein gutes Gefühl zu wissen, im Ernstfall auf sie zurückgreifen zu können und fachlich gut beraten zu sein. So bin ich also das Wagnis der Schwangerschaft eingegangen und war heilfroh, als wir bei der ersten Untersuchung mit dem hochauflösenden Ultraschall sahen, dass mit dem Fötus alles in Ordnung ist und sich zum Beispiel kein offener Rücken zeigte.

In der Schwangerschaft ging es mir sehr gut, allerdings wurde sie in der 34. Woche frühzeitig beendet, weil ich eine Schwangerschaftsvergiftung erlitt. Da es sich um das HELLP-Syndrom handelte, die schwerste Form der Schwangerschaftsvergiftung, wurde mir und unserer kleinen Tochter mit dem frühzeitigen Kaiserschnitt das Leben gerettet.

Nach dem Eingriff ging es mir gesundheitlich nicht besonders gut, die Kleine war noch auf der Intensivstation. Ich versuchte, sie so oft wie möglich zu besuchen, und wollte ihr auch gerne Muttermilch geben. Deshalb fing ich an abzupumpen, alle 4 Stunden, auch in der Nacht. Daneben standen wegen meines eigenen schlechten gesundheitlichen Zustandes zig Untersuchungen bei verschiedenen Fachärzten an. Und es kamen viele Besucher, die alle unseren Nachwuchs sehen wollten. Das alles zusammen in der Summe bereitete mir viel Stress. Die Rastlosigkeit, die sich in mir breit machte, deutete ich zunächst noch als »Mutterinstinkt«. Ich erlebte mich als eine Mutter, die zu ihrem Kind will, und deshalb Kräfte entwickelt, die sie eigentlich nicht hat. Mein Freund und ich hatten in erster Linie auf depressive Verstimmungen Obacht gegeben und fast darauf gewartet; das

andere Extrem – die Hypomanie oder sogar die Manie – hatten wir völlig
außer Acht gelassen.

Nachdem mich ein Kinderarzt auf das Medikament angesprochen hatte,
das ich nehme, machte er mir das Angebot, diesbezüglich einen Termin
bei Frau Prof. Rohde wahrzunehmen. Sie riet mir, sofort mit dem Abpumpen aufzuhören, den Besuch bis auf ein Minimum zu reduzieren – und
nachts zu schlafen, denn zu wenig Schlaf begünstigt den Ausbruch einer
erneuten Krankheitsphase. Meinen Zustand schätzte sie als beginnende
manische Symptomatik ein, was ich nachvollziehen konnte, denn das geringe Schlafbedürfnis und das verfrühte Aufwachen kannte ich aus der
hypomanen Phase. Außerdem wurde mein Stimmungsstabilisator sofort
von der Dosis her erhöht, und es wurden zunächst tägliche Blutspiegelkontrollen durchgeführt, um zu sehen, ob er im Wirkbereich liegt.

Besonders in den ersten sechs Wochen nach der Geburt galt es, vermehrt
auf mich aufzupassen. Mein Freund erklärte sich sofort dazu bereit, die
Nachtschichten zu übernehmen. Nun ist unsere Tochter sieben Wochen
alt, dank professioneller Instruktionen bin ich an einer erneuten Krankheitsphase so eben noch vorbeigeschlittert.

Ich freue mich schon auf den ersten Urlaub mit unserer Tochter auf
meiner Lieblings-Nordseeinsel. Dieses Mal werde ich die Mutter sein, die
mit ihrem Kind im Sand spielt; die mit ihrem Leben, ihrer Krankheit und
ihrem Kind klarkommt und sich daran erfreuen kann.

Kommentar:
Jessica M. ist eine Patientin, die ich erst nach der Entbindung persönlich kennenlernte. Sie wurde mit einem Stimmungsstabilisator behandelt, wie es bei einer sogenannten bipolaren Störung üblich ist. Bei den
bipolaren Erkrankungen ist die Zeit unmittelbar nach der Entbindung die
risikoreichste Zeit. Mit jedem Tag und jeder Woche nach der Entbindung
ohne ausgeprägte Symptome wird das Risiko kleiner. Wie Frau M. schon
erläutert hat, ist regelmäßiger und ausreichender Schlaf eine ganz wichtige Vorbeugemaßnahme. Und umgekehrt ist Schlafmangel – egal aus
welchen Gründen, weil Komplikationen auftreten, das Stillen nicht klappt
oder einfach weil die Gefühle überströmen – ein Schritt in Richtung manische Symptomatik. Die Manie ist der Gegenpol der Depression mit un-
gebremsten euphorischen Gefühlen, Antriebssteigerung, Rededrang etc.
Obwohl die Betroffenen selbst oft gar nicht unter der Symptomatik leiden, fürchten wir im Zusammenhang mit Schwangerschaft und Ent-

bindung diese Symptomatik am meisten. Denn sie führt – ziemlich un-
weigerlich – in die stationäre Behandlung, wenn die Manie erst einmal
richtig ausgeprägt ist.

Als ich Jessica M. nach der Entbindung traf, konnte man noch von einer
Vorstufe der Manie, der Hypomanie, ausgehen. Eile war geboten, um die
weitere Entwicklung in Richtung Manie zu verhindern. Deshalb die rasche Empfehlung, mit dem Abpumpen aufzuhören, was die deutliche Erhöhung des Stimmungsstabilisators und die zusätzliche Gabe eines wirksamen Schlafmittels möglich machte. Und genauso wichtig: verschiedene
Maßnahmen, die es der Mutter ermöglichten, erst einmal zur Ruhe zu
kommen – Besuch beschränken, Schlaf sicherstellen, Versorgung des Babys mit dem Partner teilen.

Es ging gut, und Frau M. erreichte bald ihre vorherige Stabilität. Schon
zwei Monate nach der Geburt konnte sie wieder stundenweise in das Be-
rufsleben einsteigen. Und kleinere Schwankungen im Befinden kann sie
selbst mit Hilfe der Medikamente, die sie vorbeugend weiterhin nimmt
– und auch auf unbestimmte Zeit einnehmen sollte – selbst ausgleichen.

Dafür gekämpft und daran gewachsen: erfüllter Kinderwunsch trotz Psychose

Marion W., 34 Jahre

Bevor ich schwanger wurde, habe ich mich gedanklich intensiv mit einer
möglichen Schwangerschaft auseinandergesetzt. Ich habe mir schon länger gewünscht, schwanger zu werden und ein Baby zu bekommen – trotz
meiner psychischen Erkrankung. Ich hatte jedoch Sorge, dass bei weiterer Medikamenteneinnahme mein ungeborenes Baby geschädigt werden
könnte. Auch die Ärztin, die mich bei meinem Aufenthalt in der Klinik
bei meiner ersten Krankheitsepisode behandelte, hatte mich davor gewarnt
und von einer Schwangerschaft eher abgeraten. So versuchte ich ehrgeizig,
ohne Medikamente auszukommen und nahm Rückfälle in Kauf. Ich wollte
es schaffen und versuchte den Drahtseilakt ohne Netz und doppelten Boden. Es ging schief, ich wurde wieder krank. Und das nicht nur einmal.

Hilfreich war, als ich schließlich das Gespräch mit meinem behandelnden Psychiater suchte und mit ihm über meinen Kinderwunsch sprach –
so haben wir eine gute Lösung gefunden. Ich wurde auf ein neueres, in

Hinsicht auf eine Schwangerschaft günstigeres Medikament umgestellt.
Ich bekam wieder Mut, mich und mein Leben erneut aufzubauen und neu
auszurichten. Ein langer und oftmals sehr schwieriger Weg.

Jetzt im Nachhinein versuche ich auch positive Aspekte meiner akuten
Krankheitsphasen zu sehen: Ich habe mich jedes Mal selber ein Stück besser kennengelernt. Ich habe gelernt, mehr auf mich zu hören und zu achten. Dazu hat auch Psychotherapie beigetragen, in der ich lernte, Frühwarnzeichen zu erkennen und zu lernen, was ich selbst zur Vorbeugung
tun kann. Zudem hatte ich auch immer Unterstützung von Freunden, Familie und meinem Mann. Menschen, die zu mir gestanden haben, mit
denen ich reden konnte, die für mich da waren.

Irgendwann ging es wieder – es geht immer. Zuerst langsam und oft
auch wieder rückwärts. Aber irgendwann ist das Lachen, die Fröhlichkeit,
die Lust auf Neues, das Selbstvertrauen wieder da, und das Leben geht wieder leichter, anders, klarer und besser. Und auch der Kinderwunsch schien
wieder realistisch. Ich versuchte, mir im Vorfeld ein kleines Hilfsnetz aufzubauen.

Als hilfreich habe ich den Kontakt zur Beratungsstelle »Embryotox« erlebt. Auf Anfrage bekam ich dort genaue Informationen zu meinem Medikament im Hinblick auf Schwangerschaft und Stillzeit. Eine gute Überwachung in der Schwangerschaft wurde empfohlen, Kontrollen der
Entwicklung des Babys, dann hätten wir eine gute Prognose. Meine Gynäkologin hat das alles umgesetzt und die Schwangerschaft genau beobachtet, trotzdem aber meine Schwangerschaft als natürlichen Vorgang gesehen, der einem natürlichen Plan folgt. Mit der Empfehlung, selber aktiv
und entspannt zu bleiben und es mir gut gehen zu lassen, habe ich meine
Schwangerschaft überwiegend positiv erlebt.

Es hatte sich für mich innerlich etwas verändert: Ich wurde zur Kämp-
ferin für mich und mein Baby. Ich wollte mit meinem Mann selbständig
für unser Baby da sein, gesund sein, stark sein, und dafür suchten wir uns
verschiedene Hilfsinstanzen, die uns dabei mit ihrem Wissen unterstützen konnten.

Die zentrale Anlaufstelle für uns war die Gynäkologische Psychosomatik
der Uni-Frauenklinik Bonn. Hier haben wir einen Fahrplan für Schwangerschaft, Geburt und die Zeit danach besprochen. Dieser sehr konkrete Fahrplan bezog das Klinik-Team, alle Ärzte und Hebammen, die mich begleitet
haben, mit ein und informierte über alle wesentlichen Aspekte – was ich
insgesamt als sehr klar und detailliert, somit hilfreich und Sicherheit ge-

bend empfunden habe. Meine Medikamente wurden angepasst, und ich bekam Möglichkeiten des selbständigen Umgangs mit deren Dosierung erläutert. Ich konnte nun die Medikamente eigenverantwortlich anpassen, falls Schlafstörungen oder andere Frühwarnzeichen auftreten. So verlief die Schwangerschaft weitestgehend ohne Komplikationen.

So konnte ich auch der Geburt unserer Tochter mit gutem Gefühl entgegen sehen. Es verlief alles mit Ruhe und guter Begleitung durch die Hebamme: Und plötzlich hielten wir unser Baby in den Armen – ganz zart und doch auch schon voller Kraft war unser kleines Mädchen.

Auf der Wochenbettstation bekamen wir ein Familienzimmer, was wirklich sehr wichtig für uns war. Mein Mann nahm alle Außenkontakte mit Laura wahr – Untersuchungen und alles, was rund um die Geburt zu erledigen ist. Ich konnte mich von der Geburt erholen und wieder zu Kräften kommen. So wuchs ich langsam und Schritt für Schritt in die neue Rolle als Mutter – das Stillen, Wickeln, Waschen und Anziehen wollte geübt werden. Wir haben uns kennengelernt, viel gekuschelt und geschlafen. Alles war neu, noch sehr wackelig und instabil – die Anstrengungen der Geburt, der Schlafmangel, die hormonellen Veränderungen und die neue Situation waren mehr als genug. Die schon vorher vereinbarte sofortige Erhöhung der Medikamente mit Spielraum nach oben war sehr wichtig; und trotzdem fühlte ich mich noch sehr instabil und am Limit meiner Belastungsgrenze. Die ersten Besucher, die das neue Menschenkind begrüßen wollten, mussten vertröstet werden. Obwohl wir im Vorfeld alle informiert hatten, war dies nicht so einfach...

Wieder zu Hause, habe ich viel Hilfe durch meinen Mann bekommen, da er direkt ab der Geburt einen Monat Elternzeit genommen hat. Danach konnte er seine Arbeitszeit stufenweise erhöhen. In der ersten Zeit war auch die Nachsorge-Hebamme sehr wichtig für uns, weil sie einen guten Blick auf uns alle hatte. Sie hat uns das Gefühl gegeben, dass bei uns alles gut läuft und dass wir es prima und richtig mit Laura machen.

Ich wusste, dass mit am wichtigsten der Schlaf ist – Ich habe versucht zu schlafen, wann immer es ging! Und dann habe ich schrittweise die Belastung erhöht; versucht, alles langsam und mit Bedacht zu tun und an uns zu denken. Alles war neu... Völlig unterschätzt haben wir die lieb gemeinten und interessierten Besuche. Alle freuen sich, dass ein neuer Mensch da ist, und alle wollen das Baby bestaunen. Wir haben in den ersten Wochen versucht, Besuche nur nach Absprache zu empfangen, und trotzdem war es nicht immer leicht, alles zu koordinieren und sich selbst dabei nicht aus dem Blick zu verlieren. Doch auch das ist überstanden, und im letzten halben Jahr sind wir eine richtige kleine Familie geworden.

Das Elternsein ist eine neue Aufgabe und Herausforderung in unserem Leben – es ist nicht immer einfach, alle Bedürfnisse unter einen Hut zu bringen – doch mit genauer Planung und guten Absprachen ist es machbar. Die neue Verantwortung bedeutet für mich auch, auf mich und meine Gesundheit aufzupassen, meine Grenzen zu erkennen, sie zu akzeptieren und damit zu leben, um Rückfälle möglichst zu vermeiden. Das heißt aber auch, trotz des Elternseins eigene Freiräume zu behalten.

Mein Mann und ich sind froh und glücklich, dass sich bisher alles so prima entwickelt hat. Laura ist ein gesundes, entspanntes, fröhliches, aktives und zufriedenes Baby. Wir freuen uns jedesmal, wenn sie etwas Neues lernt und zeigt. Ich bin froh, dass ich es mir trotz meiner psychischen Erkrankung nicht habe nehmen lassen, mir meinen Kinderwunsch zu erfüllen – denn das Wunder des Lebens ist das Größte, was einem passieren kann!

Information und Vorbereitung sind Trumpf – Sicherheit auch für den Ehemann

Peter, 34 Jahre

Als wir uns vor zwei Jahren entschieden, ein Kind zu bekommen, war ich aufgrund der mehrfachen psychotischen Episoden meiner Frau und aus persönlichen Gründen ziemlich unsicher, ob alles so gut verlaufen würde.

Ich habe mir natürlich Sorgen gemacht um mögliche Auswirkungen auf unser Kind, weil Marion die Psychopharmaka weiter nehmen musste. Außerdem war die Aussicht auf den Stress der Geburt und natürlich auch danach sowie die hormonellen Umstellungen kein rosiger Ausblick. Vor allem die drohende Schlaflosigkeit machte mir Sorgen, da die bei meiner Frau in anderen Situationen schnell zu einer Erkrankung geführt hatte oder auch erstes Anzeichen einer Erkrankung war.

Wie immer aber zeigte sich, dass frühzeitige Information und Vorbereitung bei der Art Erkrankung meiner Frau Trumpf ist.

Im Vorfeld wurde die Medikation gegen die Psychose umgestellt auf ein anderes Mittel, zu dem mehr Informationen zur Anwendung in der Schwangerschaft vorlagen. Im Uniklinikum Bonn wurde ein genauer Fahrplan hinsichtlich der Geburt und der nachfolgenden Zeit festgelegt; die verschiedenen möglichen Szenarien wurden durchgesprochen. Das und die enge Betreuung gaben meiner Frau und mir schon vorab mehr Sicherheit. Dazu kam, dass wir für die Zeit im Krankenhaus ein Familien-Zimmer in Anspruch nehmen konnten. Das war sehr vorteilhaft, da ich von der Geburt an alle anfallenden Aufgaben (Untersuchungen etc.), die zahlreicher sind als ich vorher gedacht hatte, übernehmen konnte. So konnte sich meine Frau von den Strapazen der Geburt erholen. Außerdem konnte ich den vehementen Ansturm der besuchenden Gratulanten, insbesondere aus dem engeren Familienkreis, um einige Tage nach hinten verschieben, auch wenn das zu starken Protesten führte. Dies gab Marion ebenfalls Zeit, um sich zu erholen.

Ab dem Tag der Geburt von Laura habe ich einen Monat Elternzeit nehmen können. Dadurch konnte ich meine Frau zuhause bei Tag und auch bei Nacht entlasten. Gemeinsam konnten wir die regelmäßigen Termine im Klinikum nutzen, um auch eine objektive Beobachtung zu gewährleisten. Uns wurde bestätigt, dass wir alles gut und richtig machen.

Durch diese Informationen und Hilfen sind wir sehr gut durch die stressige Anfangszeit gekommen. Heute freuen wir uns über ein gesundes und fröhliches Mädchen!

Kommentar:

Marion W. hatte aufgrund ihrer Vorgeschichte ein nicht unerhebliches Risiko, nach der Entbindung wieder krank zu werden. Das hatten ja auch die Absetzversuche gezeigt, nach denen sie jeweils wieder krank geworden ist. Deshalb war bei ihr die Geburtsplanung mit den verschiedenen Bausteinen so besonders wichtig: Medikamentöse Vorbeugung, d. h. Erhöhung des Antipsychotikums direkt nach der Entbindung, Reizabschirmung, Schlaf sicherstellen, Unterstützung organisieren. Und das wichtigste: Marion W. musste diese Hilfe akzeptieren können. Das hat sie sehr gut hinbekommen. Eine ganz besondere Bedeutung hatte dabei die Unterstützung durch ihren Mann, der sowohl in der Klinik als auch gerade in den ersten Wochen ständig für sie und ihr Kind da war, also in der Zeit, in der das Erkrankungsrisiko am höchsten ist.

In den ersten Tagen nach der Entbindung, in denen üblicherweise ein Baby blues auftritt (die Tage der Hormonumstellung), war Marion W. psychisch deutlich labil, was aber nach weiterer Erhöhung des Medikaments rasch abklang. Als sie sich nach der Entlassung aus der Klinik das erste Mal wieder bei uns vorstellte, wirkte sie stabil und positiv; zuhause hatte sich alles gut eingespielt. Hinsichtlich Organisation und Unterstützung durch den Ehemann lief alles optimal. Da er Elternzeit genommen hat, konnte er ihr in den ersten Wochen insbesondere nachts die Versorgung des Babys abnehmen, sodass sie nicht in ein Schlafdefizit geriet. Frau W. stillte etwa neun Monate.

In Stresssituationen bemerkt sie nach wie vor eine leichte Irritierbarkeit durch Außenreize und Ereignisse sowie eine verminderte Belastbarkeit. Mit einer eigenständigen vorübergehenden Erhöhung ihres Medikaments kann sie heute gut damit umgehen. So hat sie auch die Zeit des Abstillens gut überstanden, wo es manchmal wegen der noch einmal erfolgenden hormonellen Umstellung zu psychischen Symptomen kommen kann.

In der Zwischenzeit ist Tochter Laura ein Jahr alt und entwickelt sich prächtig.

Selbst mit Zwillingen gut zurechtkommen

Evelyn Z., 33 Jahre

Ich habe die Zeit nach der Geburt sehr positiv erlebt. Mein Mann Dirk hat mich in allem sehr gut unterstützt. Die Versorgung der Zwillinge haben wir uns geteilt. Dafür war es natürlich sehr hilfreich, dass er 14 Monate Elternzeit nehmen konnte. Es war auch sehr hilfreich, dass Dirk schon Erfahrungen mit den Kindern seiner Schwester hatte; das habe ich schon direkt nach der Geburt der Zwillinge festgestellt. Er war anfangs viel sicherer im Umgang mit ihnen als ich.

In den Monaten nach der Geburt ließ mich Dirk nachts immer schlafen; dadurch hatte ich viel Kraft tagsüber. Er dagegen schlief immer von 5 Uhr morgens bis etwa 12 Uhr mittags. So hatten wir gemeinsam noch was vom Tag. Wenn wir ziemlich früh einen Termin hatten, ging ich schon um 15 Uhr schlafen und stand um 1 Uhr nachts auf, damit Dirk auch ein wenig schlafen konnte.

Direkt nach der Geburt hatte ich einen extremen Hormonanschub. Es ging mir so gut, dass ich mit einer viel geringeren Dosis meines Medikaments auskam. Nach etwa sechs Monaten musste ich aber die Tabletten wieder auf die frühere Dosis erhöhen, weil ich mit der geringen Dosis nicht mehr einschlafen konnte. Vielleicht war aber auch die niedrige Dosis am Anfang doch zu gering, denn ich war aktiv und habe zu viel mit meiner Verwandtschaft telefoniert.

Dadurch, dass ich abgepumpt habe und Dirk den Kindern die Muttermilch mit der Flasche gegeben hat, wenn ich schlief, haben sich unsere Jungs nach und nach an die Flasche gewöhnt. Bei Zwillingen ist es etwas schwierig, beide an die Brust zu legen. Ab dem 6. Monat habe ich abgestillt, damit ich nachts besser durchschlafen konnte.

Da Dirk die komplette Elternzeit genommen hat, hatten wir die Möglichkeit, uns gegenseitig zu unterstützen. Jeder konnte ab und zu ein bisschen abschalten und neue Kraft tanken kann. Dirk ist sehr auf mich eingegangen und hat alles dafür getan, dass ich schlafen kann.

Mein Tipp an die anderen Frauen: Genießt die Zeit mit euren Kindern und eurem Mann. Macht in den ersten sechs Monaten nicht zu viel. Und wenn euch jemand stresst, so ist es besser, diese Person zu ignorieren und eure Kraft für eure Familie zu investieren. Meine Mutter kann ich nicht verändern, aber ich muss mich nicht mit ihr beschäftigen. Meine Kraft nutze ich lieber für schöne Dinge.

Kommentar:

Evelyn Z. hat Zwillinge geboren. Die Versorgung von zwei Neugeborenen ist ja ohnehin schon eine besondere Herausforderung. Sie hat beschrieben, wie sie und ihr Mann sich die Arbeit mit den beiden Babys geteilt haben und wie das bei ihr zur Stabilität nach der Entbindung beigetragen hat. Denn beide wussten: Wenn sie zu wenig schläft, ist der Weg in die Psychose und in die Klinik kurz. Es hat funktioniert! Bei den Wiedervorstellungen nach der Geburt wurde deutlich, wie ernst die beiden das Thema Schlafen genommen haben und dass sie tatsächlich ihren ganzen Lebensrhythmus darauf abgestimmt haben.

Allerdings hat Evelyn Z. Recht, wenn sie denkt, sie habe vielleicht die Medikamente nach der Entbindung zu weit reduziert (was eigentlich gar nicht vorgesehen war). Sie fühlte sich sehr gut und stabil, erlebte offenbar den Einfluss der Hormone auf ihr psychisches Befinden positiv. Trotzdem war bei den Wiedervorstellungsterminen in den Monaten nach der Entbindung die Höhe der Medikamente immer wieder Thema, weil nämlich »von außen« der Eindruck entstand, dass sie vielleicht etwas zu euphorisch und aktiv ist. Auch ihr Mann sah das so. Erfreulicherweise waren die beiden aber in der Lage, das miteinander zu besprechen. Und Evelyn Z. vertraute dem Urteil ihres Mannes, wenn dieser sie bat, etwas mehr von den Medikamenten zu nehmen. Auch diese Art von »Zusammenarbeit« hilft sehr bei der Erhaltung der psychischen Stabilität nach der Entbindung.

Ein starkes Netzwerk schützt und gibt Sicherheit

Karsten G., 34 Jahre

Mit der Geburt unseres ersten Kindes hat eine recht dramatische Phase in unserem Leben begonnen, die uns völlig unvorbereitet traf. Was mich zu diesen Zeilen veranlasst, ist unsere Überzeugung, dass sich viele schlimme Erfahrungen hätten vermeiden lassen, wenn wir und auch das medizinische Personal, das uns betreut hat, etwas mehr über psychische Störungen nach der Entbindung und insbesondere über postpartale Psychosen gewusst hätte. Wir hoffen, mit den folgen Zeilen einen kleinen Beitrag zur Aufklärung leisten zu können.

Die Krankengeschichte meiner Frau hat erst mit der Geburt unseres Kindes begonnen. Allerdings war meine Frau schon immer ein sensibler Mensch mit einer Neigung zu Perfektionismus und Einschlafstörungen.

Nach einer unauffälligen und weitestgehend schönen Schwangerschaft mit unserem Wunschkind entschloss sich meine Frau, in einer Klinik zu entbinden, die großen Wert auf einen möglichst natürlichen Umgang zwischen Eltern und Kind legt. Eine Haltung, die wir sehr begrüßten, die aber im Falle meiner Frau neben dem Hormonstress und der Erfahrung, plötzlich Mutter zu sein, ihre Erkrankung begünstigt haben dürfte. Die Folgen beschreibe ich hier recht genau, da wir bei der Geburt unseres zweiten Kindes sehr bewusst darauf geachtet haben, die Situation anders zu gestalten.

Charakteristisch für die ersten Tage nach der Entbindung waren Schlafmangel und ständige, wenn auch gut gemeinte Störungen. Wir waren insgesamt fünf Tage in einem Familienzimmer untergebracht. Unsere Tochter war die ganze Zeit bei uns, denn in der Klinik gab es kein Kinderzimmer, wo man sie für ein paar Stunden hätte abgeben können. Für meine Frau waren diese Tage insofern wahnsinnig anstrengend, als wir immer gerade dann, wenn sich einmal die Chance geboten hätte, etwas Schlaf und Ruhe zu finden, gestört wurden. Visite, Blutdruck messen, Zimmer sauber machen, Essen, Müll abholen, Besuche etc.

Zudem hagelte es Informationen, wie man was in Bezug auf das Kind am besten macht. Da wir natürlich gute Eltern sein wollten, waren wir bemüht, möglichst alle Tipps umzusetzen. Das Kind wird nicht auf dem Bauch schlafen gelegt, auch wenn es auf dem Rücken nach spätestens zwanzig Minuten schreiend erwacht. Es gibt keinen Schnuller, allenfalls den eigenen Finger. Das Kind soll ausreichend und spätestens alle vier Stunden gestillt und gewickelt werden. Usw., usw. ...

Hinzu kam, dass meine Frau beim Stillen große Schmerzen hatte, dadurch vorher und nachher ein paar zusätzliche Handgriffe zu tun hatte und nach dem Stillen immer recht aufgewühlt war.

Unsere Situation war also so, dass wir pro Tag kaum einmal drei Stunden geschlafen haben und während der gesamten Zeit nicht zur Ruhe gekommen sind.

Am dritten Tag war vor allem meine Frau körperlich und psychisch so erschöpft, dass sie sich nicht vorstellen konnte, zu diesem Zeitpunkt entlassen zu werden und den Alltag allein zu meistern. So haben wir unseren Aufenthalt auf ihren Wunsch hin auf fünf Tage verlängert. Gut gemeinter Kommentar der Schwestern hierzu:»Sie können sich nicht hier im Haus verstecken, irgendwann müssen sie sich dem Leben Daheim stellen«.Auf meine Initiative hin wurden wir in der Folgezeit dann etwas »in Ruhe gelassen« und waren schließlich in der Lage, den Weg nach Hause anzutreten.

Im Nachhinein hat uns sehr gewundert, dass das medizinische Personal unsere Überforderung und die völlige Erschöpfung meiner Frau nicht als Warnsignal gesehen hat. Zumal meine Frau seit der Geburt und auch unmittelbar vor der Abschlussuntersuchung sehr viel geweint hat und Schlafmangel sowie Erschöpfung wiederholt angesprochen hatte. Der Kommentar einer Schwester hierzu war:»Was glauben Sie, was Sie als junge Eltern alles leisten können. Da kommen Sie auch mit sehr wenig Schlaf aus!«

Daheim zu sein war dann einerseits eine große Erleichterung, weil wir dort in unserem gewohnten Umfeld den Takt selbst bestimmen konnten. Allerdings stellte sich heraus, dass wir inzwischen so erschöpft waren, dass uns und vor allem meiner Frau, die sehr geschwächt war, die Organisation des Alltags schwer viel. Daher baten wir noch am selben Tag Freunde um Unterstützung während der Nacht.

Nach deren Aussage war meine Frau zu diesem Zeitpunkt schon etwas verändert und hat sich nicht so verhalten, wie man es von ihr kennt. Was ich hier vor allem erinnere, sind folgende Eigenarten: Erstens begann sie immer wieder, bestimmte Schlüsselsätze zu wiederholen und diese zweitens mit immer gleichen Gesten zu untermalen. In dieser Nacht hat meine Frau jedenfalls trotz Unterstützung keinen rechten Schlaf gefunden, und das sollte sich bis zu ihrer Einlieferung in die Psychiatrie auch nicht mehr ändern. In den folgenden Tagen haben sich die Wiederholung von Schlüsselsätzen und diese Gesten verstärkt.

Die Frauenärztin meiner Frau und auch unsere Hebamme gaben mir in diesen Tagen zu verstehen, dass sie das Gefühl hätten, meine Frau könne in eine Depression abrutschen, und rieten uns, Hilfe zu organisieren. Da uns selbst bewusst war, dass etwas nicht stimmt, hatten wir auch bereits etwas recherchiert und mit Hilfe der Frauenärztin ein paar Kliniken gefunden, die auf postpartale psychische Störungen spezialisiert waren. Diese wollten wir nach dem Wochenende kontaktieren. Wiederum ist bemerkenswert, dass weder die Frauenärztin noch die Hebamme die Symptome meiner Frau richtig zu deuten wussten, und so war uns nach wie vor nicht bewusst, worunter genau meine Frau eigentlich litt.

Zwei Tage später trafen meine Schwiegereltern ein, die von meiner Frau sehnlichst erwartet worden waren.»Wenn meine Eltern erst da sind, dann haben wir es geschafft.« Leider kam es anders. Mit dem Eintreffen meiner Schwiegereltern (inklusive Bruder meiner Frau und dessen Freundin) nahm der Trubel natürlich wieder zu und führte zu einer kritischen Reizüberflutung. Im Laufe des Tages verschlimmerte sich der Zustand meiner Frau so, dass ich sie nicht wiedererkannte. Sie schaffte es nicht mehr, sich uns richtig verständlich zu machen. Sie war überdreht und glaubte, einen Masterplan zu haben, wie die Situation in den Griff zu bekommen sei.

In der folgenden Nacht schlief meine Frau dann tatsächlich einmal für etwa zwei Stunden. Anschließend war sie wie verwandelt. Keine Wiederholungen mehr, keine komischen Gesten oder Sätze. Wir beschlossen, dass an diesem Tag die Eltern nicht zu Besuch kommen sollten und wir noch einmal versuchen, viel Ruhe und Schlaf zu finden. Wir legten uns dann zusammen mit der Kleinen am frühen Abend hin.

Irgendwann bin ich kurz erwacht. Meine Frau war zu dem Zeitpunkt schon wach und hat irgendetwas erledigt. Ich bin sofort wieder eingeschlafen und erst ein paar Stunden später erneut aufgeschreckt. Meine Frau war nach wie vor auf den Beinen und zeigte nun wieder eindeutige Symptome. Ich bat sie energisch, ins Bett zu gehen und zu schlafen versuchen, entsetzt darüber, dass dieser Zustand nun doch wieder da war.

Wie auch schon am Vortag zeigte sich aber, dass es keinen Zweck hatte, ihr irgendetwas vorzuschlagen oder sie zu irgendetwas bewegen zu wollen. Dies machte sie mit so energischem Tonfall und Gestik deutlich, dass sofort klar war, dass ich hier mit Argumenten nicht weiterkommen würde. In dieser Situation war sie für mich völlig fremd.

Wir hatten die Situation zu diesem Zeitpunkt nicht mehr unter Kontrolle und hielten es daher für das Beste, einen Krankenwagen zu rufen, der uns in eine Klinik bringen sollte. Leider stellte sich heraus, dass uns der Krankenwagen nur zum nächstgelegenen zuständigen Krankenhaus fahren durfte und nicht in eine der Kliniken, die wir uns vorher schon herausgesucht hatten. In der Klinik wurden wir von einem jungen Psychiater empfangen, der sich unsere Geschichte von uns beiden jeweils getrennt erzählen ließ. Darüber hinaus wurden trotz akutem Schlafmangel noch bis in die Nacht etliche psychologische Tests und ein MRT (zum Ausschluss eines Hirntumors) gemacht. Dies und die herumlaufenden, zum Teil verhaltensauffälligen und sehr verzweifelten Mitpatienten verwirrten und verängstigten meine Frau über die Maßen. Es war schnell klar, dass meine Frau mindestens die erste Nacht auf einer geschlossenen Station würde bleiben müssen. Der eigentliche Schock war aber, dass sie dazu von unserer Tochter getrennt werden würde und somit auch abstillen müsste. In unserem völlig erschöpften Zustand brach damit für uns eine Welt zusammen und vor allem die Hoffnung, ohne weitere Verschlimmerungen aus diesem Alptraum heraus zu kommen. Meine Frau berichtete später, dass sie am Ende der nächtlichen Untersuchungen so durcheinander war, dass sie glaubte, sie selbst (wegen des MRTs) oder aber unsere Tochter (wegen des Abstillens) würden sterben müssen. In dieser Situation fühlten wir uns beide dem medizinischen System hilflos ausgeliefert. Man gab uns zu verstehen, dass man meine Frau, wenn sie nicht freiwillig eine entsprechende Erklärung unterschriebe, notfalls zwingen würde, für eine gewisse Zeit in der geschlossenen Psychiatrie zu bleiben. Obwohl wir wussten, dass es Kliniken gab, die in solchen Situationen unter Umständen Mutter und Kind gemeinsam aufgenommen hätten, waren der Weg dorthin für uns offenbar verbaut. Andererseits war klar, dass meine Frau medizinische Hilfe brauchte, und so blieb uns keine andere Wahl.

Ich möchte nicht auf alle Details der nun folgenden Behandlung eingehen. Man kann vielleicht zusammenfassend sagen, dass meine Frau mehr oder weniger nach einem Standardschema für Psychose-Patienten behandelt wurde und dass sowohl Personal als auch Strukturen der Klinik nicht auf Mütter mit postpartalen Störungen vorbereitet waren. Meine Frau bekam starke Dosen von Beruhigungsmitteln und Antipsychotika. So viel, dass sie in den ersten Tagen kaum stehen oder sprechen konnte und ständig einschlief. Die Station war nicht auf junge Mütter ausgerichtet. Es war nur gelegentlich und mit Verzögerungen möglich, eine Schwester zu organisieren, die meiner Frau z. B. mit dem Abstillen behilflich war, also kümmerte ich mich mit Hilfe unserer Hebamme größtenteils selbst darum. In den ersten Tagen wurde die Behandlung auch in keiner Weise mit mir oder meiner Frau abgesprochen. Es dauerte eine Woche, bis meine Frau zumindest kurz unsere Tochter sehen durfte, obwohl sich ihr Zustand schon in den ersten Tagen stabilisiert hatte und sie sich vom ersten Tag an nichts sehnlicher wünschte. Meine Frau und auch ich fühlten uns vor allem während der ersten Wochen vollkommen entmündigt, nicht ernstgenommen und als gerade frisch gebackene Familie ignoriert. Dieses Gefühl entstand weniger durch einzelne Mitarbeiter als vielmehr durch das System der Klinik. Einige Ärzte und Schwestern nahmen durchaus Anteil an unserer Situation und versuchten, uns entgegen zu kommen. Allerdings waren sie eng an die üblichen Verfahren und ihre Vorgesetzten gebunden und hatten daher wenig Spielraum.

Nach und nach wurden dann die Restriktionen auf unser starkes Drängen hin gelockert. Meine Frau durfte die Klinik zunächst kurz, dann länger verlassen und kam schließlich auf eine offene Station. Uns wurde nun auch mehr Einblick in die Behandlung gegeben und zugehört. Allerdings änderte sich nichts an dem starren Psychose-Behandlungsschema, das nicht recht auf die postpartale Störung meiner Frau passen wollte.

In dieser ganzen Zeit bekamen wir enorm viel Unterstützung von Familie, Freunden, meinem Arbeitgeber (in Form von unbürokratischer Freistellung von der Arbeit), der Krankenkasse und auch von unserer Hebamme. Diesen Zusammenhalt zu erleben war eindrucksvoll und schön – vielleicht der einzige positive Nebeneffekt der Klinikzeit.

Nachdem ein verträgliches Medikament gefunden war, wurde meine Frau schließlich einige Wochen später entlassen. Sie gewöhnte sich schnell wieder in das Familienleben ein. Schließlich lebten wir, wenn auch medikamentös gestützt, den Alltag, den wir uns gewünscht hatten.

Während der Klinikzeit hatten wir bereits über Frau Prof. Rohde eine Empfehlung für den Verein Schatten & Licht e.V. bekommen, der uns mit vielen wertvollen Informationen zu postpartalen Störungen und vor allem auch mit Kontakten zu spezialisierten medizinischen Ansprechpartnern versorgte. Meine Frau fand eine gute Psychologin und einen Psychiater, die sie die nächsten Monate begleiteten. Nach zwei Jahren hatte meine Frau das Medikament schließlich abgesetzt und kam problemlos ohne aus. Lediglich die Angst, wieder Schlafstörungen zu bekommen, sorgte in der ersten Zeit ironischerweise für Schlafstörungen. Diese ließen aber nach einiger nochmals psychologisch gestützter Beschäftigung mit dem Thema nach.

Aus dem Schock und der Hilflosigkeit heraus hatte ich mich in den ersten Monaten intensiv mit dem Thema postpartale Psychosen und deren Ursachen, Symptomen und Behandlungsmöglichkeiten auseinander gesetzt und mit vielen Experten ausgetauscht. Dieses Wissen und die Erfahrung, die Krankheit medikamentös gut unter Kontrolle gebracht zu haben, gaben uns schließlich die Gewissheit, dass wir die Geburt eines zweiten Kindes und deren mögliche Folgen würden managen können.

Dazu knüpften wir uns zunächst ein Netzwerk aus Profis, die genau auf dieses Thema spezialisiert waren und bei denen wir das Gefühl hatten, dass sie sich wirklich Zeit für uns und unsere spezielle Situation nehmen. Dies war einmal Frau Prof. Rohde, die uns zum Thema vorbeugende Medikation und Strategien nach der Geburt beriet. Außerdem eine Tagesklinik, die betroffene Mütter gemeinsam mit ihren Kindern aufnimmt und bei der die Behandlung sehr auf das aktive Einbeziehen der Patienten und deren Familie Wert legt. Diese Klinik wäre unsere Anlaufstelle gewesen, wenn wir das Gefühl gehabt hätten, nach der Entbindung erneut Hilfe zu brauchen. Dann der Psychiater, der meine Frau nach der Geburt des ersten Kindes betreut hatte; er würde uns gegebenenfalls ebenfalls medikamentös unterstützen. Schließlich wurde uns über die Krankenkasse ein Netzwerk für psychische Gesundheit empfohlen. Dies ist ein Team aus Ansprechpartnern (u. a. Sozialpädagogen), welches Menschen mit seelischen Erkrankungen im Alltag begleitet und versucht, diese so einzubetten, dass ein Klinikaufenthalt möglichst nicht notwendig wird. Mit Hilfe dieses Netzwerkes gestalteten wir einen detaillierten Plan für die Zeit vor und nach der Geburt, um die Gefahr einer neuerlichen Erkrankung meiner Frau zu minimieren bzw. möglichst für alle Eventualitäten gerüstet zu sein. Durch die regelmäßigen Termine mit dem Netzwerk haben wir schon frühzeitig und diszipliniert mit den Vorbereitungen begonnen. Außerdem wurden wir durch die externe Beratung auch auf solche Schritte hingewiesen, die unangenehm waren oder die wir möglicherweise ausgeblendet oder aufgeschoben hätten.

Der sich entwickelnde Plan sah dann in etwa wie folgt aus: Schlaf und Ruhe ist in der Zeit nach der Geburt das allerwichtigste. Vor allem für meine Frau, aber natürlich auch für mich. Insofern versuchten wir, die Ursachen für den Schlafmangel beim ersten Kind möglichst zu umgehen und dafür zu sorgen, dass wir möglichst viel Ruhe und Rückzugsmöglich-

keiten haben würden. Außerdem sollte, wenn irgend möglich, ein Klinikaufenthalt vor allem in einer nicht spezialisierten Einrichtung verhindert
werden.

Wir wählten daher eine Geburtsklinik aus, die über ein Kinderzimmer
verfügt, so dass wir das Kind über Nacht würden abgeben können. Zudem
konnten wir auch die Hebamme wieder gewinnen, die uns beim ersten
Kind unterstützt hatte und daher sehr gut im Bilde war, worauf es zu achten galt. Nach Rücksprache mit dieser entschied sich meine Frau auch dafür, kurz nach Geburt abzustillen. Dies fiel meiner Frau enorm schwer. Da
sie jedoch beim ersten Kind starke Schmerzen beim Stillen hatte, dies immer sehr lange dauerte und sie sehr aufgerieben hatte, entschied sie sich
dagegen. Auf diese Art war es auch für mich leichter, das Füttern zu übernehmen und damit die Schlafphasen für meine Frau zu verlängern. Mit
Frau Prof. Rohde erstellten wir außerdem einen »Geburtsplan«, den die
Entbindungsklinik ebenso wie alle anderen Beteiligten bekam. Darin war
die Situation meiner Frau beschrieben und es wurden Empfehlungen gegeben, worauf es nach der Entbindung zu achten galt.

Ich konnte glücklicherweise direkt nach der Entbindung zwei Monate
Elternzeit nehmen, um meine Frau zu unterstützen und vor allem die
»Nachtschichten« in den ersten Wochen zu übernehmen. Außerdem or-
ganisierten wir im Vorfeld, dass meine Eltern wechselweise die ersten Wochen bei uns wohnten, um mich wiederum bei den »Nachtschichten« und
auch mit dem Haushalt zu unterstützen. Es sollte immer nur eine Person
zur Unterstützung da sein, um nicht zu viel Trubel im Haus zu haben. Wir
entschieden uns schweren Herzens gegen meine Schwiegereltern, weil wir
uns von meinen Eltern etwas mehr Ruhe und auch emotionale Distanz ver-
sprachen. Die entsprechenden Gespräche mit den Eltern meiner Frau waren natürlich nicht leicht. Das Ziel war, dass meine Frau sich ganz nach Be-
lieben würde zurückziehen können, sobald es ihr zu viel würde und dass
sie auch jederzeit die Möglichkeit hätte, sich schlafen zu legen. Unsere ältere Tochter ging zu diesem Zeitpunkt bereits in den Kindergarten und
sollte diese Routine auch beibehalten.

In Absprache mit Frau Prof. Rohde entschied sich meine Frau dafür, während der Schwangerschaft zunächst noch kein Antipsychotikum zur Vorbeugung einzunehmen. Dies schien vertretbar, da meine Frau weder vor
der ersten Schwangerschaft noch nach dem Absetzen der Medikamente
psychotische Symptome hatte. Auch während der Schwangerschaft ging
es ihr psychisch gut. Nach der Geburt sollte dann allerdings – auf unseren

Wunsch in möglichst niedriger Dosierung – das Antipsychotikum vor allem als Einschlafhilfe und zur Vorbeugung eingenommen werden. Meine Frau wurde so mit Medikamenten ausgestattet, dass sie jederzeit die Möglichkeit gehabt hätte, die Dosis zu erhöhen, sollten Schlafprobleme oder irgendwelche Symptome auftreten. Außerdem bekam sie ein Rezept für ein wirksames Schlafmittel, falls das Antipsychotikum zum Einschlafen nicht reichen sollte. Für den Notfall hätten wir dann die oben erwähnte Tagesklinik gehabt, den Psychiater meiner Frau und die Profis vom Netzwerk, die ebenfalls unseren Plan und unsere Wünsche im Detail kannten. Diese relative Autonomie, was die Handhabung der Medikamente angeht, hat meiner Frau sehr gut getan und ihr viel Sicherheit gegeben.

Wir informierten außerdem unsere Verwandten und engsten Freunde über die Situation und baten sie darum, in den ersten Wochen nach der Entbindung nicht aktiv Kontakt zu uns aufzunehmen (keine Anrufe oder Besuche). Wir würden uns melden, wenn wir die ersten Tage und Wochen gemeistert hätten.

Rückblickend war die Vorbereitung sehr umfangreich und intensiv. In manchen Phasen hatten wir jede Woche mindestens einen Termin bei einem Arzt, Krankenhaus etc. und waren nicht sicher, ob wir es vielleicht übertreiben. Jetzt sind wir heilfroh, es genauso gemacht zu haben. Wir konnten den Plan tatsächlich wie oben skizziert umsetzen. Meiner Frau ging es vom ersten Tag an recht gut, und so war nach der Geburt die Versuchung groß, es mit der Ruhe nicht so genau zu nehmen. Es gab zu Beginn doch einige kurze Besuche meiner Schwiegereltern, und meine Frau startete die eine oder andere Aktivität, die vielleicht noch nicht hätte sein müssen. Allerdings merkte sie dann schnell, wie dünn die Nerven noch sind und zog sich dann sehr konsequent an einen ruhigen Ort zurück. Und da alle über unsere Strategie informiert waren, wurde dies auch ohne Ressentiments akzeptiert. Dies rechne ich allen Beteiligten sehr hoch an. Meine Frau hatte also ausreichend Ruhe, konnte gut schlafen.

Und ist nicht wieder erkrankt! So konnten wir nun erstmals wirklich das Glück genießen, diese ersten Wochen mit einem Neugeborenen gemeinsam zu erleben. Dafür sind wir allen Beteiligten, die sich so viel Zeit genommen haben, uns zu beraten und zu unterstützen, unendlich dankbar!

Kommentar

Karsten G. und seine Frau Miriam haben nicht nur die schreckliche Erfahrung einer Psychose nach der Entbindung gemacht, sondern haben auch die Zeit in der psychiatrischen Klinik als angstverstärkend und entmündigend erlebt. Das wünscht man sich natürlich prinzipiell anders. Vielleicht hat die Klinik tatsächlich diesen Eindruck vermittelt, weil sie sich nicht auf die speziellen Bedürfnisse einer jungen Familie und einer Wöchnerin einstellen konnte. Leider ist es in Deutschland immer noch so, dass es nur ganz wenige Kliniken gibt, die Frauen mit einer solchen psychotischen Erkrankung in der akuten Phase gemeinsam mit ihrem Baby aufnehmen können. Ein Kompromiss ist in einigen Kliniken, dass nach Abklingen der akuten Symptomatik die Mutter auf eine offene Station verlegt wird und das Neugeborene dort mit aufgenommen wird.

Die Frustration beim dem Gefühl, zum Abstillen gezwungen zu werden, ist gut nachvollziehbar. Andererseits ist es nach unseren eigenen Erfahrungen mit Patientinnen schwierig, in der Situation einer psychiatrischen Klinik vorübergehend abzupumpen, um später wieder ans Stillen zu kommen, selbst wenn man durch eine benachbarte geburtshilfliche Abteilung die Unterstützung von Gynäkologen und Hebammen hat. In einer akuten Psychose sind die mit dem Abpumpen verbundenen Handlungen oft zu verwirrend und zusätzlich angsteinflößend.

Karsten G. gehört zu den Partnern betroffener Frauen, die sich sehr gut informiert und sich um Hilfe von außen bemüht haben. Auch wenn ihm das in der Zeit wenig geholfen hat, als seine Frau akut krank in der Klinik war, konnte er daraus viele Erfahrungen ziehen, die ihm und seiner Frau Miriam bei der »Vorbereitung« der Geburt des zweiten Kindes geholfen haben. Sie haben sich in vorbildlicher Weise im Vorfeld Unterstützung gesichert, sich ein Netzwerk geknüpft, mit dem alle Eventualitäten abgedeckt waren. Schön, wenn man hinterher zu der Schlussfolgerung kommt, man hätte es vielleicht gar nicht gebraucht. Ja, aber Vorsicht ist unbedingt angebracht bei einer solchen Vorgeschichte. Und beispielhaft war auch das Verhalten von Freunden und Familie, die alle »an einem Strang gezogen haben«.

Nun, mittlerweile viele Monate später, konnte Miriam die nach der Entbindung vorbeugend eingenommen Medikamente wieder ganz absetzen, nachdem sie sie vorher schrittweise »ausgeschlichen« hatte. Und sie hat gelernt, dass sie auch außerhalb einer Schwangerschaft auf ihren Schlaf achten muss. Beide Partner wissen mittlerweile, dass für den Fall von Schlafstörungen über mehrere Tage wirksame Medikamente zur Verfügung stehen, die sie auch eigenständig einsetzen können. Sie kennen sich aus und können nun autonom handeln.

Mehr körperliche als psychische Probleme
in der Schwangerschaft

Christina L., 29 Jahre

Nachdem ich mit Anfang 20 an einer drogeninduzierten Psychose erkrankt war, gestaltete sich mein Leben zunehmend schwieriger als in der Jugend und im jungen Erwachsenalter. Es ging nicht mehr darum, wann man wo welche Party besucht, sondern wie man trotz Medikamenteneinnahme vernünftig leben kann und den Alltag trotz ständiger Panikattacken bewältigt. Meine berufliche Zukunft geriet leider immer mehr ins Hintertreffen, da ich mit dieser Erkrankung der beruflichen Belastung nicht gewachsen war. Trotz allem reifte in mir immer mehr der Wunsch nach eigenen Kindern heran. Da ich mit Sebastian den passenden Partner dazu erfreulicherweise bereits gefunden hatte, entschlossen wir uns vor etwa fünf Jahren, schwanger zu werden. Ich besprach dies auch mit meinem behandelnden Psychiater, der mir sagte, dass ich mein Neuroleptikum ruhig weiter nehmen könne.

Ich wurde direkt im ersten Monat schwanger, und die Freude war riesig! Doch leider verlor ich das Kind ganz früh, so um die sechste Woche, was mir ziemlich zusetzte. Im darauffolgenden Zyklus versuchten wir es wieder und – siehe da – schon wieder schwanger. Doch dieses Mal war die Freude nicht ungetrübt, da immer die Angst mit im Boot saß, das Kind wieder zu verlieren. Die ersten drei Monate waren die Hölle, denn jedes Mal, wenn ich normalerweise meine Periode bekommen hätte, bekam ich eine Blutung und musste ambulant ins Krankenhaus, um mich kontrollieren zu lassen.

Doch – Gott sei Dank – wir schafften die ersten drei Monate gut, und mein kleiner Schatz wuchs und wuchs und entwickelte sich prächtig.

Aber in dem Maße, wie es ihm immer besser ging, ging es mir leider zunehmend schlechter. Ich hatte jeden Tag Kopfschmerzen, Kreislaufprobleme und konnte nicht mehr auf Bildschirme gucken und nicht mehr lesen. Ich dachte mir aber: Gut, das liegt wohl an der Schwangerschaft. Bis ich eines Tages bei einem Flohmarktrundgang mit meinem Mann alles doppelt sah. Da bekam ich es dann langsam mit der Angst zu tun. Wir suchten umgehend das nächste Krankenhaus auf, wo ich stationär aufgenommen wurde. Nach vielen Untersuchungen sagte man mir, es läge am Kreislauf, und so konnte ich nach ein paar Tagen wieder nach Hause, obwohl ich immer noch alles doppelt sah. Ich sollte allerdings noch mal zu meiner Augenärztin gehen, was ich dann auch tat. Diese sah eine Stauungspapille und schickte mich umgehend in die nächste Uniklinik zum MRT. Dort wurde mir dann netterweise in meinem sowieso schon panischen Zustand gesagt, dass man einen Hirntumor nicht ausschließen könne. Na toll! Nach dem MRT war ich dann jedoch schon wieder erleichtert, da es »nur« ein erhöhter Hirndruck war. Ich wurde stationär aufgenommen und bekam unter großen Panikattacken innerhalb einer Woche zwei Lumbalpunktionen, bei denen Nervenwasser abgelassen wurde. Nach der zweiten war der Druck glücklicherweise wieder im Normalbereich, und ich konnte nach Hause.

Die erste Zeit zu Hause habe ich sehr genossen, ich konnte wieder fernsehen, lesen, und auch sonst fühlte ich mich besser.

Ich war mittlerweile so etwa im siebten Monat. Doch unverhofft kommt oft! Irgendwann im Laufe der nächsten Wochen entwickelten sich zunehmend Flankenschmerzen, und ich hatte Schmerzen beim Wasserlassen. Diagnose Nierenbeckenentzündung. »Schön, öfter mal was Neues«, denkt man sich da. Aber das sollte ja kein Problem sein. Also wieder ins Krankenhaus, Antibiotikum. Und so ging das immer weiter, bis ich letztendlich nach dem fünften Antibiotikum in der Uniklinik beschwerdefrei war. Gott sei Dank!

Nun vergingen die verbleibenden Wochen – jedenfalls gefühlt – immer langsamer, und doch ging es stetig auf die Entbindung zu.

Da wurde mir dann zunehmend bewusst, dass das Baby ja auch irgendwie da rauskommen musste. Es ist jetzt kein Scherz, aber ich hatte mir über die Geburt bis zum achten Monat keine Gedanken gemacht. Und dann kam natürlich auch die Angst und Panik vor der Geburt auf. Ich meine, man weiß ja doch nicht so recht, worauf man sich da einlässt, und wie das alles abläuft, ob alles gut geht. Gesundheitlich ging es mir wieder ganz gut, nur die üblichen, bei mir aber etwas stärker ausgeprägten Schwangerschaftsbeschwerden. Man rennt schon gefühlte fünfzigmal am Tag auf die Toilette, kann sich die Schuhe nicht mehr selber anziehen, und beim Ausziehen der Hosen muss einem auch der Mann helfen. Am Ende hat Sebastian mich sogar, weil ich nicht mehr vernünftig laufen konnte, in der Wohnung mit dem Schreibtischstuhl umhergeschoben; ich hätte es sonst nicht von einem Raum in den anderen geschafft.

Der Geburtstermin rückte langsam immer näher. Auf der einen Seite freute ich mich total auf das Baby, auf der anderen Seite hatte ich schreckliche Angst, was da so auf mich zukommt. Ob meine Angst so unbegründet war? Irgendwann war dann der ausgerechnete Termin bereits da, aber mein Kind noch nicht. Also noch länger warten. Zwei Tage nach Termin, abends gegen 23 Uhr, bekam ich Magenschmerzen. Nachdem ich die ganze Nacht nicht geschlafen hatte, kam uns so langsam der Gedanke, dass das ja auch Wehen sein könnten. Also ab ins Krankenhaus, und es waren wirklich Wehen. Die Geburt ging allerdings sehr schleppend voran, sodass ich erst abends in den Kreißsaal kam. Ich bekam nach einiger Zeit ein wehenverstärkendes Medikament, weil die Geburt so gar nicht in die Gänge kommen wollte. Klar, ich hatte Schmerzen, aber bis dahin ging es noch so einigermaßen. Nach dem Wehentropf wurde es dann richtig schlimm. Die ganze Nacht sagte man mir immer neue, weiter nach hinten verschobene Uhrzeiten, wann es denn endlich vorbei sein sollte. Ich konnte am Ende nicht einmal mehr sprechen. Von etwa fünf Uhr nachts an wollte ich einen Kaiserschnitt haben, konnte mich aber nicht mehr artikulieren. Es war schrecklich, ich war völlig entkräftet. Als so gegen sieben Uhr morgens ein Arzt fragte, ob ich denn einen Kaiserschnitt wolle, es sei kein Ende absehbar, da mein Sohn im Geburtskanal»feststeckt«, nickte ich nur eifrig. Den darauf folgenden Kaiserschnitt habe ich wirklich als Erlösung erlebt.

Als man mir mein Baby dann später in den Arm legte, war das einer der schönsten Momente meines Lebens! Jetzt wusste ich, wozu ich all die Qualen der Schwangerschaft auf mich genommen hatte. Unser kleiner Jonathan war es wirklich wert gewesen.

Die erste Zeit im Krankenhaus und zu Hause war sehr schwierig für uns, als Eltern aber auch als Ehepaar, da unsere Beziehung zunehmend unter der neuen Situation mit dem Kind litt. Mein Mann kümmerte sich hauptsächlich um den Kleinen, da ich mich erstmal körperlich und natürlich auch psychisch von Schwangerschaft und Geburt erholen musste. Das Medikament gegen die Psychose hatte ich die ganze Schwangerschaft hindurch genommen. Nach ca. einem Jahr war ich wieder die Alte, und unsere Beziehung hatte sich auch erholt. Wir verstanden uns wieder genauso gut wie vor der Schwangerschaft. So ein kleiner Mensch ist halt auch für eine gut funktionierende Ehe eine ziemliche Belastungsprobe.

Unsere kleine Familie entwickelte sich gut, und nachdem Jonathan drei Jahre alt war, dachte ich langsam, dass ein zweites Kind doch irgendwie ganz schön wäre. Vor allem ein Mädchen wäre toll, einen Jungen hatten wir ja schon. Gesagt, getan, und ziemlich bald war ich wieder schwanger. Die Medikamente nahm ich weiter.

Natürlich hatte ich von Anfang an schreckliche Panik, was diesmal auf mich zukommen sollte, nachdem die letzte Schwangerschaft so katastrophal verlaufen war. Dass ich schwanger war, freute uns sehr, aber ich bekam im Laufe der ersten drei Monate immer mehr Schwindel. Dazu muss ich vielleicht erwähnen, dass ich zu diesem Zeitpunkt bereits seit anderthalb Jahren mit einem gelegentlich auftretenden Schwindel zu tun hatte. Aber kein Arzt fand eine Ursache, weder Neurologe, noch Augenarzt, Ohrenarzt oder Orthopäde. Der früher festgestellte Hirndruck war nicht mehr nachzuweisen, also auch nicht die Ursache. Und der Schwindel wurde richtig schlimm. Schon nach kurzer Zeit konnte ich mich nicht mehr bücken, keine paar Meter mehr laufen, geschweige denn mich um meinen Sohn oder den Haushalt kümmern. Es blieb mal wieder alles an meinem Mann hängen, der natürlich zwischen Studium und Arbeiten eh schon genug zu tun hatte. Zwischendurch hatten wir eine Haushaltshilfe, die über die Krankenkasse bezahlt wurde. Aber niemand fand eine Ursache für den Schwindel, sodass mir nichts anderes übrig blieb, als neun Monate fast komplett in der Wohnung zu verbringen. Ohne irgendetwas dort machen zu können, außer Fernsehen zu gucken und mal zu telefonieren. Mein Selbstbewusstsein litt sehr unter dieser Situation und auch meine psychische Stabilität, denn ich konnte meine Psychotherapie, die ich da schon drei Jahre machte, nicht konsequent fortführen. Wenn ich mal »ausnahmsweise« zum Arzt gefahren wurde, bekam ich heftige Panikattacken, weil ich natürlich nicht mehr gewöhnt war an Belastung.

Ansonsten verlief die Schwangerschaft gut, und ich entschied mich für einen geplanten Kaiserschnitt, auch wenn ich davor schon seit Beginn der Schwangerschaft panische Angst hatte. Eigentlich komisch, da er das letzte Mal für mich echt erlösend war, aber diesmal hatte ich riesige Bedenken, ob alles gut läuft. Was aber – glaube ich – auch irgendwie verständlich war nach der letzten Geburt. Okay, meine Angst war vielleicht schon etwas übertrieben (mein armer Mann!), aber letztendlich lief dann doch alles besser als gedacht. Ich bekam morgens direkt den ersten Termin um halb neun. Natürlich habe ich die Nacht davor kaum geschlafen, wie sollte es auch anders sein.

Morgens früh nahm ich dann etwas zur Beruhigung, und kaum anderthalb Stunden später ging es los in den OP. Ich war total ängstlich, und mir ging es gar nicht gut, als ich in diesen kalten, grünen OP-Saal geschoben wurde. Sebastian konnte bei mir sein, was mir wenigstens etwas Sicherheit gab. Die Angst war größer als ich selbst, hatte ich das Gefühl. Doch als ich kurze Zeit später den ersten Schrei meiner Tochter hörte, war alles gut. Man legte sie mir neben den Kopf, während ich zugenäht wurde, und so konnten wir uns schon mal ein wenig beschnuppern. Sie war ja so süß. Die erste Zeit mit Lisa ist sehr viel entspannter als damals mit meinem Sohn. Alles in allem war die Schwangerschaft für mich auch nicht ganz so anstrengend, wodurch ich mich nun mehr um meine kleine Maus kümmern kann. Der Schwindel legt sich langsam, eine neue Brille hilft dabei. Wirklich anstrengend ist es für mich, nach draußen zu gehen. Dadurch, dass ich neun Monate fast nur zuhause war, muss ich erst wieder lernen, mit den Geräuschen und den ganzen Eindrücken draußen fertig zu werden. Außerdem habe ich körperlich total abgebaut und muss jetzt ein Stück weit wieder lernen, mich zu belasten. Ich habe es letztens schon zum Kindergarten geschafft. Und mehrmals zum Spielplatz. Also wird es doch wieder.

Insgesamt kann ich sagen, dass ich nun – bis aufs Berufliche – alles erreicht habe, was ich mir immer gewünscht habe in meinem Leben, einen tollen Mann und zwei gesunde Kinder. Ich denke, es waren die besten Entscheidungen, die ich in meinem Leben getroffen habe, und ich bin sehr glücklich darüber, dass alles jetzt so ist wie es ist!

Und bevor ich nun aufhöre zu schreiben, möchte ich noch eines loswerden. Ich richte es an diejenigen Frauen unter euch Lesern, die psychisch krank sind, die vielleicht Medikamente nehmen müssen und trotzdem gern Kinder hätten: Lasst euch nicht von eurem Umfeld entmutigen. Wenn ihr den Wunsch habt, ein Kind zu bekommen, dann macht das auch. Es ist etwas wunderschönes, diese Erfahrung kann euch nichts anderes ersetzen. Auch ich habe viele Sätze hören müssen wie »Werd doch erstmal gesund!« oder »Und das in deiner Situation!«. Aber all das hat mich nicht daran gehindert, mir einen Herzenswunsch zu erfüllen, wobei mein Mann mich sehr, sehr unterstützt hat.

Auch Frauen wie wir können gute Mütter sein! Seid mutig und traut euch! Es wird nicht immer einfach sein, aber es ist es wert.

Als Vater selbst an die Grenzen gekommen

Sebastian, 35 Jahre

Dass meine Frau Christina psychisch krank ist, wusste ich bereits, als wir zusammen kamen. Auch bekam ich schon in der Anfangszeit mit, welche

Schwierigkeiten es Christina gelegentlich bereitet, ihren Lebensalltag zu meistern. Dennoch liebe ich meine Süße; trotz ihrer Macken, manchmal auch gerade genau deswegen. Wir blieben also zusammen. Nach etwa einem Jahr zogen wir zusammen und richteten uns auf eine gemeinsame Zukunft ein. Wir verlobten uns und begannen, unsere Hochzeit zu planen. In dieser Zeit wurde Christinas Kinderwunsch immer stärker, und naja, allen gut gemeinten Ratschlägen zum Trotz gaben wir diesem Wunsch nach. Siehe da, meine Frau wurde auch gleich im ersten Monat schwanger. Leider verloren wir das Kind schon in den ersten Wochen, was zunächst ein herber Rückschlag war.

Doch gleich im nächsten Zyklus waren wir wieder erfolgreich, und dieses Mal überstanden wir auch die ersten Wochen. Doch die Angst um das fragile Leben war unser ständiger Begleiter, sodass Christina darauf bestand, bei jeder noch so kleinen Befindlichkeitsstörung umgehend (also auch nachts und am Wochenende) einen Arzt zu konsultieren. Das neue Leben gedieh davon unbeeinflusst und entwickelte sich prächtig.

Doch im gleichen Maße, wie das Baby gedieh und wuchs, verschlechterte sich Christinas Verfassung. Das erste Trimester war von den üblichen und zu erwartenden Begleiterscheinungen der Hormonumstellung dominiert. Danach war uns noch ein Urlaub vergönnt, in dem wir uns noch einmal wirklich von allem Alltagsstress erholen konnten. Auch meine Frau konnte diese Zeit genießen und war frei von allen Beschwerden und Ängsten. Doch mit der Hitze des Sommers begannen dann in der Mitte des zweiten Trimesters eine Menge gesundheitlicher Probleme. Schwäche und Schwindelgefühl traten vermehrt auf und wurden auch nach mehrfachen Klinikbesuchen dem Kreislauf zugeschrieben. Erst als Christina begann, Doppelbilder zu sehen, verwies man uns an die Uniklinik. Dort wurde dann ein sogenannter Pseudotumor Cerebri, also ein erhöhter Hirndruck, diagnostiziert und auch erfolgreich behandelt. Die Folgezeit war geprägt durch die Angst vor einem erneuten Druckanstieg. Hinzu kam noch eine Blasenentzündung, die sich bis zur Mitte des letzten Trimesters der Schwangerschaft zu einer Nierenbeckenentzündung entwickelte, weshalb im Verlauf drei weitere Klinikaufenthalte notwendig waren.

Bereits im Verlaufe der Schwangerschaft wurden wir auf die Gynäkologische Psychosomatik der Unifrauenklinik Bonn aufmerksam gemacht. Damit erhielten wir neben der üblichen Betreuung durch den Gynäkologen eine weitere Anlaufstelle, an der uns Frau Prof. Rohde und ihr Team mit

Rat und weiteren Planungsangeboten zur Seite standen. Die hierdurch erweiterte Vorbereitung umfasste auch alle Risiken, die durch Christinas psychische Erkrankung zusätzlich auftraten oder erhöht waren. Namentlich waren das eine Depression und insbesondere eine Psychose nach der Entbindung. Für beide Phänomene bestand hier durch die Vorerkrankung ein erhöhtes Risiko. Sicherlich hat die sorgfältige Planung und Geburtsvorbereitung dazu beigetragen, dass beides nicht eintrat.

So unangenehm wie die Schwangerschaft verlief, so schrecklich wurde auch die Entbindung. Nach 36 Stunden Wehen kam es zu einem Geburtsstillstand. Es folgte schließlich ein Kaiserschnitt, den meine Liebste zu diesem Zeitpunkt als echte Erlösung empfand. Dazu ist zu sagen, dass Christina wahrhaftig Angst vor einem solchen Eingriff hatte und bis heute auch noch hat. Infolge dieser beschwerlichen Entbindung war sie in der Woche, die wir danach noch in der Uniklinik verbrachten, zu gar nichts in der Lage. Sie konnte aufgrund der Schmerzen, die vom Kaiserschnitt und vom vorhergehenden Versuch einer Spontanentbindung herrührten, nicht einmal schlafen. Durch die von Frau Prof. Rohde geplanten Maßnahmen, die auch meine Aufnahme in der Klinik beinhalteten, sowie eine gut durchdachte medikamentöse Betreuung wurde Christina jedoch gut entlastet. In der Konsequenz konnten wir nach sechs Tagen Aufenthalt als Familie nach Hause.

Die erste Zeit mit unserem Sohn Jonathan zu Hause war dann für mich eine echte Herausforderung. Musste ich mich während der Schwangerschaft neben meinem Studium nur um meine Frau und den Haushalt kümmern, so kam nun noch unser Sohn hinzu, der mich Tag und Nacht forderte. Meine Frau war von den Strapazen der Schwangerschaft und Entbindung noch so erschöpft, dass die gesamte Arbeit mit Haushalt und Kind an mir hing. Und meine Frau wollte ja auch noch umsorgt werden. Die erste Zeit mit Kind ist, denke ich, für jede Beziehung eine echte Zerreißprobe. Hatte man sich vorher nur um einander zu kümmern, so kam man nun kaum mehr dazu, sich einmal miteinander zu beschäftigen, da das Kind alle Aufmerksamkeit forderte. In unserem Fall galt das umso mehr, da meine Frau zunächst noch überforderter mit der Situation war als ich; und das soll was heißen. Dennoch wuchs ich mit meiner neuen Rolle als Vater und Haushaltsmanager und fand mich mit der Zeit gut darin ein. Im gleichen Maße, in dem ich in die Papa-Rolle hinein fand, konnte ich mich jedoch noch weniger um meine Frau kümmern. Und so litt unsere Beziehung zusehends.

Mit der Zeit kam aber auch Christina als Mutter besser zurecht, wodurch ich zunächst einmal etwas weniger Last zu tragen hatte und auch wieder etwas Erholung fand. Da meine Frau aber gelegentlich dazu neigt, sich zu früh zu viel zuzumuten, überlastete sie sich im Laufe des ersten Jahres völlig mit ihrem Anspruch, eine Supermami und Superhausfrau zu sein. In Folge dieser Überlastung verschlimmerte sich dann, etwa ein Jahr nach der Geburt von Jonathan, Christinas psychischer Zustand derart, das ein 14tägiger stationärer Klinikaufenthalt erforderlich war. Diese Entscheidung fiel so rasch, dass ich zunächst gar keine Ahnung hatte, wie ich nun zurechtkommen sollte. Meine Frau ist quasi von heute auf morgen in die Klinik gegangen, und ich stand erstmal alleine vor vollendeten Tatsachen und musste all das, was Christina in den letzten elf Monaten übernommen hatte, von jetzt auf gleich wieder selber leisten. Aber dank guter Freunde gelang mir das innerhalb kürzester Zeit.

Nachdem meine Süße dann wieder zu Hause war, musste sie natürlich alles erstmal wieder sehr langsam und Stück für Stück angehen, womit der Löwenanteil der häuslichen Arbeit noch immer an mir haften blieb. Infolge dieser Überlastung ging es dann auch mir mit der Zeit immer schlechter. Eine solche Mehrfachbelastung mit Studium, Haushalt, Versorgung eines lebhaften Einjährigen und auch noch Unterstützung meiner nicht ganz gesunden Frau zehrt nun einmal an der Psyche. Das Ergebnis davon war dann auch, dass sich der ohnehin noch etwas angegriffene Zustand unserer Ehe wieder verschlechterte, weil zunächst einmal jeder von uns für sich schauen musste, wie er zurechtkam. So schlief die Kommunikation zwischen uns wieder ein, und wir begannen, uns auseinander zu leben. Glücklicherweise jedoch musste Jonathan nicht darunter leiden, weil wir uns trotz allem beide gut um ihn kümmerten. Damit hatten wir weiterhin eine gemeinsame Basis, wodurch unsere Beziehung immerhin nicht völlig zerbrach, auch wenn emotional zwischen Christina und mir relative Funkstille herrschte. Unglücklicherweise führte eben diese emotionale Kühle in Verbindung mit einem Antibiotikum, das meine Frau einnehmen musste und bei dem als Nebenwirkung eine psychische Instabilität auftreten kann, zu einem weiteren Einbruch bei Christina. Es wurde ein weiterer Klinikaufenthalt notwendig. Als sie wieder zuhause war, traute ich mich kaum, ihr irgendetwas zuzumuten. Ich sah mich auch nicht mehr in der Lage, mich wirklich ausreichend mit ihr zu befassen. Und so steuerte ich nun dem totalen Nervenzusammenbruch entgegen. Unsere Beziehung litt weiter, da wir uns immer mehr entfremdeten und im Prinzip jeder versuchte, für sich zu leben. Aber unser Sohn blieb unsere Gemeinsamkeit. Als er dann etwa drei Jahre alt war, holte mich die ständige Überlastung schließlich ein, und ich hatte meinen Nervenzusammenbruch. Nun bekam ich nichts mehr auf die Reihe, und wir stellten unsere Ehe in Frage.

Und erst da begannen wir, uns wieder wirklich miteinander zu befassen, uns auszutauschen über die Ereignisse der letzten drei Jahre. Wir begannen wieder, Rücksicht aufeinander zu nehmen. Und wir fanden auch als Familie wieder zusammen, weil wir erkannten, dass wir uns lieben und einander brauchen.

Nachdem wir unsere Krise überwunden hatten, keimte der Wunsch nach neuem Nachwuchs in uns auf. Und da meine Frau insgesamt wieder stabiler war und sich mehr einbrachte als jemals zuvor, stand dem auch aus meiner Sicht nichts entgegen. Und siehe da, in unserem gemeinsamen Urlaub wurden wir erneut schwanger.

Die zweite Schwangerschaft verlief insgesamt recht unspektakulär, Christina begann damit, sich zu schonen, von dem Tag an, ab dem sie wusste, dass sie schwanger war. Aber da ich wieder etwas mehr mit mir selbst im reinen war, konnte ich mit dieser neuen Belastung ganz gut umgehen, auch dann wenn ich gelegentlich unter dem hormonellen Ungleichgewicht meiner Frau litt. Auch distanzierte ich mich von Beginn der Schwangerschaft an etwas von den Ängsten und Problemen meiner Frau, um eine objektivere Sicht auf die Situation zu bewahren.

Bei Christina stellte sich schon in den ersten Monaten der Schwangerschaft starker Schwindel ein, der es ihr weitgehend unmöglich machte, mich zu unterstützen. Diese Situation blieb auch bis zur Geburt so, allerdings blieben uns weitere gesundheitliche Beeinträchtigungen meiner Frau erspart. So verlief die Schwangerschaft abgesehen von der Schwindelproblematik insgesamt recht entspannt. Auch Christinas seelische Verfassung blieb weitgehend innerhalb des normalen Rahmens. Natürlich setzte ihr der Schwindel massiv zu und gelegentlich auch mal meine Distanziertheit, aber alles in allem meisterte sie die anstrengende Zeit großartig. Zum Ende der Schwangerschaft steigerte sich dann die Angst vor der Entbindung. Es gab ja nur zwei Optionen: zum einen ein geplanter Kaiserschnitt – und Christina hat große Angst davor, aufgeschnitten zu werden – zum anderen die Spontanentbindung; und auch die war im Rückblick auf die letzte Entbindung mit Risiken behaftet, was Christina ebenfalls ängstigte.

Allen Ängsten zum Trotz, das Kind musste ja nun irgendwie raus. Gut beraten waren wir dann damit, doch einen Termin für einen geplanten Kaiserschnitt zu machen, absagen wäre immer noch gegangen. Nachdem diese Entscheidung getroffen war, konnten wir der Entbindung mit etwas mehr Ruhe entgegensehen.

Und nach zwei Fehlalarmen, wovon einer mit einem dreitägigen Aufenthalt in der Uniklinik verbunden war, sozusagen zum Probeliegen, erreichten wir dann den geplanten Termin. Und mit etwas Unterstützung durch ein beruhigendes Bedarfsmedikament war Christina in der Lage, sich dem Eingriff zu stellen. Alles lief gut. Und so sind wir nun mit unserer süßen Tochter Lisa gesegnet.

Wie auch bei unserem Sohn Jonathan wurde ich in der Klinik als Begleitperson aufgenommen, um meine Frau schon in der Wochenbettzeit zu unterstützen. Jonathan machte derweil Ferien bei Opa und Oma. Diese Entbindung verkraftete meine Frau sehr viel besser als die erste, sie erholte sich also verhältnismäßig schnell. Dennoch übernahm ich zunächst wieder die Säuglingspflege, die diesmal schon in der Klinik recht gut klappte. Meine Hauptaufgabe war jedoch, mich nach der Entbindung um Christina zu kümmern und das Stationsteam gegebenenfalls bei Fragen bezüglich der Erkrankung meiner Frau zu unterstützen. Für uns beide blieb aber genug Zeit, um uns noch an den Alltag mit dem Neugeborenen zu gewöhnen.

Christina erholte sich also schnell, und nach sechs Tagen ging es dann auch wieder nach Hause, endlich waren wir wieder komplett. Unser Sohn war von dem Zuwachs schwer begeistert, wodurch er sich sehr gut in den häuslichen Alltag einbinden ließ. Da in den ersten beiden Wochen alle Arbeit von mir erledigt wurde, damit Christina sich erholen und vor allem regelmäßig schlafen konnte, so wie es bei der Geburtsplanung besprochen worden war, gab es für mich kaum Schlaf; aber auch das ließ sich ertragen. Eine gute Entlastung stellt die Familienhebamme dar, die uns diesmal zur Seite steht. Natürlich gibt es auch diesmal die eine oder andere Streiterei zwischen meiner Frau und mir, doch da wir uns der Gefahren nun bewusst sind, die Kommunikation zwischen uns insgesamt stimmt und wir uns beide bemühen, einander zu ergänzen und zu entlasten, läuft der Haushalt hier gerade echt rund.

Mein Fazit: Auch wenn es risikoreich erscheint, mit einer derartigen Erkrankung eine Familie zu gründen und Kinder in die Welt zu setzen, und auch wenn einem alle Welt in dieser Situation dringend davon abrät und meint, man solle doch abwarten, bis man gesund sei: Es lohnt sich, all diese guten Ratschläge einfach zu missachten. Denn nichts kann eine Ehe so zusammenschweißen wie die gemeinsame Aufgabe der Kindererziehung und nichts fördert die seelische Gesundheit mehr als die Erfahrung, diese Aufgabe zu meistern. Wir jedenfalls sind auf einem guten Weg, unseren Kindern eine stabile und vor allem liebevolle und harmonische Familie zu schaffen, in der sie gut behütet aufwachsen können.

Kommentar:
Christina L. war in ihren beiden Schwangerschaften jeweils sehr von körperlichen Symptomen geplagt, die in ihrem Erleben die psychischen Probleme fast zur Seite geschoben haben. Trotzdem ging sie mit ihrer Bereitschaft zur Psychose verantwortungsvoll um. Ihr war es wichtig, eine möglichst gute Vorbeugung zu betreiben, auch mit Medikamenten, um nach der Entbindung nicht wieder krank zu werden. Deshalb wollte sie nicht einmal in den Wochen vor der Entbindung eine Reduktion der Medikamentendosis vornehmen. Aus Erfahrung weiß sie, dass sie nicht so belastbar ist wie andere Menschen, und auf keinen Fall wollte sie nach der Entbindung krank werden. Das ist ihr in beiden Fällen auch gelungen, obwohl gerade die Zeit nach der ersten Entbindung nicht einfach war. Erwähnt hat sie nicht, dass ihr Sohn sogar einige Tage auf der Intensivstation verbringen musste, und zwar wegen einer Infektion (es gab keinen Zusammenhang mit der Medikamenteneinnahme) – natürlich auch eine Belastung für die frischgebackene Mutter.

Eine Verschlechterung der psychischen Symptomatik, die zweimal zu einer kurzen Behandlung in einer psychiatrischen Klinik führte, trat viel später auf, nämlich als Jonathan schon über ein Jahr alt war. In diesem Zusammenhang hier der Hinweis, dass Frauen zwar die ersten Wochen und Monate nach der Entbindung besonders empfindlich sind und ein höheres Erkrankungsrisiko haben als sonst, dass aber auch später natürlich die Erkrankung wieder kommen kann. Und wir wissen aus der Behandlung von Psychosen und anderen psychischen Erkrankungen, dass jede Art von Belastung zu einer Neuerkrankung beitragen kann. Auch wenn es »Alltagsbelastungen« sind, wie jede Mutter sie irgendwann hat, muss man aufmerksam sein. Denn bei Veranlagung für eine psychische Erkrankung ist es weniger die Art der einzelnen Stressfaktoren, sondern die Summe, die ausschlaggebend ist. Irgendwann gibt es den »Tropfen, der das Fass zum Überlaufen bringt«. Also auch später die Kräfte einteilen und Unterstützung annehmen. Dass es übrigens auch für den »Unterstützer«, also hier den Ehemann Sebastian, nicht immer einfach ist und dass er an seine Grenzen kommen kann, ist nicht ungewöhnlich – im Gegenteil. Aber selbst bei einer ganz unkomplizierten Situation mit einem Neugeborenen machen frischgebackene Eltern ja solche Erfahrungen, und auch die jungen Väter leiden in der Regel unter ihrem Schlafdefizit.

Und noch etwas ist erwähnenswert: Christina L. ist ein gutes Beispiel dafür, dass man vom Drogenkonsum, der einmal das Leben sehr bestimmt hat, dauerhaft wegkommen kann. Irgendwann wird sie es wahrscheinlich auch noch schaffen, das Rauchen aufzugeben!

Leben unter Zeitdruck: Depressionen und ein lange unerfüllter Kinderwunsch

Marlene, 35 Jahre

»Kriegen Sie erst einmal Ihre Depression in den Griff, bevor Sie ein Kind bekommen.« Die Antwort der Psychiaterin auf meine Frage nach Psychopharmaka in der Schwangerschaft ließ an Deutlichkeit nichts zu wünschen übrig. Ich war 29, als die Ärztin mir mit dieser »brutalen« Diagnose den Boden unter den Füßen wegzog. Meinen Kinderwunsch hatte ich schon drei Jahre zuvor für mich klar formuliert.

Für einen Außenstehenden klingt es irgendwie einleuchtend. Wie sollte ich ein Kind großziehen, wenn ich in akuten Phasen, die mich damals jeweils sechs Monate aus der Bahn warfen, an manchen Tagen schon am Aufstehen scheiterte und selbst kleine Einkäufe mich völlig überforderten? Auf der anderen Seite: Würde mir diese Krankheit jemals genug Zeit einräumen, um Kinder in die Welt zu setzen, bevor sich mein Fruchtbarkeitsfenster schließt? Die Krankheit hatte mir schon genug Jahre »geklaut«, so hatte ich das bisher empfunden.

Die depressiven Episoden waren insofern »planbar«, als sie immer nach dem gleichen Muster abliefen. Nach einem Auslöser, den ich im Nachhinein auch präzise beschreiben konnte, fiel ich innerhalb weniger Tage in ein tiefes Loch. Gedankenspiralen plagten mich, ich war zutiefst traurig, antriebslos. Jedes Mal musste ich mühsam und ganz aus eigener Kraft wieder aus dem Loch herauskrabbeln. Mehr als einmal erschien mir mein Leben völlig aussichtslos, selbst wenn ich nicht so weit gewesen wäre, dass ich ihm aktiv ein Ende hätte setzen wollen. Immerhin pflegte ich zu denken, dass ich gerne auf einen Knopf drücken würde, damit alles ein Ende nimmt und dieser tiefgehende seelische Schmerz endlich aufhört.

Behandelt wurde ich während meiner ersten schweren depressiven Episode mit einem bekannten Antidepressivum. Ob das Medikament gut wirkte, ist alles andere als sicher. Und ich denke, dass es mit der Zeit immer schlechter bei mir wirkte. Aufgrund der guten Verträglichkeit in einer möglichen Schwangerschaft wurde auf ein verwandtes Antidepressivum umgestellt, das allerdings noch schlechter wirkte.

Lange Zeit weigerte ich mich, die regelmäßige Einnahme von Medikamenten zu akzeptieren, und versuchte einige Monate nachdem eine Episode vorbei war, das Medikament wieder abzusetzen. Abrupte Absetzversuche habe ich nie unternommen. Ich habe die Wirkstoffe immer langsam ausgeschlichen. Aber ich wollte nicht dauerhaft auf Medikamente angewiesen sein. Eine Einstellung, die ich später revidieren musste. Für eine mögliche Schwangerschaft hieß mein Plan zunächst: langsames Absetzen des Medikaments und dann versuchen, schwanger zu werden – um dann später in der Schwangerschaft möglichst ganz ohne Medikament auszukommen.

Eine Theorie, die durch regelmäßige Rückfälle immer Theorie blieb. Wenn sich eine neue Episode anbahnte, brachten das die Ärzte stets mit dem Absetzen in Verbindung. Im Nachhinein bin ich mir sicher: So einfach ist das nicht. Es hat in der Tat sehr lange gedauert, bis mir endlich ein Wirkstoff verschrieben wurde, der definitiv gut wirkte. Jedem Betroffenen würde ich folgende Strategie empfehlen (die auch jeder gute Psychiater verfolgt): Wenn das Medikament nicht wirkt, Dosierung erhöhen. Wenn das immer noch nicht hilft, Therapie ändern (anderes oder Zusatzpräparat). Wegen der Nebenwirkungen in einer möglichen Schwangerschaft sind jedoch viele Psychiater, wie ich selbst leidvoll erfahren musste und was mich ungefähr sechs Jahre mehr oder weniger erfolgloser medikamentöser Behandlung bei entsprechend niedriger Lebensqualität kostete, sehr zaghaft im Umgang mit Medikamenten.

Schließlich folgte mein einziger, zweiwöchiger Klinikaufenthalt; ich bekam ein anderes, immer noch ähnliches Antidepressivum. Gegen Klinikaufenthalte hatte ich mich immer gewehrt. Ich war der Meinung, dass es sinnlos war, mich aus meinem Alltag herauszureißen, in dem ich als Selbständige immerhin ein paar wenige Dinge erledigt bekam, ein Leben auf Sparflamme sozusagen, und dass so ein Aufenthalt keine Wunder bewirken konnte. Und so kam es auch. Aber danach wusste ich es zumindest besser.

Nach vier Jahren wiederkehrender depressiver Episoden wurde ich also zum ersten Mal in die Psychiatrie aufgenommen. Mitten in einer depressiven Episode. Die Psychiaterin, die mich ambulant betreute, sagte mir, als ich ihr während eines Termins völlig hoffnungslos und aufgelöst erschien:»Ihnen steht Hilfe zu. Sie müssen sie nur annehmen.« Es war nicht das erste Mal, dass sie mir den stationären Aufenthalt anbot. Ich hatte ihn bis dahin immer abgelehnt. Nun war zufällig ein Platz auf der Station frei.»Kommen Sie mit«, sagte die Ärztin. Und so landete ich heulend auf einem Stuhl im Aufenthaltsraum der psychiatrischen Station. Die Ärztin hatte mich regelrecht überrumpelt. Ich fühlte mich auf einmal klein und hilflos. Es war mir auch schier unangenehm, dass mein Unwohlsein nun»offiziell« geworden war: Es war schon schwer genug, den seelischen Schmerz zu ertragen, damit zu leben; nun war es mir zusätzlich peinlich, da heulend zu sitzen, während andere Patienten sich im Raum aufhielten und Karten spielten. Diese lernte ich bald kennen und rappelte mich ein bisschen auf. Ich merkte, dass die Stimmung in der Psychiatrie nicht immer trostlos sein muss, diese Patienten schienen durchaus gute Laune zu haben.

Von der ärztlichen Hilfe durfte ich mir nicht zu viel versprechen: Therapie nach Schema F, zwei Wochen ohne Therapiegespräch (wegen der zu dünnen Personaldecke dauert es erfahrungsgemäß drei bis vier Wochen, bis der Patient einen Psychologen zugewiesen bekommt), der Eindruck, dass man nicht auf mich und meine Probleme einging, dass man mich behandelte wie ein Kind und nicht wie eine erwachsene Person, die inzwischen Expertin für ihre Krankheit geworden war.

Es sollte noch weitere mühselige zwei Jahre und anderthalb weitere Episoden dauern, bis endlich Land in Sicht war. Aber immerhin.

Dass wir in den beschwerdefreien Phasen kein Kind zeugen konnten, hatte nicht nur mit den Zufällen der Natur zu tun, sondern vielmehr mit vielen unbeweglichen Spermien meines Mannes. Nun stand uns also noch eine Kinderwunschbehandlung ins Haus. Ich war mittlerweile 33 Jahre alt. Ich hätte vielleicht stärker mit unserem Schicksal gehadert, wenn ich nicht kurz vor Beginn der Kinderwunschbehandlung auf einen neuen Psychiater und eine neue Therapie gestoßen wäre, die ich persönlich als Durchbruch empfunden habe: Mit der Achtsamkeit (Englisch: mindfulness) gelang es mir, die negative Gedankenspirale endlich zu durchbrechen. Zudem bekam ich im gleichen Jahr auch ein neues Medikament mit breiterem Wirkspektrum: Es wirkte bei mir innerhalb einiger Tage, allerdings in einer Phase, in der die akute Depression vorbei war. Mir ging es einigermaßen gut, meine Stimmung war jedoch wie gedeckelt, ich war recht häufig grundlos traurig. Grund dafür könnte sein, dass das Antidepressivum nicht nur auf den Serotoninspiegel wirkt (wie alle Medikamente, die ich bis dato eingenommen hatte – sogenannte SSRI), sondern auch auf den Noradrenalinspiegel. Eineinhalb Jahre später konnte ich meine Depri-Stimmung trotz erfolgloser Kinderwunschbehandlung in Schach halten. Ich rutschte trotz möglicher Auslöser nicht in den Abgrund. Schließlich ging nach über fünf Jahren mein Herzenswunsch tatsächlich in Erfüllung: Schwangerschaft nach Insemination.

Ich hatte Respekt vor den neun Monaten, die ja auch den weiblichen Gefühlshaushalt gehörig durcheinanderwirbeln. Ernsthafte Probleme hatte ich in dieser Zeit allerdings genauso wenig wie nach der Geburt. Noch nicht einmal Heultage stellten sich ein. Mit der Achtsamkeit, dem wirksamen Medikament und natürlich Emma sehe ich nun Licht am Ende des Tunnels. Und es scheint heller als ich es mir noch vor kurzem zu hoffen gewagt hätte.

Und die Sicht des Vaters... Schuldgefühle und der Experten-Wahnsinn

Markus, 37 Jahre

Emma war gerade drei Wochen alt, als der Wissenschaftsteil der Frankfurter Allgemeinen Zeitung meiner jungen väterlichen Euphorie einen Dämpfer verpasste. Die Diagnose, die wie eine dunkle Wolke fortan über Emmas Zukunft hängen sollte:»Nimmt eine Mutter in der Schwangerschaft ein Antidepressivum aus der Gruppe der Serotonin-Wiederaufnahme-Hemmer (SSRI) ein, so könnte dies langfristig das Sexualverhalten der Töchter beeinflussen.« Sexuell aktiver als»normale Kinder« würde sie womöglich werden, mit einem Hang»zur typisch sexuellen Unterwerfungsgeste gegenüber Männern« (Lordose). Das halten zumindest Forscher der Uni Maastricht für möglich, wie sie in einem Aufsatz in der Fachzeitschrift »Psychopharmacology« ausgeführt haben, von dem wiederum die FAZ berichtete.

Was das nun für meine Tochter und uns als Eltern bedeutet, wird man sehen. In jedem Fall haben die niederländischen Forscher mich mit ihrer These überrascht. Was gar nicht mehr so einfach ist, weil ich mir als Partner einer Frau mit wiederkehrenden schweren depressiven Episoden über die Jahre hinweg ein vermeintlich profundes Internet-Wissen zu den unterschiedlichsten Facetten dieser Krankheit und ihrer Behandlung angeeignet habe. Von Lordose war nun allerdings zum ersten Mal die Rede.

Was irgendwie zur Krankheit passt, die stets für Überraschungen gut ist, weil sie so brutal aus dem Nichts kommt und bisweilen genauso plötzlich wieder verschwindet. Eine heimtückische Krankheit, und eine Krankheit mit der man tunlichst kein Kind in die Welt setzen sollte?»Bringen Sie erst einmal Ihre Depressionen unter Kontrolle, dann können Sie auch die Familienplanung angehen«, riet die Psychiaterin meiner Frau beim ersten Aufeinandertreffen. Wie wolle sie denn mit einer Depression eine gute Mutter sein, war wohl der unausgesprochene Subtext dieser Ansage, die mich damals ziemlich aufgeregt hat. Auch weil die Ärztin nach dem Partner nicht einmal gefragt hatte. Dass ich in akuten Phasen einiges auffangen könnte, schien ihr gar nicht in den Sinn zu kommen.

Wir hielten uns trotzdem an ihren Rat und wurden älter. Zu alt, wie wir irgendwann selbst entschieden und die Vorgabe der Ärztin in den Wind schlugen. In der nächsten beschwerdefreien Zeit setzen wir die Medikamente langsam ab und kriegen ein Kind, war unser vielleicht auch etwas naiver Plan. Eine Schwangerschaft mit Antidepressiva kam für uns zu diesem Zeitpunkt nicht in Frage.

Es wurde natürlich erst einmal nichts mit dem Kind. Nicht nur, weil der Zeitplan so ehrgeizig war, sondern auch, weil die Natur uns einen weiteren Stein in den Weg gelegt hatte.»Zum Glück«, dachte ich nach der Diagnose einer verminderten Spermienqualität,»liegt es dieses Mal an mir«. Parallel zu den am Ende auch erfolgreichen Inseminationen (»Schwanger wird, wer durchhält«, war das passende Ergebnis einer anderen Uni-Studie) gingen nicht nur der Kinderwunsch, sondern auch die psychiatrische Betreuung in professionellere Hände über. Und schon lange bevor Emma das Licht der Welt erblickte, war klar: Wenn wir ein Kind kriegen, wird dieses Kind schon im Mutterleib mit Medikamenten in Verbindung kommen – die Antidepressiva sollten nicht abgesetzt, sondern lediglich reduziert werden. Eine Entscheidung, die natürlich vor allem meine Frau treffen musste, aber die auch mir durchaus unruhige Nächte bereitete, wo doch in der Schwangerschaft Wirkstoffe schwerwiegende Folgen haben können (Extremfall Contergan) und man von Medizinern natürlich nie die Aussage erhält:»Dieses Mittel ist völlig bedenkenfrei.« Dass meine Frau mit ihrem Antidepressivum nur einen Wirkstoff nimmt, hat die Entscheidung zumindest erleichtert.

Natürlich gab es auch mit ihrer Medikation Risiken; der »Risiken- und Nebenwirkungszettel« ist nichts für schwache Nerven, aber wir beschlossen, der Ärztin zu vertrauen. Was mir noch leichter fiel, nachdem ich im Netz zahlreiche Studien und Berichte gefunden hatte, die Schwangerschaften mit gewissen Antidepressiva gar nicht so risikoreich beschrieben, wie ich das in der Vergangenheit noch empfunden hatte. Und tatsächlich verlief die Schwangerschaft aus meiner Sicht völlig komplikationsfrei. Eine engmaschige Betreuung gab uns zusätzliche Sicherheit. Am Ende wartete ich gar mit einem Augenzwinkern auf die Heultage, weil ich für mich ausgeschlossen hatte, dass nach den vielen Schwierigkeiten auf dem Weg dorthin meine Frau plötzlich bei ihrem Baby fremdeln könnte. Heultage ja, aber keine Wochenbettdepression, war demnach meine Laienerwartung. Am Ende kamen noch nicht einmal die Heultage.

Gut möglich, dass nun Emma dabei hilft, die Depressionen »unter Kontrolle zu bringen«, die unser Leben schon auf harte Proben gestellt haben, für mich aber gerade ganz weit weg sind. Und doch mache ich mir keine Illusionen: Irgendwann wird sie sich wieder melden, die Depression. Dann können wir ihr hoffentlich zu dritt den Kampf ansagen.

Und die »Lordose«? Ist eine Nebenwirkung, mit der wir wohl ganz gut leben können. Für alle Fälle habe ich den Artikel aus der FAZ ausgeschnitten. Vielleicht lachen Vater, Mutter und Kind in ein paar Jahren über diese Studie, weil die Wissenschaft dann neue Hiobsbotschaften parat hat. Ohnehin haben die Maastrichter Forscher »lordosisches Verhalten« bislang nur bei Ratten feststellen können.

Kommentar:
Marlene hatte mit einer Besonderheit zu kämpfen, die im Zusammenhang mit den Befürchtungen der Ärzte steht, die eine Frau mit Kinderwunsch medikamentös behandeln: Die antidepressive Behandlung war nicht optimal, die Dosierung wurde nicht richtig angepasst, als die Wirkung unzureichend war; sie wurde nicht auf ein anderes Medikament umgestellt, als sich eigentlich schon längst gezeigt hatte, dass die depressiven Phasen trotz Medikation immer wieder auftraten.

Meine Devise, die ich auch meinen Patientinnen zu vermitteln versuche, lautet:»In der Schwangerschaft und Stillzeit so wenig wie möglich, aber so viel wie nötig!« Nicht selten empfehle ich einer Patientin auch in der Schwangerschaft noch eine leichte Erhöhung der Dosis, weil ich ihren Schilderungen entnehme,»dass es gerade so geht«, dass sie an der Grenze zur psychischen Instabilität steht. Die wenigen Milligramm mehr machen wahrscheinlich gar keinen Unterschied.

Aber einen riesigen Unterschied macht es, ob eine Patientin in der Schwangerschaft gerade so zurechtkommt oder ob sie sich psychisch stabil und vielleicht auch belastbar fühlt und sich auf ihr Kind freut. Gerade diesem Aspekt kommt eine wichtige Bedeutung zu, denn eine depressive oder von Ängsten getriebene Mutter kann wahrscheinlich wenig oder kaum eine gute gefühlsmäßige Bindung zum ungeborenen Kind aufbauen, erst recht keine werdende Mutter, die von psychotischen Ängsten geplagt ist. Aber gerade diese vorgeburtliche Beziehungsaufnahme ist schon ein wichtiger Teil für die spätere Beziehung. Natürlich gibt es da sehr große Unterschiede zwischen den Menschen; aber auf keinen Fall sollten psychische Symptome dem Kontakt zwischen Mutter und Kind entgegenstehen. Übrigens gibt es auch Studien, die zeigen, dass psychische Stabilität in der Schwangerschaft wichtig ist für die psychische Stabilität nach der Entbindung. Oder umgekehrt: Depressionen in der Schwangerschaft sind ein Prädiktor für Depressionen nach der Entbindung, zeigen also ein erhöhtes Risiko für eine postnatale Depression an. Diese Befunde kann man sicher auch auf andere psychische Störungen übertragen.

Zurück zu Marlene: Nach langer, leider zögerlicher antidepressiver Behandlung wurde die Medikation so verändert, dass sie deutlich stabiler wurde und nicht mehr in depressive Löcher abrutschte – was trotz der Antidepressiva vorher passiert war. Erst dadurch konnte sie ihre Depressionen »in den Griff bekommen«.

Noch ein Wort zu den Erfahrungen von Markus: Hätte es etwas verändert, wenn er diesen Artikel vor der Schwangerschaft gelesen hätte? Vielleicht in dem Sinne, dass es noch ein paar Gedanken mehr gegeben hätte, ob eine Schwangerschaft mit einem Antidepressivum – oder mit diesem Antidepressivum – zu verantworten wäre. Vielleicht wären er und Marlene aber auch zu dem Schluss gekommen, dass man sowieso nicht alles im Leben kontrollieren kann, vor allem nicht im Zusammenhang mit Kindern und deren Gesundheit. Und dass es darauf so vielfältige Einflüsse gibt, dass man die Bedeutung des einzelnen Faktors im menschlichen Leben sowieso nicht herausarbeiten kann – anders als im Tierversuchslabor von Wissenschaftlern.

Die Angst als ständige Begleiterin: Meine Schwangerschaft mit Konstantin

Vanessa B., 33 Jahre

Der rote Strich auf dem Schwangerschaftstest färbte sich immer mehr und war nicht mehr zu übersehen: SCHWANGER! Ich sauste mit dem Fahrrad schnell zu dem Kinderspielplatz, wo mein Mann mit unseren beiden Kindern herumtollte. SCHWANGER! SCHWANGER! SCHWAN-GER! Nichts anderes konnte ich mehr denken, als:... ich bin wieder SCHWANGER!

Gut gestärkt und voller positiver Gedanken war ich von der Mutter-Kind-Kur auf Langeoog wieder nach Hause gefahren. Ich hatte die Belastungen und die Ängste der postnatalen Depression, die ich nach der Geburt meines zweiten Sohnes entwickelt hatte, symbolisch auf Papierschiffchen gesetzt und auf der Nordsee wegsegeln lassen. Es war ein schönes und auch für die Kinder wichtiges Ritual gewesen, um zu begreifen, dass ich nicht mehr krank war und die Zeiten sich verändert hatten. Bevor ich zur Kur gefahren war, hatten mich immer wieder Ängste vor einer wiederkehrenden Depression und vor allem ein schlechtes Gewissen geplagt, ob ich eine gute Mutter bin oder nicht. In der Kur fand ich genügend Abstand, um die letzten Jahre noch einmal Revue passieren zu lassen und mich von Gedanken und Mustern zu verabschieden. Das tat gut. Ich nahm zwar immer noch ein Antidepressivum, das mir beim Ein- und Durchschlafen helfen sollte. Aber der Plan war, dieses nach der Kur im nahenden Frühling abzusetzen.

Wir kamen im Dezember wieder nach Hause und es war eine schöne Zeit. Ich wünschte mir plötzlich nichts sehnlicher als noch einmal schwanger zu werden. Und es klappte direkt!

Und jetzt stand ich da mit dem Schwangerschaftstest in der Hand: SCHWANGER. Es gab kein Zurück mehr. Plötzlich, obwohl ich es mir so gewünscht hatte, kamen leise Ängste und Zweifel auf: Oh, Gott, ich nahm ja noch ein Medikament!!! Ich bekam Panik und rief sofort bei Embryotox in Berlin an, wo man mir mitteilte, dass es bisher erst circa 100 Frauen in Deutschland gab, die dieses Medikament während der Schwangerschaft genommen haben – und bei diesen 100 Frauen hatte es keine Auffälligkeiten gegeben. In meinem Kopf drehte es sich: »100 Frauen, unerforscht – was, wenn das Kind durch das Medikament Schaden nehmen könnte?« Ich kontaktierte meine Psychiaterin – sie war im Urlaub. Und so rief ich wieder in der Abteilung Gynäkologische Psychosomatik des Universitätsklinikums Bonn an, weil mir dort bereits schon einmal sehr geholfen wurde. Frau Prof. Dr. Rohde beruhigte mich fürs Erste. Eine Woche später war auch meine Psychiaterin aus dem Urlaub zurück und nahm sich viel Zeit. Ein wenig konnte ich mich wieder beruhigen, doch die Angst blieb... Aber ich nahm mein Antidepressivum weiter.

Die ersten drei Monate der Schwangerschaft hatte ich mit vielen verschiedenen Ängsten zu kämpfen: Da war die Angst, dem Ungeborenen durch das Medikament zu schaden, die Angst vor möglichen Behinderungen und auch die Angst, ob mit der Geburt des dritten Kindes auch die Depression wiederkommen würde. Nach den ersten drei Monaten vergingen nicht nur die Übelkeit und das Erbrechen, sondern auch die Ängste waren weniger ausgeprägt und ich schöpfte mehr Vertrauen. Der Sommer begann und ich genoss ihn und die Schwangerschaft in vollen Zügen: Ich beackerte eine Feldparzelle, erntete unser eigenes Gemüse, kochte ein, schrieb entspannt einige Hausarbeiten für mein Fernstudium, ging mit den Kindern ins Freibad, sorgte mich gut um mich und genoss das Leben. Wirkliche Tiefs gab es nur sehr wenige. Ich fühlte mich richtig stabil. Trotzdem war ich sehr froh, dass mein Mann einen Monat früher als geplant vom berufsbedingten Auslandsaufenthalt zurückkam, weil ich schon oft sehr müde und erschöpft vom Alltag war.

Und trotzdem, die ganze Schwangerschaft über krochen die Ängste immer wieder aus ihren Löchern und waren permanente Begleiter. Mal mehr, mal weniger ausgeprägt, obwohl es keinerlei Befunde gab, die die Ängste begründet hätten. Es schaffte auch niemand wirklich, mich zu beruhigen... Vor allem die letzten Wochen vor der Geburt steigerte sich die Anspannung – würde alles gut gehen? Würde das Kind gesund sein? Würde ich den Anforderungen eines dritten Kindes gewachsen sein? Wie würde ich die Nächte überstehen? Würden die Schlafstörungen und mit ihnen auch die Depressionen wiederkommen? Selbst vor der nahenden Geburt hatte ich Angst, obwohl die beiden ersten Entbindungen durchaus positive Erfahrungen gewesen waren.

Vier Wochen vor der Geburt fühlte ich mich immer verletzlicher, angespannter und unausgeglichener. Die Tränen flossen häufiger mal, und ich wünschte, ich könnte das Baby endlich in den Armen halten.

Mein Selbstvertrauen bzw. der Glaube an mich hatte mit der postnatalen Depression nach der zweiten Entbindung einen heftigen Knacks bekommen. Bei den vorangegangenen Geburten hatte ich mich stark und unverletzlich gefühlt. Vor der dritten Geburt fühlte ich mich unglaublich verletzlich, angreifbar und hilflos – irgendwie auch ausgeliefert. Aber ich wusste, dass ich diesen Weg gehen musste und auch wollte. Und die Hoffnung stand den Ängsten leise, aber konstant gegenüber. Die Hoffnung auf einen, wenn man so will, guten Ausgang. Die Hoffnung, dass ich die Geburt wieder als ein großes Fest erleben könnte, bei dem ich ganz bei mir und dem Kind bin; die Hoffnung, dass das Kind einfach gesund ist, die Hoffnung, dass ich in den letzten Jahren genug gelernt hatte, um mich nicht wieder zu verlieren. Und vor allem die Hoffnung, dass die postnatale Depression nicht wiederkommen wird. Es fiel mir sehr schwer zu warten und Vertrauen zu haben – in mich, in das Kind und in das Leben.

Letztendlich wurde Konstantin zu Hause geboren. Es war ein schöner Spätsommerabend, und ich habe die Geburt in sehr schöner Erinnerung. Ich bejahte nicht nur das Kind, sondern mit ihm auch das Leben.

Leider kamen zwei Stunden nach der Geburt die ersten Zwangsgedanken, die mich sehr beunruhigten, die ich mir aber mit den Anstrengungen und der Erschöpfung durch die Geburt erklärte. Diese Zwangsgedanken kamen in den ersten drei Wochen immer wieder, aber ich deutete sie immer als Warnsignal für Überforderung oder Müdigkeit, und dadurch fühlte ich mich meist nicht mehr von ihnen bedroht. Schließlich kannte ich sie von früher.

Mittlerweile ist Konstantin zweieinhalb Monate alt, und ich genieße ihn sehr. Wir schlafen gut und immer ausreichend. Erschöpfung ja, aber von Depression keine Spur. Das Antidepressivum nehme ich immer noch, aber im nächsten Frühling will ich es absetzen. Ich glaube, ich werde es schaffen.

Kommentar:
Auch bei Vanessa B. war die Einnahme von Antidepressiva in der Schwangerschaft zwar eine wichtige stabilisierende Komponente. Viel wichtiger aber war aus der psychiatrischen Perspektive die Erfahrung, die sie im Rahmen ihrer ersten Depression nach der zweiten Entbindung gemacht hatte: Dass es wichtig und richtig sein kann, Hilfe und Unterstützung anzunehmen. Bei ihr war die postnatale Depression so ausgeprägt gewesen, dass sie sich in stationäre Behandlung begeben hatte, als trotz der schon begonnenen antidepressiven Behandlung lebensmüde Gedanken aufgetre-

ten waren[1]. Auf der Mutter-Kind-Station einer psychiatrischen Klinik hatte
sie erstmals die Erfahrung gemacht, wie wichtig und hilfreich es ist, auch
die eigenen Bedürfnisse wahrzunehmen und sich mit länger zurückliegenden Problemen zu beschäftigen; nach der stationären Behandlung dann im
Rahmen einer ambulanten Psychotherapie.

Diese Erfahrung ist gar nicht so selten im Rahmen von psychischen Problemen im Zusammenhang mit Schwangerschaft und Stillzeit, nämlich
dass eigene Erfahrungen und Probleme mit der Mutter oder den Eltern
plötzlich wieder da sind und dass man vor ihnen nicht länger die Augen
verschließen kann. Das kann die Erfahrung sein, von der eigenen Mutter
kaum wahrgenommen worden zu sein, sich nicht geliebt gefühlt zu haben oder sogar misshandelt worden zu sein. Oder es können andere negative Erfahrungen sein wie im Fall von Vanessa B., die im Jugendalter
wegen einer Essstörung von ihren Eltern gegen ihren Willen in eine Psychiatrie eingewiesen worden war und der deshalb in der Folge das Gefühl so
wichtig war, selbst entscheiden zu können. Und genau das hatte sie getan
– nach der zweiten Entbindung mit der Entscheidung, sich in Behandlung
zu begeben und dann auch mit dem Neugeborenen in eine Klinik zu gehen. Und in der dritten Schwangerschaft mit der Entscheidung nach ausführlicher Nutzen-Risiko-Abwägung, das schon vorher eingesetzte Antidepressivum weiter zu nehmen, um nicht wieder in eine Depression zu
rutschen.

Immer wieder einmal kommen Frauen nach einer solchen Erfahrung
übrigens zu dem Schluss, dass die Depression doch etwas Gutes hatte:
Dass sie sich nämlich endlich dem Thema Familie/Eltern/Mutter gewidmet haben, dem sie vorher immer ausgewichen sind, und dass sie selbst
mit psychotherapeutischer Hilfe schließlich ihrem Ziel sehr viel näher
kommen, nämlich gerade nicht so zu werden, wie es die Mutter bzw. die
Eltern vorgelebt haben. Aus der Psychotherapie kennen wir für diese Entwicklung auch den Begriff »Krise als Chance« bzw. »Persönliche Reifung
durch die Krise«.

---

1 Vanessa B.s Bericht über diese postnatale Depression findet sich in: Anke
   Rohde (2014): Postnatale Depressionen und andere psychische Probleme. Ein
   Ratgeber für betroffene Frauen und Angehörige. Stuttgart, Kohlhammer.

Panikattacken, Befürchtungen, Unsicherheiten – und doch ein glückliches Ende

Alexandra K., 33 Jahre

Dass irgendetwas mit mir nicht stimmte, merkte ich kurz nach Beginn des Studiums. Ich war 20 Jahre alt, hatte einen festen Partner (mein heutiger Mann und Vater meiner Kinder) und ein intaktes Elternhaus. Alles war perfekt, das Leben konnte beginnen! Ich glaube, es war der Realitätsschock, der mich letztlich zu Boden riss. Mein Studienfach Technische BWL erfüllte mich nicht. Mein Vater mochte meinen Freund nicht und wurde auch noch herzkrank. Meine Mutter hatte schon seit Jahren mit schwerem Asthma zu kämpfen.

Rückblickend würde ich sagen, dass es ein schleichender Prozess war. Eine Mischung aus Verlustangst und Einengung führte dazu, dass ich mich schließlich scheinbar im freien Fall befand. An einem Abend im Winter wurde es mir bewusst. Ich hatte wieder einmal fast den ganzen Tag geschlafen, nichts für mein Studium getan und wartete auf meinen Freund, als ich die erste Panikattacke meines Lebens bekam. Der Boden schien mir unter den Füßen zu entgleiten. Mein Brustkorb war wie eingeschnürt, und ich dachte: Verdammt! Was kommt jetzt?! Vor mir liegt ein Leben, das gestaltet sein will, aber wie? Ich kann es nicht. Ich will wieder in die Schule! Ich stand weinend und zitternd mit dem Rücken zur Wand vor einem riesigen Berg.

Meine Eltern erkannten den Ernst meiner Lage glücklicherweise, und so fuhr mein Vater gleich mit mir zu unserem Hausarzt. Dieser handelte sehr bedacht. Er verschrieb für den Moment ein Beruhigungsmittel und bläute meinem Vater ein, dies außerhalb meiner Reichweite zu lagern. Drei Tage lang sollte ich es bekommen und dann nochmal zu einem Gespräch erscheinen. Mir ging es so gut! Aber sobald die Wirkung nachließ, fiel ich wieder in mein tiefes Loch. Nein, depressiv war ich nicht. Ich war außer mir vor Angst.

Im Laufe des kommenden Jahres ging es bergauf und bergab. Ich wechselte das Studienfach und zog von meinen Eltern weg in eine andere Stadt. Hier lebte ich im Wohnheim, studierte Soziologie, Psychologie und Pädagogik und fühlte mich meist wohl. An Wochenenden fuhr ich heim zu meinen Eltern und meinem Freund. Ich belegte einen Kurs »Autogenes Training«.

Problematisch war allerdings, dass ich immer häufiger dazu neigte, Situationen zu vermeiden, die mich einengten. Es begann damit, dass ich nicht mehr in Aufzügen fuhr. Enge Wohnungen von Kommilitonen waren ein Graus, nur in meiner eigenen Wohnung fühlte ich mich absolut sicher. Schließlich fuhr ich nicht mehr auf die Autobahn, aus Angst, in einen Stau zu geraten. Es war die permanente »Angst vor der Angst«, die schließlich zum sozialen Rückzug führte. Ich merkte selbst, dass ich etwas unternehmen musste und wandte mich wieder an meinen Hausarzt. Dieser überwies mich an einen Psychiater. Seit meiner ersten Panikattacke waren inzwischen knapp drei Jahre vergangen. Immer wieder war die lähmende Angst in mir hoch gekommen, aber ich war durchaus leistungsfähig. Nachdem ich mein Grundstudium abgeschlossen hatte, wechselte ich an eine andere Universität. In diesem Zusammenhang zog ich mit meinem Freund zusammen. Aber immer wieder kam die Angst. Der Psychiater verschrieb mir ein Antidepressivum, das auch gegen Panikattacken hilft. Ich nahm es zu Beginn bis zu dreimal am Tag, darüber hinaus ein Beruhigungsmittel für Notfälle. Von diesem Zeitpunkt an ging es mir besser. Ich ging auch zu einer Gesprächstherapie, die mir allerdings nichts brachte. Aber ich war in der Lage, den Überblick zu behalten und zufrieden mit mir und meinem Leben zu sein. Das Beruhigungsmittel habe ich in dieser Zeit höchstens zweimal gebraucht. Allein die Gewissheit, es dabei zu haben, war hilfreich.

An einem sonnigen Tag heirateten wir. An diesem Tag wurde ich mal wieder mit meinem »Ich« konfrontiert und bekam eine unangenehme Panikattacke, die ich nur mit Hilfe des Beruhigungsmittels in den Griff bekam. Es war die Tatsache, im Mittelpunkt zu stehen und hoch erfreut sein zu müssen. Die Feier war schon klein gehalten, aber am liebsten wäre ich nach der Hochzeit einfach heimgefahren und hätte Pizza bestellt. . . Die Tatsache, dass selbst die Gegenwart meiner eigenen Familie, die sich mit mir freute, mich überforderte, machte mich wahnsinnig unglücklich. Das Fest selbst war sehr schön, und ich war noch lange von mir selbst enttäuscht, weil ich es nicht genießen konnte.

Im Laufe des kommenden Jahres wechselte ich den Psychiater und konnte das Antidepressivum auf je eine Tablette alle zwei Tage runter dosieren. Es ging mir wirklich gut. Wir fuhren sogar nach Holland in Urlaub! Über die Autobahn!

Obwohl ich mich noch im Studium befand, reifte bei meinem Mann und mir der Wunsch nach einem Kind. Meine Psychiaterin war in Anbetracht der Medikamenteneinnahme skeptisch und riet mir (unisono mit meinem Hausarzt), das Medikament zunächst schrittweise abzusetzen. Mir ging es recht gut, und ich wollte das schaffen. Im Laufe eines halben Jahres setzte ich das Antidepressivum ab. Ich wurde immer unruhiger. Die einfachsten Situationen (an einer geschlossenen Schranke stehen) trieben mir den Angstschweiß auf die Stirn. Es ging nicht.

Im Rahmen eines erneuten Termins bei meiner Psychiaterin stellte diese fest, dass sie mit ihrem Wissen nicht weiter kam. Mein Kinderwunsch war weiterhin vorhanden, aber ich war am Boden zerstört, weil ich einfach nicht ohne das Antidepressivum auskam. Beides zusammen schien nicht zu gehen. Meine Psychiaterin entschloss sich, mich zu Frau Prof. Rohde von der Gynäkologischen Psychosomatik an der Uni Bonn zu überweisen. Sie sei die Fachfrau für solche Fälle. Ich begann wieder mit der Medikamenteneinnahme. Rückblickend bin ich meiner Psychiaterin sehr dankbar, dass sie ihre Grenzen erkannt und meinen Kinderwunsch nicht pauschal abgeschmettert hat.

Die Beratung in der Uni-Frauenklinik war sehr hilfreich. Frau Prof. Rohde klärte meinen Mann und mich über die Möglichkeit auf, trotz Medikamenteneinnahme schwanger zu werden. Eine Nutzen-Risiko-Abwägung ergab für uns, dass Panikattacken in einer Schwangerschaft (verbunden mit der Einnahme des Beruhigungsmittels) deutlich riskanter waren, als die Einnahme des Antidepressivums nach der Regel»so wenig wie möglich, so viel wie nötig«... Wir waren so froh! Die Aussicht, Mutter eines gesunden Kindes werden zu können, gab mir enormen Auftrieb.

Ich nahm alle zwei Tage eine Tablette, wir verhüteten nicht mehr, ich wurde zügig schwanger... und bekam mit dem positiven Test in der Hand an einem Morgen im Mai eine furchtbare Panikattacke... warum? Weil ich meine Psychiaterin telefonisch über das freudige Ereignis informieren wollte und diese mir über eine Arzthelferin mitteilen ließ, dass sie nun nicht mehr meine Ansprechpartnerin sei, weil ich mich nicht an ihren medizinischen Rat gehalten hatte! Aber das stimmte doch nicht! Ihr letzter Rat war gewesen, mich mit Frau Prof. Rohde zu beraten. Das hatte ich getan.

Die Konsequenz war, dass ich wieder einmal den Boden unter den Füßen verlor und das Beruhigungsmittel einnahm. Ich hatte den Eindruck, mein Leben würde an dieser Stelle enden! Es gab keinen Ausweg mehr! Mein Mann brachte mich in seiner Hilflosigkeit in die örtliche psychiatrische Klinik. Dort wurde ich augenblicklich von einer sehr netten, aber in gewisser Weise ahnungslosen Ärztin beraten. Sie riet mir, die Schwangerschaft erst einmal durch einen Arzt bestätigen zu lassen. Und im Zweifel könnte ich dann immer noch über eine Abtreibung nachdenken..... Das war doch nie im Gespräch, ich wollte dieses Kind doch! Mein Mann und ich begaben uns also zu meinem Gynäkologen, der uns die Schwangerschaft bestätigte. Er kannte mein Dilemma und gab sich sehr viel Mühe mit uns.

Ich war also schwanger! Es folgten 36 Wochen voller Unsicherheit. Die Schwangerschaft an sich habe ich nicht wirklich schön in Erinnerung. Körperlich ging es mir und meinem Ungeborenen gut. Aber die Angst saß mir im Nacken. Frau Prof. Rohde empfahl zwei zusätzliche pränataldiagnostische Ultraschall-Untersuchungen, um eventuell auftretende Organschäden rechtzeitig erkennen zu können. Auch wenn sie darauf hinwies, dass das zur Routine gehört, wenn man Medikamente einnimmt, hatte ich meinem ängstlichen Charakter entsprechend vor jeder Untersuchung, ob bei meinem Frauenarzt oder in der Uniklinik, wahnsinnige Angst. Im Laufe der Schwangerschaft erhöhte ich in Absprache mit Frau Prof. Rohde mein Antidepressivum auf eine Tablette pro Tag, wodurch ich psychisch stabiler wurde.

Meine Ängste waren völlig überflüssig gewesen. Im Januar gebar ich einen gesunden Jungen.

Natürlich hatte ich auch vor der Geburt an sich große Angst! Aber was soll ich sagen: als es losging, war ich voller Euphorie. Natürlich hatte ich im Voraus mit Frau Prof. Rohde einen Geburtsplan erstellt, der beinhaltete, dass ein Kaiserschnitt durchgeführt werden könnte, wenn ich mir die Geburt nicht zutraue. Und wir hatten eine Bedarfsmedikation für den Fall einer Panikattacke festgelegt. Aber diese Panik kam nicht! Mein Mann und ich begaben uns in die Uni-Frauenklinik und wurden freundlich, ruhig und mit großer Zuversicht empfangen. Ich hatte einige Stunden Wehen, eine PDA und letztlich dann einen Kaiserschnitt wegen Geburtsstillstand. Der Grund hierfür war die Tatsache, dass die Nabelschnur zweimal um den Hals lag und verknotet war. Aber wir waren in guten Händen, wir fühlten uns sicher, und so habe ich die Geburt als durchweg positives Ereignis in Erinnerung.

Die Zeit danach wiederum nicht...Kaum eine Stunde auf der Welt, begann mein Sohn am ganzen Leib zu zittern! Zunächst wurde ein Glukosetest durchgeführt, da war aber alles normal. Es konnte nur einen Grund geben: den Medikamentenentzug! Ich war am Boden zerstört. Dieses arme, winzige Lebewesen musste nun doch noch unter meiner Unzulänglichkeit leiden! Obwohl mir eine Kinderärztin versicherte, dass er außer dem Zittern keine Anzeichen (wie häufiges Schreien oder Trinkschwäche) zeigte, ging es mir miserabel. Ich blieb sechs Tage in der Uniklinik. Innerhalb weniger Tage gab sich das Zittern meines Sohnes und auch die »Heultage«, die mir natürlich auch nicht erspart blieben, legten sich zügig. Der Tag unserer Entlassung war wahnsinnig aufregend für mich. Ich wollte die geschützte Umgebung gar nicht so unbedingt verlassen! Alle kümmerten sich so nett um uns. Einmal zuhause angekommen, änderte sich mein Leben von Grund auf. Ich hatte eine sehr nette Nachsorgehebamme, die über meinen »Zustand« informiert war, und ganze Arbeit leistete. Eigentlich war sie nur zwei- oder dreimal da, aber immer erreichbar. Und zum ersten Mal seit Jahren hatte ich den Eindruck, es sei alles perfekt! Mein Sohn Jonas war und ist ein sehr ruhiges, friedliches Kind. Das Einzige, was uns nicht gelingen wollte, war das Stillen. Ich pumpte schließlich über einige Wochen hin Milch ab, weil ich die unmittelbare Nähe zum Kind nicht gut ertragen konnte. Heute kann ich mir das gar nicht mehr vorstellen! Mein Mann und ich kümmerten uns zu jeder Zeit liebevoll um unseren Sohn, aber in den ersten Wochen musste ich meinen Körper erst einmal wieder für mich haben. Eigenartigerweise forderte mein Jonas nicht mehr ein, als ich ihm geben konnte. So waren wir drei absolut glücklich.

Meine gelegentlichen Angstattacken zeigten sich weiterhin, ich konnte aber deutlich besser damit umgehen, um mein Kind nicht zu gefährden oder zu verunsichern. Was ich zu Beginn tatsächlich nicht konnte, war alleine zum Kinderarzt zu gehen. Mein Mann musste uns bei den ersten Untersuchungen begleiten, weil ich ständig in Sorge war, dass vielleicht irgendetwas mit meinem Baby nicht stimmen könnte. Aber es war immer alles perfekt.

Zehn Wochen nach der Geburt besuchte ich auf Anraten meines Hausarztes hin einen Verhaltenstherapeuten. Diese Therapieart war für mich deutlich sinnvoller, als die vorherige Gesprächstherapie. Der Psychotherapeut erklärte mir die Zusammenhänge meiner Angststörung sehr sachlich und versuchte nicht, in meiner Kindheit den Auslöser zu finden, wie es die Gesprächstherapeutin immer wieder getan hatte. Seither traue ich mich wieder in Aufzüge und habe einen neuen Blick für die Realität um mich herum bekommen.

Rückblickend kann ich mit einigem Stolz behaupten, dass die letzten vier Jahre wunderbar waren. Ich nehme das Antidepressivum immer noch, aber nur noch halb so hoch dosiert, also in der niedrigsten Dosierung. Ich hatte ca. drei Monate nach der Geburt von Jonas die letzte wirklich schlimme Panikattacke, als der Vater meiner besten Freundin verstarb. An diesem Tag brauchte ich zuletzt das Beruhigungsmittel. Ich schloss mein Studium mit gutem Erfolg ab, mein Sohn besucht den Kindergarten, und ich fand sehr schnell Arbeit.

Und nun? Ich bin inzwischen 33 Jahre alt und erwarte in wenigen Wochen mein zweites Kind! Diesmal wird es ein Mädchen. Natürlich habe ich mich vor »Projektbeginn« mit Frau Prof. Rohde in Verbindung gesetzt um zu erfragen, ob es zwischenzeitlich neue Erkenntnisse bezüglich der Einnahme meines Antidepressivums in der Schwangerschaft gibt. Frau Prof. Rohde gab grünes Licht, und ich wurde sehr zügig wieder schwanger. Und diesmal konnte ich mich richtig freuen! Es geht mir hervorragend und ich kann diese Schwangerschaft viel mehr genießen, als die letzte. Natürlich plagt mich in diesem Zusammenhang ein wahnsinnig schlechtes Gewissen meinem Sohn gegenüber...

Was ich allerdings zugeben muss ist, dass ich weiterhin wahnsinnige Angst vor den Frauenarzt-Terminen habe. Unsere Tochter scheint ein recht großes und schweres Kind zu werden, was mich natürlich zu Spekulationen über ihre Gesundheit veranlasst. Jedes Mal, wenn ich beim Gynäkologen bin und ein Ultraschall durchgeführt wird, bin ich einer schlimmen Panikattacke nahe, weil ich mir sicher bin, heute findet er was. Zum Glück kennt mich mein Frauenarzt und wirkt immer entsprechend beruhigend auf mich ein, was mir wiederum sehr peinlich ist... Aber so bin ich nun mal, das habe ich in den letzten Jahren gelernt und kann es immer besser akzeptieren.

Abschließend möchte ich betonen, dass die Familiengründung für mich heilende Wirkung hatte. Sicher muss hier immer der Einzelfall betrachtet werden, aber bei mir war die Entscheidung goldrichtig. Das Familienleben gibt mir Kontinuität und Sicherheit. Ich habe neue und andere Menschen kennen gelernt, bin Mitglied im Elternausschuss des Kindergartens, und in der Gemeinschaft meiner Lebensumwelt fühle ich mich gut integriert. Zwar würde ich immer noch nicht in ein Flugzeug steigen wollen, aber wir machen jeden Sommer einen wunderschönen Urlaub an der Nordsee. Und Aufzug fahren kann ich inzwischen auch ganz gut, weil mein Sohn Aufzüge liebt!

Zu Beginn unserer Familienplanung war die ärztliche Betreuung durch meine Psychiaterin und meinen Hausarzt, denen es an Erfahrung auf die-

178 7 Praxis und Erfahrungsberichte betroffener Frauen

sem Gebiet mangelte, sicher nicht optimal. Mit meiner Psychiaterin habe ich einige Zeit nach der Geburt wieder Kontakt aufgenommen, weil ich ein Rezept brauchte. Sie fiel aus allen Wolken, weil ich inzwischen mit Baby zu ihr kam, und sie angeblich nicht informiert worden war (Ich hatte mir das Medikament zwischenzeitlich von meinem Hausarzt verschreiben lassen)! Mit ihrer Aussage zu meinem positiven Schwangerschaftstest bei meinem ersten Kind konfrontiert, konnte sie sich an nichts dergleichen erinnern, entschuldigte sich aber trotzdem vielmals. . .

Vor kurzem berichtete ich ihr von einem neuen Fachbuch, das Frau Prof. Rohde zu dem Thema geschrieben hat. Daraufhin strahlte sie mich an, zog das Buch aus dem Regal und gab an, es bereits studiert zu haben.

Ich kann jedem anderen Paar nur raten, nicht die Geduld mit sich und den Ärzten zu verlieren. Die Verantwortung, die die Mediziner im Zweifelsfall tragen, ist sicher sehr hoch, daher ist Vorsicht besser, als Nachsicht. Ich hatte wirklich Glück, an die Richtigen geraten zu sein.

P.S.: Letztens guckte mich ein Apotheker mit großen Augen an, als ich mein Antidepressivum abholen wollte.»Aber sie sind doch schwanger! Da können sie das Medikament auf gar keinen Fall nehmen!«»Doch, kann ich. Das habe ich in der letzten Schwangerschaft auch schon getan.« Er war außer sich und rief meine Psychiaterin an. Und ich? Ich ruhte in mir, schaute mir mit meinem Sohn ein Aquarium an und spürte die leichten Tritte meines Babys. . .

Kommentar:

Erfreulicherweise lief auch der Rest der zweiten Schwangerschaft bei Alexandra K. ohne Komplikationen, und Tochter Marie kam zeitgerecht und gesund zur Welt. Es wurde wieder ein Kaiserschnitt, und dieses Mal war das Zittern beim Baby nur in den ersten Tagen ganz leicht bemerkbar.

Beeindruckend war die Ruhe und Gelassenheit von Frau K. bei der zweiten»Geburtsplanung«, also Vorbesprechung der Geburt. Sie, die früher so Sicherheitsbedürftige, kam alleine – nein, ihren Mann habe sie nicht mitgebracht, der müsse arbeiten, aber den brauche sie jetzt auch nicht dabei. Und nein, der brauche auch nicht für die Zeit in der Klinik als Begleitperson eingeplant werden, der solle sich um Sohn Jonas kümmern. Allem schaute sie mit großer Gelassenheit entgegen und ohne Angst vor einer erneuten Verschlechterung nach der Entbindung.

Und genauso war es dann auch: Abgesehen von leichten Gefühlsturbulenzen in der Zeit der Hormonumstellung gab es keine psychischen Einbrüche, und nach dieser Geburt verließ Alexandra K. schon früh die Klinik. Keine Spur mehr von der Unsicherheit nach der ersten Geburt. Das ist übrigens eine Erfahrung, die wir fast immer machen, wenn Frauen mit psychischer Erkrankung in der Vorgeschichte ihr zweites Kind bekommen; insofern unterscheiden sie sich überhaupt nicht von gesunden Frauen. Beeindruckt hat mich auch die Ruhe und Gelassenheit von Frau K. bei ihrem Erlebnis in der Apotheke. Sicher hat auch die erfolgreiche Verhaltenstherapie ihren Teil zu der positiven Entwicklung beigetragen; gerade bei Angsterkrankungen ist das ein ganz wichtiger Teil der Behandlung. Denn in der Verhaltenstherapie geht es nicht nur um den Umgang mit Ängsten, sondern auch um die Stärkung des Selbstwertgefühls und den Abbau von Unsicherheiten.

Alexandra K. arbeitet mittlerweile in einem sozialen Beruf mit hoher Verantwortung und Belastung. Die manchmal daraus resultierenden Zweifel haben weniger mit ihrer Vorgeschichte zu tun als vielmehr mit genau diesen Belastungen, an denen andere Menschen in solchen Berufen auch »zu knabbern« haben.

In Vorbereitung des Buch-Manuskripts stellte Alexandra K. übrigens die Frage, ob sie die niedrige Dosierung des Antidepressivums, die sie nun seit Jahren nimmt, nicht auch irgendwann absetzen sollte. Meine Antwort? »Wenn Sie Ihren Bericht noch einmal lesen, werden Sie erkennen, dass das für Sie nicht der richtige Weg ist. Freuen Sie sich lieber über die psychische Kraft und Stabilität, die Sie erreicht haben. Oder einfacher gesagt: Never change a winning team!«

Wie Ärzte meine glückliche Schwangerschaft trübten

Wencke S., 32 Jahre

Einige Zeit, bevor mein Mann und ich begannen, unseren Kinderwunsch in die Tat umzusetzen, besprach ich mich mit meinem Psychiater, der einmal wöchentlich in der Praxis eines Neurologen Sprechstunde hielt. Es war mir wichtig, dass die Medikamente, die ich gegen seit Jahren immer wiederkehrende Depressionen, Zwangsgedanken und Unruhe nahm, auch in der Schwangerschaft und Stillzeit eingenommen werden könnten.

In dieser Zeit behandelte mich eines Tages auch einmal der Neurologe der Praxis, dem ich erzählte, dass unter anderem mein starker und bisher unerfüllter Kinderwunsch mich sehr belaste. Der Arzt nahm mich nicht ernst und witzelte zynisch. Als ich schließlich zornig wurde und ankündigte, die Besprechung zu beenden, besann er sich, wurde sachlich und sagte, Depressionen und schwanger werden, das wäre unvereinbar, ich solle dies lassen. Wie sehr mich das traf, muss ich nicht betonen. Es dauerte lange, bis ich schließlich mit zwei Antidepressiva stabil eingestellt war. Dem Neurologen ging ich aus dem Weg und ließ mir nur Termine bei dem einfühlsamen, dort angestellten Psychiater geben.

Als ich circa ein Jahr später und nach einer erfolgreichen Kinderwunschbehandlung im beinahe sechsten Monat war, suchte ich die Praxis auf, um mir mein beim Psychiater bestelltes Rezept abzuholen. Der mir so unsympathische Neurologe, Chef der Praxis, fing mich jedoch noch an der Rezeption ab und teilte mir im Flur, gut hörbar für alle dort wartenden Patienten mit, dass er nicht bereit sei, mir Medikamente zu geben. Ich sei schließlich schwanger, das Kind sei womöglich dadurch bereits geschädigt. Widerwillig ließ er sich auf ein Gespräch im Behandlungszimmer ein. Dass der angestellte Psychiater diese Medikation angeordnet und in der Schwangerschaft weiterhin verschrieben habe, sei ohne sein Einverständnis passiert. Er als Chef wolle die Verantwortung nicht tragen. Eine Fehlbildung des Kindes sei nicht unwahrscheinlich und jetzt auch kaum mehr festzustellen. Eine Medikationsumstellung befürworte er nicht, denn in der Schwangerschaft seien keinerlei Psychopharmaka erlaubt. Auf eigene Verantwortung einnehmen könne ich die Medikamente nicht. Auf Wiedersehen!

Somit blieben mir nur noch wenige Tabletten für die nächsten Tage. Ich schlich die Medikation also langsam aus. Die Gynäkologin, die die Notwendigkeit der Behandlung erkannte, sagte, sie dürfe mir die Medikamente nicht verschreiben. Ich wusste nicht, wie ich einen neuen Neurologen oder Psychiater finden sollte, der bereit gewesen wäre, einer stabilen Patientin, die außerdem schwanger ist, Antidepressiva zu verschreiben,»nur«, damit sie nicht einen Rückfall riskiert. Denn den befürchtete ich aufgrund meiner Vorgeschichte.

Ich ließ mich telefonisch von Embryotox beraten. Mir wurde bestätigt, dass es nicht verantwortlich sei, eine Schwangere nicht mehr weiter zu behandeln, da eine Depression der werdenden Mutter auch Auswirkungen auf das Ungeborene haben könne. Zudem sei eine Wochenbettdepression zu befürchten, wovor auch ich Angst hatte. Diese war in meiner Familie schon aufgetreten, und ich kannte mein Risiko, daran zu erkranken. Mit den mündlichen Informationen von Embryotox und der Empfehlung meiner Frauenärztin suchte ich schließlich in der 20. Schwangerschaftswoche eine Praxis für Pränataldiagnostik auf. Der Feinultraschall zeigte keinerlei Besonderheiten oder Fehlbildungen. Die genetische Beratung, die ich dort erhielt, befürwortete ebenfalls eine medikamentöse Behandlung, allerdings als Monotherapie mit nur einem Medikament. Die mir bekannten Risiken für das Kind seien vertretbar. Ich bekam einen Bericht, aber auch hier kein Rezept und blieb unbehandelt.

Inzwischen stellte ich fest, dass das Herzrasen, das ich für ein weiteres Symptom meiner Erkrankung gehalten hatte, nach dem unfreiwilligen Absetzen der Medikation spürbar nachließ. Daher schien es mir ratsam, für die Neueinstellung ein anderes Mittel zu nehmen.

Meine Hausärztin, die sich nicht ausgebildet genug fühlte, eine Neueinstellung vorzunehmen, empfahl mir, mich in einer Sprechstunde einer psychiatrischen Klinik vorzustellen. Dort wurde ich kompetent beraten. Man erklärte mir nach Rücksprache mit dem Chefarzt, welches Antidepressivum mittlerweile das Mittel der Wahl bei Schwangeren mit Depressionen sei. Leider jedoch könne ich hier nicht behandelt werden, da ich kein Notfall sei. Einen Bericht über diese Empfehlung erhielt ich nicht, auch kein Medikamentenrezept.

Verzweifelt rief ich eine Neurologenpraxis an, von der sich meine Hausärztin Hilfe versprach. Ich bekam einen Termin für eine Stunde später. Die Ärztin dort schlug mir vor, in Anbetracht der Risiken des von der Klinik empfohlenen Antidepressivums und meines momentan stabilen Zustands ganz auf eine Medikation zu verzichten. Zeit, um auf der Website von Embryotox nachzulesen, was dort über das Antidepressivum steht, nahm sie sich nicht, sondern las lediglich den Beipackzettel. Ich schlug ihr vor, erneut wiederzukommen, wenn sie sich bis dahin informiert hätte, darauf ging sie jedoch nicht ein. Erst als mir der Name des Chefarztes einfiel, der sich für dieses Antidepressivum ausgesprochen hatte, wurde sie hellhörig und erklärte sich bereit, mir das Medikament zu verordnen – allerdings in einer kaum wirksamen Dosierung! Wiedersehen wolle sie mich in sechs bis acht Wochen. Obwohl mir klar war, dass diese Behandlung mir wahrscheinlich nicht helfen würde, gab ich mich damit zufrieden, denn das war immerhin besser als nichts.

Es dauerte nicht lange, bis die ersten Symptome auftraten. Ich war niedergeschlagen, fühlte mich völlig überfordert und ständig gereizt. Das Einschlafen fiel mir schwer, meine Unruhe nahm zu, ebenso meine Ohrgeräusche. Es fiel mir schwer, mich zu irgendetwas aufzuraffen. Hatte ich zu

Beginn der Schwangerschaft noch für das Kind genäht und eine Wickel-
kommode restauriert, so hatte ich nun kaum mehr Lust zu kochen oder
Energie für den Haushalt. Und das lag nicht allein an der fortschreitenden
Schwangerschaft! Ich merkte, dass die Freude auf unser Kind so langsam
aber sicher einer großen Sorge wich. Ich befasste mich nicht mehr gern
mit dem Thema und bekam Angst, unseren Sohn nicht lieben und nicht
für ihn da sein zu können.

Da gleichzeitig mein kürzlich diagnostizierter Schwangerschaftsdiabetes nur schwer einzustellen war, und die Diabetologin vermutete, dass dies
auch an meiner psychischen Verfassung liegen könne, wählte meine Gynäkologin für mich den »sicheren Hafen« und ließ mich stationär behandeln. In den folgenden vier Wochen, die es brauchte, um mich mit Insulin
gut einzustellen, wurde ich in der Klinik auch psychiatrisch betreut, und
zwar erstmals sogar sehr gut! Das Antidepressivum wurde schrittweise erhöht, ich führte wohltuende Gespräche mit dem Arzt. Da ich mich sehr
um mein Kind sorgte, das ja auch die Auswirkungen meines Diabetes mit-
bekam, nahm meine Unruhe zwischenzeitlich stark zu, und ich litt unter
heftigem Herzrasen. Dagegen erhielt ich dreimal ein Beruhigungsmittel
als Bedarfsmedikation, bis das höherdosierte Antidepressivum mich ausreichend stabilisierte.

Wieder zu Hause angekommen, hatte ich den Diabetes im Griff. Das
Kind entwickelte sich normal weiter, und meine Stimmung war gut. Die
letzten Schwangerschaftswochen verbrachte ich mit Vorbereitungen, traf
Freunde und nahm mir sogar ein anstrengendes Renovierungsprojekt vor.
Ich hatte trotz der fortgeschrittenen Schwangerschaft wieder Elan und An-
trieb!

Als ich erneut die Praxis für Neurologie aufsuchte, die mir die niedrige
Dosis des Antidepressivums verschrieben hatte, um mir nun ein Rezept
für die in der Klinik angeordnete höhere Dosis geben zu lassen, sprach ich
aufgrund der Urlaubszeit mit einem anderen Arzt. Dieser las den Entlas-
sungsbericht und erklärte sich bereit, mir das Rezept auszustellen, jedoch
nur für 20 Tabletten, denn das Antidepressivum sei auch in der Stillzeit ri-
sikobehaftet. Eventuell solle ich nur die allernotwendigste Zeit die Brust geben und dann besser abstillen. Was für mich keinesfalls in Frage kam! Er
hörte mich förmlich ab, ob ich die Risiken auch kenne und bat mich, bis
zum nächsten nötigen Rezept selbst zu recherchieren. Ich solle Embryotox diesbezüglich befragen und die Abteilung für Gynäkologische Psychosomatik der Universität Bonn kontaktieren und um eine Einschätzung der

Risiken bitten. Dies tat ich und erhielt freundliche und kompetente Unterstützung und die schriftliche Rückmeldung, das Medikament sei das Mittel der Wahl in der Schwangerschaft, ich müsse nicht abstillen und könne nach der Geburt bei erneuter Symptomatik gegebenenfalls höher dosiert werden.

Der Neurologe verordnete mir nach dieser Auskunft bereitwillig ein größeres Rezept, unter der Prämisse, dass der Kinderarzt über meine Einnahme des Antidepressivums informiert wird und beim Neugeborenen EKGs schreibt.

Unser nun sechs Wochen alter Sohn kam völlig gesund auf die Welt: Weder hat er Fehlbildungen, noch war er nach der Geburt zittrig, auffallend schreckhaft oder hatte Probleme mit Blutdruck oder Atmung. Er trank sofort gut an der Brust und schlief gut.

Ich finde, es ist ein Unding, dass Frauen, die Probleme mit ihrer Psyche haben, in der Schwangerschaft um Behandlung kämpfen müssen. Oder sich gar sagen lassen müssen, sie sollen erst gar keine Kinder bekommen! Aus Angst um das ungeborene Kind und wie ich vermute vor allem aus der tiefen Furcht heraus, als Mediziner rechtlich belangt zu werden, sollte es durch die Behandlung zu einer Schädigung kommen, verlieren die Ärzte den Blick für die Patientin. Kaum jemand erwägt das Risiko für die Mutter und eben auch das Kind, wenn die Mutter depressiv ist! Wie sollte ich depressiv mein Kind versorgen, für es da sein, es lieben? Wie sollte ich schlaflose Nächte durchwachen, wenn ich kraftlos bin und mich hilflos fühle, in einer Depression kaum für mich selbst sorgen kann?

Ich bin heute noch wütend darüber und finde es unverantwortlich, dass ich genötigt wurde, in meiner Situation selbst so aktiv zu werden. Es kostete sehr viel Zeit und Energie, sämtliche Informationen zu beschaffen, die dann doch nicht zur Kenntnis genommen wurden, und immer wieder alles zu erklären, Überzeugungsarbeit leisten zu müssen. Wie oft musste ich mich rechtfertigen, dass ich diese Risiken für meinen Sohn in Kauf nehmen möchte. Es versteht kaum jemand: Ich habe keine Wahl! Ich tue dies nicht leichtfertig, sondern habe Nutzen und Risiken einander gegenüber gestellt, so wie es überall ausgeführt wird, wo man seriöse Informationen zum Thema findet – wofür sich übrigens die beteiligten Ärzte nicht interessierten. Nun ja, das ist vielleicht etwas überspitzt. Ein grundsätzliches Interesse besteht sicherlich bei den meisten, aber es wird sich nicht die ZEIT genommen! Und es ist kränkend, wenn die eigenen Erfahrungen nicht berücksichtigt werden: Denn ich kenne mich und meine Depressionen seit

Jahren, habe erfahren, wie sie bei Absetzen der Medikation immer wieder
erneut auftraten, und zwar mit jeweils heftigeren Begleiterscheinungen als
in der Episode davor.

Übrigens musste ich mich einmal sogar einer Apothekerin gegenüber
rechtfertigen, die meinte, sie würde als quasi letzte in der Kette die Verantwortung tragen. Sie rief sogar ohne mein Wissen meinen Arzt an und hielt
Rücksprache! Auch sie begann mit mir in der Apotheke – mit anderen Kun-
den als Zuhörern – eine Diskussion über die Einnahme und die ihrer Meinung nach sicher zu erwartenden negativen Auswirkungen auf das Kind.
Wie demütigend!

Was mich am meisten ärgert, ist die Tatsache, dass mir diese ganze Geschichte die schöne Zeit der ersten Schwangerschaft getrübt hat: Rennerei
zu Ärzten, Sorge um einen Rückfall, um das Baby und unsere Bindung...
Nicht zu vergessen der schließlich tatsächlich eingetretene Rückfall und
das bittere Wissen:»Ich hab's ja gleich gesagt!«

Kommentar:
Als Psychiaterin kann man Wut und Verzweiflung von Betroffenen sehr
gut nachvollziehen, wenn sie von solchen Erfahrungen berichten. Zumal
die Leitlinien der psychiatrischen Fachgesellschaft in der Zwischenzeit ja
ganz eindeutig sind und es klare Empfehlungen für die Behandlung einer
Depression oder Psychose in der Schwangerschaft gibt (siehe S. 110 f.). Das
Absetzen einer medikamentösen Vorbeugung (Prophylaxe) bei einer immer wiederkehrenden Erkrankung gehört eindeutig nicht dazu; und es
gibt Hinweise, welche Medikamente in erster Linie eingesetzt werden sollen (das Antidepressivum, das Frau S. für die Schwangerschaft empfohlen
wurde, war genau richtig gewählt). Übrigens werden auch Probleme in der
Apotheke immer wieder in ähnlicher Weise berichtet.

Was kann man tun? Im Grunde nichts anderes, als Wencke S. getan hat:
Argumentieren, kämpfen, Informationen vermitteln und eine »leitliniengerechte Therapie« einfordern (siehe S. 109 ff.), ruhig mit dem entsprechenden Selbstbewusstsein. Denn in der Tat sind die Patientinnen in der
Regel die Expertinnen für ihre Erkrankung; und wenn das noch nicht so ist,
arbeiten Sie daran. Informieren Sie sich über Ihre Erkrankung, den möglichen Verlauf und die richtige Therapie. Und vielleicht weisen Sie auch auf
die Verantwortung hin, die der Arzt/die Ärztin hat, wenn Sie als werdende
Mutter wieder krank werden, depressiv, suizidal, psychotisch, und deshalb
vielleicht sogar wieder in einer psychiatrischen Klinik aufgenommen wer-

den müssen. Nehmen Sie schriftliches Material mit, z. B. einen Ausdruck
von der aktuellen Embryotox-Seite. Tun Sie also von Ihrer Seite alles, um
mit dem Arzt eine gemeinsame verantwortliche Entscheidung treffen zu
können (partizipative Entscheidungsfindung wird das genannt), was nämlich auch in den psychiatrischen Leitlinien empfohlen wird.
Und wenn das alles nichts hilft oder der Arzt bzw. die Ärztin die weitere
Behandlung sogar ablehnt (was auch passiert)? Suchen Sie sich eine andere
Praxis, sprechen Sie mit Ihrem Hausarzt oder Ihrer Gynäkologin darüber,
was Sie tun können. Und geben Sie dem Arzt eine Rückmeldung darüber,
warum Sie das Vertrauen in seine Behandlung verloren haben.

Selbstvertrauen und Mut wachsen... und unsere Familie!

Sibilla M., 36 Jahre

Mit 14 Monaten geht unsere Tochter Lina in die Kita und ich mit einer ¾
Stelle wieder arbeiten. Sie lebt sich schnell und problemlos ein und auch
wir, als lesbisches Paar, werden gut aufgenommen. Mein Leben ist rund
und erfüllt, denn die Kombi – vormittags Arbeit, die mir vertraut ist, und
nachmittags Kind – gibt mir Struktur und Sicherheit.
Von vielen Seiten bekommen wir positives Feedback, wie schön wir mit
unserer Tochter umgehen und wie prächtig sie sich entwickelt.
Weiterhin gehe ich zur Verhaltenstherapie und lerne, das Positive, das
ich erlebe, wahrzunehmen – nicht klein zu machen –; es in mein Inneres
zu lassen und nicht auf die negativen Sätze meiner Eltern zu hören, die leider ganz tief in mir drin sind. Und ich lerne, dass unsere Tochter sowieso
andere Gene hat, aber vor allem auch ganz andere Startbedingungen ins
Leben als ich!
Da ich Einzelkind und Scheidungskind von zwei narzisstischen, emotional gestörten und an mir desinteressierten Menschen bin, war ich als Kind
oft alleine und fühlte mich einsam. Schon früh wünschte ich mir daher Geschwister, und auch heute fände ich es oft praktisch. Von daher kam der
Gedanke an ein zweites Kind immer häufiger in mir hoch. Meine Frau hat
einen verheirateten Bruder mit zwei Kindern, und so wären auch für sie
zwei Kinder rund und stimmig.
Wir beschlossen, uns sechs Monate zu geben, in denen wir es mit unserem Freund und Samenspender probieren wollten. Wenn es klappt – prima

– wenn nicht, so können wir sagen, dass wir es zumindest probiert haben. Unser Freund, der schon der Vater unserer Großen ist und zu dem sie und wir regelmäßigen Kontakt haben, freute sich, als wir in erneut fragten. Zwei Monate später war ich schwanger. Der Schock war nicht ganz so groß wie beim ersten Mal, und es schwang doch tatsächlich auch etwas Freude mit. Aber ich – der Sicherheitsmensch – spürte schnell wieder eine innere Unruhe und meine mir schon vertrauten Ängste. Ich merkte, wie durch das Wachsen der Unruhe und der Ängste mein Selbstwertgefühl sank und ich mich ganz bald wieder schnell mit meinem Alltag überfordert fühlte. Ich ging jetzt einmal in der Woche zur Verhaltenstherapie und rief Frau Prof. Rohde an. Sie empfahl mir telefonisch, von dem angstlösenden und dämpfenden Antidepressivum, das ich schon kannte, eine halbe Tablette täglich zu nehmen. Eine Woche später saß ich dann in der achten Schwangerschaftswoche persönlich bei ihr und bekam wieder das Antidepressivum, das ich eingenommen hatte, als nach meiner ersten Entbindung die Depression wiedergekommen war.

Ich fühlte mich in guten Händen und war stolz auf mich, schon so frühzeitig Hilfe angenommen zu haben.

Körperlich hatte ich wieder eine Bilderbuchschwangerschaft – abgesehen von der heftigen Übelkeit in den ersten drei Monaten. Und auch psychisch ging es mir richtig gut: Ich genoss die Schwangerschaft, die Veränderungen meines Körpers, freute mich, dass es wieder ein Mädchen wird und konnte dem Kind in den Augenblicken des Spürens nur positive und liebenswerte Gedanken entgegenbringen. Ich freute mich an der freien Zeit des Mutterschutzes, auf die Geburt und darauf, die Kleine im Arm zu halten. Ich überlegte, wie sie wohl aussieht. Ob sie ihrer großen Schwester ähnlich sieht? Wow! Was für ein Unterschied zur ersten Schwangerschaft!

Nach einer kurzen und knackigen Geburt von 3,5 Stunden war Mia da. Ich empfand die Geburt als sehr schön und berührend. In der Nacht im Krankenhaus fühlte ich mich ruhig und sicher im Umgang mit ihr.

Am Tag nach der Entbindung ging es nach Hause, und ich nahm weiter das Antidepressivum.

Am dritten Tag nach der Geburt fühlte ich mich grundlos leer und hatte immer wieder das Gefühl, in Tränen ausbrechen zu müssen. Zum Glück verschwand das Gefühl am nächsten Tag wieder.

Meine Frau hatte ab der Entbindung zwei Monate Elternzeit und kümmerte sich viel um die Große, den Haushalt, Papierkram, etc. Ich achtete vor allem darauf, dass ich genügend Schlaf bekam und mich erholte.

Auch das war für mich ein Lernprozess:»Ich darf einfach liegen bleiben«,
»Ich muss nichts machen, ich darf machen lassen«.
Vor dem Ende der Elternzeit meiner Frau graute mir etwas, aber auch
das meisterte ich echt gut. Und wir bekommen auch weiterhin viel positives Feedback, z. B. wie entspannt ich bzw. wir wirken und wie toll wir mit
den beiden umgehen.
Mia ist jetzt 7 Monate alt und Lina 2,5 Jahre. Ich liebe es, mit der Großen
die Welt zu entdecken, zu toben, zu singen, aber auch sehr ruhige und in-
nige Momente mit ihr zu erleben. Mit der Kleinen genieße ich es zu ku-
scheln, mit ihr zu spielen, zu lachen. Ob wir Zuhause sind oder in der Öf-
fentlichkeit, ich fühle mich sicher im Umgang mit ihr und registriere jeden
noch so kleinen Entwicklungsschritt. Bei Lina konnte ich das zu diesem
Zeitpunkt leider alles nicht wahrnehmen, weil ich so in meinen Versagens-
ängsten gefangen war.
Mein Leben fühlt sich heute rund und stimmig an – mit einer tollen Partnerin an meiner Seite, zwei süßen Kindern – irgendwie komplett. Es ist
schön zu sehen, wie wir vier als Familie immer mehr zusammen wachsen.
Was habe ich in den letzten drei Jahren gelernt?

• Nimm Hilfe an (ich nehme weiterhin das Antidepressivum und gehe
  nach Bedarf zur Psychotherapeutin)!
• »Innere negative Stimmen« der Eltern bzw. der Kindheit sind über-
  windbar!
• Sei Du selbst und verfolge deine Träume und Ziele, egal was andere
  über Dich und darüber denken. Denn du hast nur dieses eine Leben –
  und ein Recht glücklich zu sein!

Viel ist passiert in den letzten zwei Jahren – die Sicht von Mama Ute

Ute M., 45 Jahre

Nachdem wir uns erstaunlich gut an unser Familienleben gewöhnt hatten
und gerade meine Frau mit den täglichen Anforderungen viel besser zurechtkam als gedacht, wurden wir den Gedanken an ein weiteres Familienmitglied
nicht los. Ich selber habe einen Bruder, den ich nicht missen möchte, und
hatte immer den Wunsch: wenn schon Kinder, dann aber wenigstens zwei.
Nun hatte ich allerdings während und nach der ersten holperigen Schwan-

gerschaft, die uns beide viel Nerven und Kraft gekostet hat, zunächst große Bedenken, ob wir dieses Wagnis noch einmal eingehen wollen.

Da aber alles so prima zu Hause lief und meine Frau zufrieden und sehr ausgeglichen schien, wir selbst die Doppelbelastung Kinder/Haushalt und Beruf gut unter einen Hut bekamen, verlor ich meine Bedenken. Zumal wir auch aus unserem Umfeld (Verwandtschaft, Freunde, Kita) immer wieder tolle Rückmeldungen bekamen, wie entspannt wir wirkten und wie ausgeglichen und fröhlich unser Töchterchen Lina ist. Als dann noch auf Nachfrage unser Freund und Samenspender (ohne den wir es nicht versucht hätten) sich gerne bereit erklärte, uns ein zweites Mal zu unterstützen, waren die Würfel gefallen. Allerdings wollten wir es nicht endlos versuchen, sondern setzten uns eine Frist von sechs Monaten, obwohl wir beim ersten Mal deutlich länger gebraucht hatten. Klappt es in dieser Zeit – prima, wenn nicht, dann hätten wir es wenigsten probiert. Wir benötigten genau zwei Treffen...

Und wieder begann eine emotionale Achterbahnfahrt – allerdings nicht ganz so ausgeprägt wie bei der ersten Schwangerschaft. Meine Frau wurde unsicher, und erneut tauchten jede Menge Fragen, Zweifel und Ängste auf. Zunächst war ich geschockt und befürchtete eine ähnlich aufreibende Schwangerschaft wie zuvor.

Dieses Mal waren wir allerdings schlauer und zogen sofort alle zur Verfügung stehenden Hilfemaßnahmen in Betracht. Das heißt, meine Frau begann in Absprache mit Frau Prof. Rohde zunächst die Einnahme eines Antidepressivums zur Dämpfung der Angstzustände. Nach einem persönlichen Gespräch erfolgte dann die Umstellung auf das Antidepressivum, das sie dann auch die ganze Schwangerschaft über nahm. Parallel dazu begannen wieder intensive Sitzungen bei ihrer Verhaltenstherapeutin.

Der Erfolg war unglaublich. Natürlich gab es noch Momente des Zweifels ob der Entscheidung für ein zweites Kind – aber die hatte ich auch. Aber Sibilla konnte die Schwangerschaft genießen, sich freuen über die kleinen und großen Fortschritte und die damit verbundenen körperlichen Veränderungen. Als dann feststand, dass wir wieder ein Mädchen bekommen würden, waren wir richtig glücklich!

Körperlich steckte sie die Schwangerschaft wieder bestens weg, war fit, radelte bis zum Beginn des Mutterschutzes zur Arbeit, hatte weiterhin viel Spaß und Kraft für unsere »große« Kleine und war eigentlich guter Dinge. Zwischenzeitliche kurze Einbrüche haben wir, glaube ich, ganz gut gemeinsam und mit o.g. Unterstützung gemeistert.

Auch die Entbindung verlief völlig komplikationslos, und Mutter und Kind ging es trotz der Anstrengung erstaunlich gut. Nach nur einer Nacht im Krankenhaus durfte ich meine kleine Familie nach Hause holen. Vor der Geburt hatte meine Frau das Antidepressivum abgesetzt, begann nun aber wieder mit der Einnahme, was sicherlich auch gut war. Nach der ersten Euphorie setzte nach ein paar Tagen der Babyblues ein, der ohne die medikamentöse Unterstützung bestimmt weit heftiger ausgefallen wäre. So aber bekamen wir die Ängste, die Antriebslosigkeit und das »Unglücklichsein« sehr schnell wieder in den Griff. Alles blieb im Rahmen, uferte nicht zu sehr aus. Die ersten zwei Monate hatte ich Elternzeit und konnte einfach »da sein« und unterstützen, sei es im Haushalt, sei es unsere Große in die Kita fahren oder abzuholen. Bis zum Ende meiner Elternzeit hatte sich alles schon gut eingespielt und so war auch der Übergang zur »alleinigen Verantwortung« zu Hause für Sibilla eher einfach.

Ich darf erleben, wie meine Frau ihr Muttersein genießt – wir es beide genießen. Und ich bin so froh, das wir unsere zweite Tochter Mia bekommen haben und meine Frau damit erleben durfte, wie schön eine Schwangerschaft und die Babyzeit sein können, wenn nicht die Ängste die Oberhand gewinnen.

Kommentar:

Sibilla und Ute, unser Frauen-Paar, haben schon an anderer Stelle über die psychisch komplizierte erste Schwangerschaft und Zeit nach der Entbindung berichtet[2]. Damals war Sibilla in der Schwangerschaft das erste Mal mit ernsthaften depressiven Symptomen konfrontiert gewesen, wobei man einige Zusammenhänge mit ihrer schwierigen familiären Vorgeschichte erkennen konnte. Die Ausprägung der Depression war so groß gewesen, dass sie sogar über einen Schwangerschaftsabbruch nachgedacht hatte – trotz der erwünschten und gezielt herbeigeführten Schwangerschaft. Das ist übrigens etwas, was wir gar nicht so selten erleben, nämlich dass die Wunsch-Schwangerschaft plötzlich zur »umfassenden Bedrohung« wird; und leider kommt es sogar immer wieder vor, dass eine Frau sich unter

---

2   Erfahrungsbericht von Sibilla und Ute M. im Ratgeber Anke Rohde (2014): Postnatale Depressionen und andere psychische Probleme. Ein Ratgeber für betroffene Frauen und Angehörige. Stuttgart, Kohlhammer.

dem dadurch entstehenden Leidensdruck zum Schwangerschaftsabbruch entschließt.

Sibilla hat sich für die Alternative entschieden, nämlich die psychiatrische Behandlung in der Schwangerschaft, und sie hat sich trotz aller Befürchtungen das verordnete Antidepressivum eingenommen. Bei der zweiten Schwangerschaft ist sie noch einen klugen Schritt weitergegangen: Sie hat nicht nur das Antidepressivum in der gesamten Schwangerschaft eingenommen, sondern auch nach der Entbindung. Dazu hatte sie sich nach der ersten Entbindung zunächst nicht entschließen können, weil sie stillen wollte und die Sorge hatte, dass das Antidepressivum ihrer Tochter schaden könnte. Sie war zwar darüber informiert, dass man nach Nutzen-Risiko-Abwägung – so wie in der Schwangerschaft – auch in der Stillzeit ein Medikament einnehmen kann, aber sie wollte kein Risiko eingehen. Erst als dann einige Wochen nach der Entbindung die Stimmung immer weiter abrutschte und eindeutig eine Depression bestand, konnte sie sich dazu entschließen. Nach der zweiten Entbindung nahm sie das Antidepressivum aus der Schwangerschaft weiter und bis auf einige Tage mit labiler Stimmung gab es keine Einbrüche.

Ein wichtiger Baustein in der Behandlung war übrigens auch die Psychotherapie, die sie nach Auftreten der Depression in der ersten Schwangerschaft begonnen hat und in der die schwierige Beziehung zur eigenen Mutter eine zentrale Rolle spielte.

Aus den Komplikationen nach ehrgeizigen Absetzversuchen einiges gelernt...

Franziska R., 35 Jahre

Seit dem Jahr 2000 nehme ich ein Antidepressivum. Bis zum Jahre 2008 hatte ich drei sehr anstrengende Absetzversuche mit Ärzten oder Heilpraktikern gestartet, jeweils ohne Erfolg. Denn jeder dieser Versuche endete in der Notaufnahme, woraufhin ich jeweils über mindestens sechs Wochen voller Komplikationen neu eindosiert werden musste. Die Absetz- und Eindosierungssymptome waren jedes Mal schrecklich, und bei jedem neuen Versuch schien es schlimmer zu werden.

Im Jahr 2008 entschieden mein Mann und ich uns dazu, ein Kind zu bekommen, und in Anbetracht dessen habe ich das vierte Mal versucht, das

Medikament auszuschleichen. Insgesamt war ich zehn Wochen lang ohne das Antidepressivum, und obwohl ich mit den Methoden der Traditionellen Chinesischen Medizin (TCM) behandelt wurde, ging es mir alles andere als gut. Der Behandler hatte mir versichert, wenn ich schwanger werden würde, täte dies meinem Organismus gut, und ich würde sehen, dass ich das Medikament nicht brauche.

Nach dem positiven Schwangerschaftstest ging es mir aber zusehends schlechter, sodass ich völlig aufgelöst Frau Prof. Dr. Rohde in der Universitätsfrauenklinik Bonn aufsuchte, die mich sofort wieder eindosierte. Bis es mir wieder einigermaßen gut ging und ich wieder ein einigermaßen lebensfähiges Leben führen konnte, vergingen acht quälende Monate voller Komplikationen, mit Ausprobieren von unterschiedlichen Dosierungen und Medikamenten-Kombinationen. Vorher war ich immer mit einer eher niedrigen Dosis des Antidepressivums gut zurechtgekommen, durch diesen komplizierten Verlauf jedoch konnte ich mich erst wieder unter einer hohen Dosis in Kombination mit einem anderen Antidepressivum einigermaßen wohlfühlen. Zusätzlich litt ich unter insulinpflichtigem Schwangerschaftsdiabetes und starken Wassereinlagerungen, was meine psychische Situation natürlich nicht gerade unterstützte.

Aufgrund der schwierigen Schwangerschaft entschieden Frau Prof. Dr. Rohde und wir uns dazu, mir eine Spontangeburt zu ersparen; sie unterstützte gegenüber den Gynäkologen meinen Wunsch nach einem Kaiserschnitt. Dieser verlief völlig komplikationslos. Außer einer leichten Entzugssymptomatik in Form von Zittern, Schreckhaftigkeit und Durchfall, welche sich in wenigen Tagen von alleine auflöste, war und ist unser Sohn kerngesund.

Nachdem ich zu Hause war und mich etwas von den Strapazen der Schwangerschaft erholt hatte, habe ich Schritt für Schritt das Antidepressivum reduziert und lebe mittlerweile wieder ein ganz normales, gesundes und arbeitsfähiges Leben mit meiner früheren, eher niedrigen Dosierung.

Da unser Sohn trotz der nicht so geringen Medikation, dem ganzen Stress und den Begleiterkrankungen ein völlig gesundes Kind ist und wir vor erneuter Schwangerschaft von Frau Prof. Dr. Rohde diesbezüglich noch einmal beraten wurden, haben mein Mann und ich uns dazu entschlossen, noch ein weiteres Kind zu bekommen. Frau Prof. Dr. Rohde versicherte uns das, was man überall lesen kann, nämlich dass es für das Ungeborene und auch die kranke Mutter schlimmer ist, psychisch instabil und ohne oder unzureichende Medikation in eine Schwangerschaft zu gehen.

Bevor ich schwanger wurde, entschloss ich mich sogar, die Dosis wieder etwas hochzusetzen, um eventuell auftretende Schwankungen abzufangen. Heute bin ich in der 22. Schwangerschaftswoche und kann die Auffassung von Frau Prof. Dr. Rohde nur bestätigen. Außer einigen körperlichen Begleiterkrankungen und normalen und auszuhaltenden Symptomen durch die hormonellen Veränderungen – wie etwa eine leichte Reizbarkeit – geht es mir psychisch genau so gut wie vor der Schwangerschaft. Nach meinem letzten Termin bei Frau Prof. Dr. Rohde entschieden wir uns aufgrund von beginnenden Schlafstörungen, von einer zwar vorzuziehenden Monotherapie abzuweichen, das Antidepressivum wieder auf die ursprüngliche Dosis zu reduzieren und eine geringe Menge eines anderen Antidepressivums zur Verbesserung des Schlafes hinzuzugeben.

Fazit: Schon jetzt kann ich sagen, dass ich jeder Frau empfehle, stabil und mit der jeweiligen Medikation in die Schwangerschaft zu gehen. Meine Erfahrung hat mir gezeigt, dass die gute Absicht, in der Schwangerschaft ohne Medikamente auszukommen, am Ende zu einer viel höheren Dosis geführt hat und dass es ein großer Kampf war, meine vorherige Stabilität wieder zu erreichen. Selbst wenn die Frau ein Medikament nimmt, unter dem man eventuell nicht schwanger werden und sein sollte, gibt es genügend erprobte Medikamente, die in der Schwangerschaft genommen werden können und auf die die Frau selbst noch in der Schwangerschaft umgestellt werden kann. Das Ungeborene wird mit hoher Wahrscheinlichkeit durch die Medikamente keinen Schaden nehmen. Viel schädlicher ist aber eine kranke und leidende Mutter!

Kommentar:

Auch bei Franziska R. war die Behandlung in der ersten Schwangerschaft alles andere als unkompliziert, nachdem sie wegen des Kinderwunsches ihre vorbeugende Behandlung mit Antidepressiva abgesetzt hatte und schon in den ersten Wochen der Schwangerschaft wieder in eine recht ausgeprägte Depression rutschte. Anders ist es wie beschrieben erfreulicherweise bei der aktuellen zweiten Schwangerschaft, in die Frau R. ganz bewusst mit Antidepressiva gegangen ist.

Bei der ersten Schwangerschaft ist genau das passiert, was wir befürchten, wenn wegen des Kinderwunsches eine medikamentöse Vorbeugung abgesetzt wird, die aufgrund der Krankheitsvorgeschichte ohne Zweifel eingenommen werden sollte. Franziska R. musste nämlich wegen der ausgeprägten Depression dann eine Kombination von Medikamenten nehmen; mit nur einem Medikament, wie sie es vorher genommen hatte, war keine Stabilität zu erreichen. Und selbst mit der Kombination ging es ihr lange Zeit nicht wirklich gut.

Erfreulicherweise hat sie sich diese Stabilität mittlerweile wieder erarbeitet, was aber eine recht lange Zeit gedauert hat; sie ist belastbar und beruflich erfolgreich in einer selbständigen Tätigkeit. Und auch wenn die fortschreitende Schwangerschaft dieses Mal mit allerlei körperlichen Problemen einhergeht, geht es Frau R. damit deutlich besser als mit der Depression in der ersten Schwangerschaft. Ihre Schlussfolgerung: Die körperlichen Probleme in der zweiten Schwangerschaft seien viel leichter auszuhalten als die psychischen in der ersten.

Ein Antidepressivum und Spannungen in der Familie

Anna D., 34 Jahre

Meine erste Begegnung mit Antidepressiva habe ich mit 16 Jahren gemacht. Ich bin damals mit einer Zwangsstörung regelrecht zusammengebrochen. Ich musste mir ständig die Hände waschen, beim Verlassen des Hauses mehrmals nachschauen, ob alles ausgeschaltet ist, beim Lesen eines Buches manche Sätze oder Absätze zweimal oder sogar mehrmals lesen etc. Damals wurde ich mit einem Antidepressivum und einem Beruhigungsmittel behandelt. Nach ungefähr einem halben Jahr wurden die Medikamente ausschleichend abgesetzt. Die Behandlung war erfolgreich gewesen. Ich habe mich danach gefühlt, als ob man einen Gefangenen von der großen Met allkugel am Bein befreit hätte.

Ohne Medikamente bin ich gut sieben Jahre ausgekommen. Wenn ich bedenke, dass ich in dieser Zeit unter anderem mein Abi abgelegt und erfolgreich ein Studium abgeschlossen habe, bin ich recht stolz auf mich. Die Zeit war nämlich nicht ganz ohne und mit viel Stress verbunden. In den sieben Jahren war ich oft von Essstörungen geplagt, was bestimmt für meinen Körper nicht gesund war (Hungern und Verfressenheit im Wechsel), aber alles blieb noch im Normbereich. Ich bin nie einer Bulimie oder Anorexie verfallen. Ich würde meinen damaligen psychischen Zustand als »stabil« bezeichnen.

Eine drastische Verschlechterung meines Zustandes erfolgte, nachdem ich meinen jetzigen Mann kennengelernt hatte und mir kurz danach die

Anti-Baby-Pille verordnen ließ. Das war im Nachhinein der größte Fehler, den ich machen konnte! Schleichend ging es mir immer schlechter. Ich war einfach nur unglücklich, ängstlich und von irgendwelchen Schatten geplagt, was auch beruflich Auswirkungen hatte. Leider habe ich mein Leiden viel zu spät mit der Pille in Verbindung gebracht. Manche Frauen vertragen die Pille problemlos, manche bekommen körperliche Symptome wie Brustspannungen. Und ich, ausgerechnet ich, gehöre zu den Frauen, bei denen sich der psychische Zustand verschlechtert. Mir wurde auf meinen eigenen Wunsch wieder das gleiche Antidepressivum verordnet, wie ich es schon früher genommen hatte. Dann wurde mit der Pille experimentiert, z. B. mit anderen Wirkstoffkombinationen. Aber da es weiterhin Hormone waren, hatte ich kein Vertrauen mehr in die Pille, habe sie abgesetzt, und wir haben mit Kondomen verhütet.

Leider bin ich trotz der Einnahme des früheren Antidepressivums nicht zu meiner alten stabilen psychischen Form, die ich vor der Pille hatte, zurückgekehrt. Es brachte auf jeden Fall Besserung meines Allgemeinbefindens, aber es entsprach nicht meinen Erwartungen. Zusammen mit meiner Ärztin habe ich mich für den Wechsel auf ein anderes, aber verwandtes Antidepressivum entschieden. Es war ohne Zweifel eine gute Wahl, denn es ging schon unter einer niedrigen Dosierung rasch besser.

Dieses Antidepressivum habe ich wiederum lange Jahre eingenommen. Ab und zu legte ich eine Pause ein. Natürlich mit Einverständnis meiner Ärztin und nach langsamem Ausschleichen. Ich habe auf die erwähnten sieben Jahre zurückgeblickt, wo ich keine Medikamente eingenommen habe und wo trotzdem alles gut lief, aber das war nun nicht mehr der Fall. Ich wurde bald wieder ängstlich, unglücklich und von häufigen Heulattacken geplagt, wenn das Antidepressivum ganz abgesetzt war.

Langsam stellte sich bei mir und meinem Mann ein Kinderwunsch ein. Da ich auf keinen Fall unter Medikamenten schwanger werden wollte, habe ich mich noch einmal zu einem Versuch »ohne« entschieden. Dieser Versuch ist völlig misslungen, und nach der totalen Kapitulation (Nervenzusammenbruch) musste ich mir sogar für ein paar Tage frei nehmen, die ich teilweise mit einem Beruhigungsmittel im Bett verbrachte. Ich bin zu meinem »guten alten« Antidepressivum zurückgekehrt und habe eine Überweisung in die Gynäkologische Psychosomatik an der Universitätsfrauenklinik Bonn bekommen, um mich dort beraten zu lassen.

Für mich war zu dem Zeitpunkt ganz klar, dass eine Schwangerschaft ohne medikamentöse Begleitung ganz schwierig, wenn nicht unmöglich wäre. Frau Prof. Rohde informierte mich darüber, dass die Datenlage zur Einnahme meines Antidepressivums in der Schwangerschaft und Stillzeit zwar dünn ist, allerdings ohne Hinweise auf mögliche Schäden für das Ungeborene. Es gäbe verwandte Antidepressiva mit besserer Datenlage; aber wir haben trotzdem gemeinsam entschieden, dass ich bei dem Medikament bleiben sollte, um keine erneute Verschlechterung meines psychischen Zustands zu riskieren.

Über unseren Kinderwunsch und über die damit verbundenen Fragen und Unsicherheiten wussten eigentlich nur meine Eltern und meine zwei besten Freundinnen Bescheid. Sie standen uns zur Seite und haben die Daumen gedrückt. Was mir wichtig war – sie haben keinen Stress gemacht, womit ich meine, sie haben mir keine Angst gemacht. Sie haben beruhigend und aufmunternd gewirkt. Das kann man nicht von meiner Frauenärztin sagen. Als sie hörte, dass ich schwanger werden möchte, hat sie vorgeschlagen, dass ich mit der Schwangerschaft abwarten soll, bis es mir besser gehen wird. Ich bin ihr nicht böse, aber es zeigt, dass sie von meiner psychischen Störung, aber auch allgemein von psychischen Krankheiten keine Ahnung hat. Es wird mir nämlich nicht besser gehen! Es hat in meinem Fall keinen Sinn abzuwarten! Eine Zwangsstörung, wie ich sie habe, geht nicht einfach so weg! Allerdings kann man sie mit den richtigen Antidepressiva und Verhaltensstrategien, die man in der Psychotherapie lernt, sehr gut unter Kontrolle bekommen. Da für diese Fragen mittlerweile Frau Prof. Rohde meine Ansprechpartnerin war und wir alles ausführlich besprochen hatten – Für und Wider der Medikamenteneinnahme in der Schwangerschaft –, hatte ich auf so ein Gespräch mit einem »Laien« keine Lust und ließ die Aussage meiner Frauenärztin so stehen. Als ich dann schon kurze Zeit später schwanger war, fragte sie kurz, ob ich das Antidepressivum nicht absetzen will. Als ich die Frage verneinte, kam noch eine Frage oder vielmehr eine Feststellung:»Also Sie nehmen eine mögliche Missbildung in Kauf?« Das war eine sehr unangenehme Situation, da ich an so etwas gar nicht erst denken wollte. Ich antwortete nicht, und mehr haben wir auch darüber nicht gesprochen. Mir war wichtig, dass sie die Schwangerschaft sorgfältig überwacht und mich zu den zwei»großen« Ultraschalluntersuchungen in die Uniklinik überwies.

Zum größten Stressfaktor in der Schwangerschaft wurden meine Schwiegereltern. Es stellte sich nämlich heraus, dass sie seit längerer Zeit über mein Antidepressivum Bescheid wussten; angeblich hatten sie eine leere Schachtel draußen im Mülleimer gefunden. Mich wunderte das sehr,

da ich die vorsichtshalber stets woanders weggeworfen hatte. Aber meine
Beziehung zu den Schwiegereltern war schon immer problematisch... Sie
haben uns ständig Angst gemacht. Meine Schwiegermutter ist sogar in
ihre Apotheke gegangen und hat nach dem Antidepressivum gefragt und
wie verträglich es in der Schwangerschaft ist. Es wurde ihr gesagt, dass es
gefährlich sei, nicht untersucht, und ich solle es auf keinen Fall nehmen!
Unglaublich! Wie konnten sie nur so etwas sagen und eine solche Unsicherheit verbreiten! Weder die Tatsache der Beratung durch eine Spezialistin noch die positiven Ergebnisse der Ultraschalluntersuchungen haben
meine Schwiegereltern überzeugt. Es hat für ganz viele negative Energie in
unserem Haus gesorgt, und das nicht nur vor der Geburt. Ich verstehe, dass
sie sich Sorgen gemacht haben. Die haben sich schließlich auch meine Eltern gemacht, aber sie hätten nicht ständig darüber sprechen müssen, vor
allem vor meinem Mann, der sich das Ganze immer anhören musste. Ich
war bei den Gesprächen nie anwesend; ich habe es immer nur von meinem
Mann erfahren. Wir haben Fehler gemacht. Wir hätten diese Diskussionen
von Anfang an unterbinden sollen. Ich hätte auch erklären sollen, warum
ich meine Medikamente nehme, wenn sie schon über die Einnahme Bescheid wussten. Weil ich ein Antidepressivum einnehme, war ich in ihren
Augen womöglich eine psychisch kranke Person, die nicht imstande ist,
ein Kind zu erziehen.

Abgesehen von diesem Stress war meine Schwangerschaft sehr schön
und problemlos. Ich musste zwar auf meine Ernährung aufpassen (Verdacht auf Gestationsdiabetes), hatte am Ende leichte Wassereinlagerungen
in den Beinen und Rückenschmerzen, aber sonst war ich fit. Auch auf der
Arbeitsstelle habe ich keinen einzigen Tag krankheitsbedingt gefehlt.

Während der ganzen Schwangerschaft, der Geburt und der Zeit danach
war ich im Hinblick auf meine Medikamenten-Einnahme wunderbar betreut. Ich habe mich durch die häufigen Untersuchungen (Blutabnahmen,
Ultraschall) nicht beunruhigt gefühlt; im Gegenteil, das kam meinem Sicherheitsbedürfnis entgegen. Während der Stillzeit wurde meine Milch untersucht und auch das Blut meiner kleinen Tochter; das Ergebnis beruhigte
mich sehr. Es wurden keine Spuren des Antidepressivums nachgewiesen.

Die Geburt hatte ich mir viel einfacher vorgestellt, und die Erinnerun-
gen daran sind bis heute eher schrecklich. Aber so ist es wohl oft bei der
ersten Geburt. Für die Geburt hatte ich sicherheitshalber ein Krankenhaus
mit Kinderintensivstation gewählt. Zum Glück haben wir die Station nicht
gebraucht.

Meine Tochter Valentina kam pünktlich (einen Tag nach dem errechneten Termin) auf die Welt; groß, munter und vollkommen gesund! Wir waren glücklich! Weil sie ein Feuermal hatte, haben meine Schwiegereltern gleich nach den Ursachen im Internet gegoogelt, ob es vielleicht doch von den Medikamenten kommen könnte... Von meiner Mutter habe ich aber erfahren, dass auch ich so ein Feuermal hatte und dass es bald vollkommen weggegangen ist. Nach zwei Jahren haben wir uns für ein zweites Kind entschieden. Es war alles viel einfacher. Wir sind den gleichen Weg nochmal gegangen, ohne die früheren Entscheidungen in Frage zu stellen. Es folgten die gleichen Untersuchungen bei denselben Ärzten. Wir waren viel ruhiger, und die Schwangerschaft war sehr schön. Sogar die Geburt! Was ich sehr zu schätzen wusste. Von der Medikation abgesehen ist eine Schwangerschaft immer mit Risiken verbunden, und wir waren unglaublich glücklich, als wir zum zweiten Mal ein gesundes Baby in den Armen hielten. Unsere zweite Tochter Elena musste zwar die erste Nacht im Wärmebettchen verbringen, weil sie die Körpertemperatur schlecht gehalten hat und ein bisschen blass war, aber das hat sich rasch gebessert. Und ich habe mir sagen lassen, dass so etwas nicht ungewöhnlich ist.

Nicht nur wir, sondern auch meine Schwiegereltern haben aus der ersten Schwangerschaft und den danach folgenden atmosphärischen Schwierigkeiten gelernt und sich bei der zweiten zum Glück mit irgendwelchen Äußerungen total zurückgehalten.

Mittlerweile ist die Beziehung sehr gut. Meine Schwiegereltern lieben ihre Enkelinnen und unterstützen uns. Unsere Töchter sind nun dreieinhalb Jahre und 5 Monate alt. Wie wahrscheinlich jede Mutter hatte ich am Anfang das Problem, beiden Kindern zeitlich und zuwendungsmäßig gerecht zu werden. Den Spagat mache ich jeden Tag; und mein Mann darf natürlich auch nicht zu kurz kommen. Ich möchte ihn an dieser Stelle sehr loben und mich bei ihm bedanken! Seine Aufgabe war nämlich auch nicht einfach, wenn nicht sogar schwieriger als meine. Er war selbst wegen meiner Medikamenteneinnahme in der Schwangerschaft verunsichert und ängstlich; er musste sich die Befürchtungen seiner Eltern anhören, und trotzdem stand er zu mir!

Was ich noch erwähnen möchte: Ich hatte während der Schwangerschaft ein bisschen Sorge, ob das Antidepressivum nicht Einfluss auf die Psyche oder den Charakter des Kindes haben wird. Mit anderen Worten, ob die zwei Kinder nicht identisch sein werden. Und ich kann sagen, dass sie sich schon jetzt vom Charakter und ihrer Dynamik sehr unterscheiden, auch wenn sie sich äußerlich sehr ähnlich sind. Und wie geht es mir? Ich genieße jetzt einfach unser ruhiges Familienglück mit unseren süßen Töchtern. Ich bin sehr glücklich, dass ich sie mir erkämpft habe und kann mir inzwischen mein Leben ohne sie nicht vorstellen. Wenn unsere Kleine anderthalb wird, werde ich wieder halbtags arbeiten gehen. Wie viele andere Frauen werde ich das Gleichgewicht finden müssen zwischen Kindern und Beruf. Aber das ist etwas ganz Normales, und ich werde es ganz sicher schaffen!

Kommentar:
Mittlerweile besucht Tochter Elena eine KiTa und Anna D. geht wieder arbeiten. Tochter Valentina kommt demnächst in die Schule.

In ihrem Bericht beschreibt Frau D. die Spannungen, die in der Familie aufkamen wegen der Einnahme des Antidepressivums in der Schwangerschaft. Das ist gar nicht so selten, und ebenfalls nicht selten »verheimlichen« Frauen ihren Angehörigen – nicht nur der Schwiegerfamilie, sondern auch der eigenen Familie –, dass sie trotz Kinderwunsches bzw. Schwangerschaft Psychopharmaka wegen ihrer psychischen Erkrankung einnehmen (müssen). Skepsis der Medikamenteneinnahme in der Schwangerschaft ist übrigens auch bei Partnern gar nicht so selten.

Spannungen, die deshalb entstehen, können eine gar nicht so geringe Belastung darstellen und die Schwangerschaft trüben, denn letzten Endes kommen sie zur eigenen Unsicherheit und Ambivalenz hinsichtlich der Behandlung noch hinzu. Im Falle von Anna D. sogar noch zu den skeptischen bzw. verunsichernden Äußerungen der behandelnden Gynäkologin. In einer solchen Situation hilft eigentlich nur Offenheit – so wie es bei Anna D. dann auch in der zweiten Schwangerschaft war.

Es ist uns schon bewusst, dass auch die Tatsache der psychischen Erkrankung überhaupt gar nicht so einfach nach außen zu vertreten ist und dass es immer noch eine Tendenz zur »Stigmatisierung« Betroffener in unserer Gesellschaft gibt. Ändern kann man daran aber nur etwas, wenn man für sich selbst einen Weg findet, damit möglichst offen umzugehen und wenn man Wissen über die Erkrankung vermittelt. Dazu gehört auch, deutlich zu machen, dass die Prognose bzw. der Verlauf der Erkrankung umso besser sein wird, je konsequenter man an der eigenen Stabilität arbeitet. Und dazu wiederum gehört nun einmal bei vielen Erkrankungen die regelmäßige Medikamenteneinnahme. Da ist nicht nur bei Erkrankungen so, bei

denen es (unbehandelt) immer wieder zu Krankheitsepisoden kommt, die
auf eine vorbeugende Behandlung (= Prophylaxe) gut reagieren – wie etwa
Depressionen oder bipolare Störungen. Sondern auch bei Störungsbildern,
die mehr oder weniger »dauerhaft« bestehen, mit besseren und schlechte-
ren Zeiten. Dazu gehören eindeutig die Zwangsstörungen, wie Anna D. es
schon richtig dargestellt hat. Nur selten erreichen Zwangs-Patienten eine
völlige Beschwerdefreiheit, irgendwo »lauert« immer ein Zwangsgedanke
oder das Bedürfnis, bestimmte Handlungen auszuführen. Psychotherapie
hilft dabei, den Umgang mit solchen Symptomen zu erlernen, aber viele
Betroffene benötigen doch eine dauerhafte Medikation (in der Regel ein
Antidepressivum), um Stabilität zu erreichen. Ähnlich ist es übrigens mit
Angststörungen, z. B. der Panikstörung.

Natürlich ist es nicht immer einfach, in der Familie bzw. Schwiegerfamilie einen offenen Umgang mit der eigenen psychischen Problematik zu pflegen. Noch zu oft begegnet man vielleicht der Einstellung, man
müsse sich nur »genug zusammenreißen«, um mit den eigenen Problemen umzugehen. Doch da hilft nur Aufklärung und Information. Verstecken Sie sich nicht, denn es ist nicht Ihr Verschulden, dass Sie erkrankt sind! So wie es übrigens auch nicht der »Verdienst« der anderen
Menschen ist, dass sie nicht an einer psychischen Störung leiden – vielmehr haben sie Glück gehabt, nicht mit einer entsprechenden »Veranlagung« geboren zu sein. Und führen Sie zum Vergleich ruhig die
Herzrhythmusstörungen an, die Schilddrüsenunterfunktion oder den
Diabetes mellitus, wo es jedem einleuchtet, dass dauerhaft Medikamente
eingenommen werden müssen und bei denen man seine gesundheitliche Situation durch diese vorbeugende Behandlung deutlich verbessert.
Aber machen Sie deutlich, dass es Sie selbst eine ganze Menge tun können, um Ihre psychische Gesundheit dauerhaft zu verbessern und dass
dazu eben die Behandlung gehört, die nach bestimmten Regeln laufen
muss.

Falls Sie den Eindruck haben, dass Sie das nicht können werden: Hat
es vielleicht damit zu tun, dass Sie selbst mit Ihrer Erkrankung noch ha-
dern und damit nicht »Ihren Frieden gemacht haben«? Nein, die Akzep-
tanz einer psychischen Problematik, mit der man lebenslang zu tun haben
wird, ist nicht einfach. Aber der Umgang damit wird auf jeden Fall leichter,
wenn man es irgendwann schafft, das Vorhandensein der Problematik als
zugehörig zum eigenen Leben zu akzeptieren. Manchmal hilft dabei übrigens auch die Psychotherapie.

Fazit: Bei unterschiedlichen Auffassungen in der Familie: Nicht ärgern, nicht verstecken, nicht entschuldigen – sondern das Thema ansprechen, sachlich informieren und aufklären. Auch hier gilt wieder: Sie sind die Expertin, die ihr Wissen weitergeben muss!

Der Kampf gegen Zwangsgedanken und Depressionen und für ein zweites Kind

Andrea M., 47 Jahre

Ich hatte eigentlich mein Leben lang mit immer wiederkehrenden depressiven Phasen zu tun. Als Kind war ich melancholisch, fühlte mich ungeliebt, galt als überempfindlich. In der Prüfungszeit an der Uni machte ich meine ersten hilfreichen Erfahrungen mit einer psychiatrischen Psychotherapeutin und Antidepressiva; ich brauchte beides, um weiter lernen zu können. Die Versagensangst war auf eine sehr abstrakte Weise zu bedrohlich geworden. Bei anderen Gelegenheiten oder Medikamenten (z. B. Hormone), die zu depressiver Verstimmung führen können, habe ich immer gleich »hier« geschrien, anscheinend habe ich eine Veranlagung dazu.

Richtig schlimm wurde es aber erst nach der Geburt meines ersten Kindes 2003. Die Psychotherapie war längst beendet, Antidepressiva nahm ich schon eine Zeitlang nicht mehr. Die Schwangerschaft hatte ich als schön empfunden; bis ich dann insgesamt drei Wochen im Krankenhaus verbringen musste, weil mein Sohn ab Woche 33 nicht mehr weiter gewachsen war. Dort war ich sehr weinerlich, also eigentlich auch seelisch nicht gesund. Ich fühlte mich ausgeliefert, misstrauisch. Anstatt mich zu unterstützen und mir psychologische oder psychiatrische Hilfe zukommen zu lassen, gab man mir den Rat, »doch nicht so viel zu weinen.« Ich konnte also noch nicht mal frei weinen, wenn mir danach war. Ich fühlte mich wie »freiheitsberaubt« und unter Beobachtung.

Unser Baby wurde dann per Kaiserschnitt geholt, die Schmerzbehandlung erlebte ich als katastrophal. Ich hatte direkt danach solche Schmerzen, dass ich mein Kind gar nicht sehen wollte, ich war so mit mir selbst beschäftigt. Ich hatte das Gefühl, dass ich am liebsten erst einmal zwei Tage in Ruhe gelassen werden wollte. Trotzdem drückte die diensthabende Hebamme auf meiner Gebärmutter herum, sodass es kaum auszuhalten war. Eine andere Schwester kam zwischendurch rein, um zu fragen, ob ich mein Kind denn schon mal angelegt hätte. Wie denn? Ich hatte doch überhaupt keine Ahnung, wie das geht! Als ich um bessere Schmerzmedikation bat, bekam ich die Aussage zu hören, anderen Frauen reiche eine Tablette Paracetamol vollkommen aus. Die diensthabende Ärztin wirkte auch recht ungeduldig, als sie mir etwas gegen die Schmerzen spritzte. Prima, ich war wieder mal zu überempfindlich.

Mein Sohn Tom war also drei Wochen zu früh als »Gewichtsfrühchen« auf die Welt gekommen und komplett trinkschwach, weshalb ich abpumpen und die Milch per Flasche füttern musste. Die Schwestern auf meiner Station hatten alle ein riesiges Arbeitspensum und wirkten gehetzt. Ich sollte mein zartes Kind im 3-Stunden-Rhythmus füttern. Für eine Flasche brauchte er bis zu 90 Minuten, anschließend musste ich noch die nächste Milch-Mahlzeit abpumpen. Pumpen durften wir nur im Stillzimmer, was meine Möglichkeit, Besuch zu bekommen, sehr einschränkte und mich isolierte – zumal die Besuchszeit auch für die Väter eingeschränkt war. Ich fühlte mich einsam, überfordert. Die Schwestern machten Druck, andere Kinder würden pro Tag aber viel mehr an Gewicht zulegen als meins. (Diese hatten aber schon bei Geburt doppelt so viel gewogen wie mein 2 kg leichtes Baby, was mir aber damals noch nicht richtig klar war). Ich habe viel geweint, aber versucht, das vor den Schwestern zu verbergen.

Wenn ich eine der Schwestern bat, ob sie nachts mein Baby füttern könne, während ich pumpen ging, um so mein Schlafpensum zu erhöhen, merkte ich ihren Stress wegen der zusätzlichen Arbeit deutlich. Ich fühlte mich schlecht, so oder so. Die Entwicklung der Bindung zu Tom hat das am Anfang verzögert.

Erst zu Hause »in Freiheit« konnte ich dann mein Baby richtig genießen und in den drei Wochen, solange mein Mann frei hatte, war es auch sehr schön. Als er wieder arbeiten ging, kam meine Einsamkeit wieder. Und er konnte ja nachts nicht mehr beim Füttern und Wickeln helfen. Der ständige Schlafmangel war die Hölle. Ich musste wieder Psychopharmaka nehmen, sollte deshalb abstillen. Mein Gefühl, als Mutter versagt zu haben, war »vollkommen«. Ich war seelisch zu schwach, um meinem Kind weiter Muttermilch geben zu können.

In den folgenden Jahren war mein Mann eine ganze Weile auswärts berufstätig. Wegen dieser Wochenend-Beziehung hatten wir das Thema »zweites Kind« vertagt. Ich traute mir einfach nicht zu, mit unserem Großen und einem Neugeborenen allein zu sein. Als ich 39 wurde, entschieden wir aber, nicht länger zu warten, »egal was passiert«.

Es stellte sich heraus, dass ich unregelmäßige Zyklen hatte und keine Eisprünge. Eine Zeit voller Angst und Verzweiflung begann. Ich fühlte, ich würde meines Lebens nicht mehr froh werden, wenn wir nicht noch ein Kind bekämen. Ich hatte immer mindestens zwei haben wollen, am besten drei. Ich hätte dann alles falsch gemacht, mein Leben in den Sand gesetzt. Zu lange studiert, zu spät mit Kind 1 »angefangen«, zu lange mit Kind 2 gewartet, weil ich ein seelisches Wrack bin. Ich hatte komplett versagt! Lebensziel verpasst. Ich war so am Ende, dass ich kaum noch aß und in kurzer Zeit 8 kg Gewicht verlor (was in meiner Gewichtsklasse sicherlich von Vorteil war). In der Zeit beneidete ich jede Frau, die jünger als ich war, um ihre Jugend und ihre Fähigkeit, schwanger zu werden. Anders gesagt: Der Anblick jeder jungen Frau schmerzte mich sehr.

Ich vertraute mich meinem Hausarzt an. Der vermutete ein PCO, was dann auch von meiner Frauenärztin bestätigt wurde. Nach etwa einem Monat Behandlung war mein Zyklus wieder deutlich normalisiert.

Zielstrebig wollte ich aber keine Zeit verschwenden und wandte mich an eine private Kinderwunschpraxis, die als sehr erfolgreich galt. Dort schilderte ich mal wieder tränenreich meine Sorgen. Auf den Druck, den ich hatte und also auch machte, wurde auch prompt eingegangen. Warum erst einen Zyklus beobachten, wenn wir direkt mit Clomifen arbeiten können? Auch möglichst schnell eine künstliche Befruchtung zu starten, schien kein Problem, auch drei Versuche schnell hintereinander nicht, solange ich noch nicht 40 war und die Krankenkasse einen Teil der Kosten übernähme. Wir starteten also schon im ersten Zyklus mit Clomifen, was, wie ich heute weiß, ebenfalls zu depressiven Verstimmungen führen kann. Meine in dieser Situation wieder aufkeimende seelische Erkrankung nahm jedoch leider niemand wahr. »Nun beruhigen Sie sich mal, es sieht doch alles gut aus«. Die Ärzte dort nahmen MICH nicht wirklich war, machten trotz meiner großen seelischen Not ihre Witzchen untereinander. Nur konnte ich nicht mitlachen und fühlte mich mal wieder falsch. Der Gedanke, dass diese Menschen vielleicht in den nächsten Monaten darüber entscheiden könnten, welche von meinen bis dann eventuell mehreren befruchteten Eizellen eingepflanzt werden könnte und welche nicht, machte mich krank! Ich stellte mir vor, wie dieses Ärzte schwatzend und lachend frei nach Laune oder unter Verwendung von Abzählreimen und ohne den Respekt, den ich allem Leben generell und meinen eigenen befruchteten Eizellen im Besonderen entgegenbringe, entscheiden würden, welches meiner hypothetischen Kinder eine Überlebenschance bekäme und welche »auf Eis« bleiben müssten, machte mich wahnsinnig! Aber: Nicht alle meine Chancen wahrnehmen, konnte ich doch auch nicht! Ein klassisches Dilemma.

Bei einer Beratung bei pro familia bekam ich dann den Tipp, mich an die Bonner Universitätsfrauenklink zu wenden. Seelische und medizinische Nöte rund um das Thema Kinderwunsch bei Frauen weit über 30 Jahren seien da Schwerpunkt.

Der erste Termin bei Frau Prof. van der Ven war Balsam auf meine Seele! Mit ihrer großen und vielseitigen Erfahrung – medizinisch wie menschlich – fand sie genau die richtigen Worte, um mich seelisch sanft wieder mit der Erde zu verbinden. Egal ob ich weinte (was ich natürlich tat), sie sprach einfach ruhig weiter mit mir. Das heißt, ich brauchte mich nicht zurückzunehmen und konnte einfach ich selber sein, weinend weiterreden, bis die Tränen wieder versiegten. Sie hatte vor allem genau den richtigen burschikosen Ton, zu dem meiner Rheinländerseele eine direkte Verbindung hat. Das war so erleichternd! An diesem einen Donnerstag ging es mir nach langer, langer Zeit wieder mal richtig gut.

Ich konnte wieder froh sein, hoffen. Sie würde nichts überstürzen, vor allem nichts schneller angehen, als ich vertragen könnte, als mir gut tun würde. Sie erkannte meine seelische Erkrankung und verwies mich zudem an Frau Prof. Rohde von der Gynäkologischen Psychosomatik. Sie erklärte mir zudem, dass eine künstliche Befruchtung auch eine psychische Herausforderung sei, der ich so zu dem Zeitpunkt überhaupt nicht gewachsen wäre. Sie erlaubte mir, das Karussell des seelischen Drucks, in dem ich damals gefangen war, zu entschleunigen, schließlich anzuhalten. Ich konnte wieder die Vögel zwitschern hören, RUHIG sein. Das Leben hatte mich wieder.

Aber ich steckte schon zu tief in »der Sache« drin. Ab dem nächsten Tag waren meine Teufel wieder da und zogen mich wieder nach unten in ihre Hölle. »Du bist alt, das klappt nicht mehr. Du wirst nur ein Kind haben, unglücklich sein.« Meine Versagensgefühle schlichen sich wieder an und nahmen von mir Besitz.

Etwa eine Woche später lernte ich dann Frau Professor Rohde kennen. Sie diagnostizierte eine Zwangsstörung mit Zwangsgedanken in Bezug auf den Kinderwunsch. Ich verstand die Diagnose nicht, ich hatte doch keine Zwänge. Sowas wie ständiges Händewaschen. Ich hatte doch nur Angst, es könne nie mehr »klappen« und meine Leben kreuzunglücklich enden. Eine Angstneurose hätte ich verstanden, aber Zwangsgedanken?

Ich bekam ein Antidepressivum verschrieben, das auch bei Zwangsstörungen eingesetzt wird, einen Serotonin-Wiederaufnahme-Hemmer, kurz SSRI. Und das Antidepressivum der Wahl während einer Schwangerschaft. Ich sagte wiederholt, dass es mir nur darum ginge, dass das Medikament nicht die Empfängnis verhindern solle. Mit Eintreten einer Schwangerschaft würde ich es ja eh wieder absetzen. Ob das Antidepressivum eine Empfängnis negativ beeinflussen würde, konnte mir Frau Prof. Rohde nicht sicher sagen, da es natürlich dazu keine Studien gibt. Ich war todunglücklich. Machte ich mir jetzt alle Chancen kaputt, weil ich zu kaputt war, um ohne Medikamente auszukommen?

Als ich begann, das Antidepressivum zu nehmen, war ich bereits unwissentlich schwanger! Einen Tag vor dem ersten Termin bei Frau Prof. van der Ven hatte die private Kinderwunsch-Klinik hormonell meinen Eisprung ausgelöst, und wir hatten unsere Chance genutzt. Frau Prof. van der Ven hatte mich an dem Tag als »potentiell schwanger« bezeichnet. Im Nachhinein denke ich manchmal, dass ich ihrer Art, mir gut zuzureden, und dem einen Tag, an dem sie mir Seelenfrieden geschenkt hatte, verdanke, dass ich wider Erwarten, trotz tiefer Depression, für eine Befruchtung bereit war. Ich rechne es jedenfalls mehr als ihren Verdienst an, als den der Kinderwunsch-Klinik, die mich so krank gemacht hatte.

Ich schwebte im siebten Himmel! Wir hatten es also geschafft, wir würden zwei Kinder haben, und das ganze Bangen hatte ein Ende! Ich konnte wieder junge Frauen ansehen, ohne mich schlecht zu fühlen. Den ungeliebten SSRI setzte ich natürlich sofort ab, weil ich meinem Kind nicht schaden wollte. In den nächsten Tagen schien alles perfekt. Meinen Zwangsgedanken, wenn es denn überhaupt welche gewesen waren, war die Grundlage entzogen. Sieg in drei Sätzen!

Eines Abends redete ich dann mit anderen Frauen über die Vor- und Nachteile von Jungen und Mädchen als Kindern. Und da fiel mir auch wieder ein, ich hatte ja alles tun wollen, um diesmal ein Mädchen zu zeugen. Lesen, welche Ernährung da hilft, schon vor dem Eisprung Sex haben, weil dann die langsameren Spermien eher eine Chance haben usw. In der Kinderwunsch-Klinik war mir aber eingebläut worden: Exakt zum Eisprung Sex. »Nicht schon vorher, wegen der Mädchenchance?«. Ich glaube, dort hörte mir inzwischen niemand mehr richtig zu, verstand diese Frage nicht, wollte der Verrückten nur genau einbläuen, was sie zu tun hatte. Und ich traute mich nicht, noch eine weitere dumme Frage zu stellen, mochte die genervten Blicke und ungeduldigen Antworten nicht mehr ertragen und fragte nicht nochmal. Ich hätte es ertragen sollen! Aber so hatte ich die »Mädchensache« nicht bis zum Äußersten verfolgt. Was, wenn ich nun nie eine Tochter bekäme? Würde ich mir dann verzeihen, dass ich nicht »alles« versucht hätte? Meine Zwangsgedanken hatten auf der Lauer gelegen und nur auf einen »Grund« gewartet wiederzukommen. Mir war klar, dass ich mir selber immer Vorwürfe machen würde. Dass ich vor allem unter Einsamkeit leiden und allein sterben würde. Jeder weiß ja, wenn ein Sohn heiratet, verliert man ihn, heiratet ein Tochter, bekommt man einen Sohn dazu. Mist, die vermutlich letzte Chance auf eine Tochter einfach so vergeudet, das Ziel aus den Augen verloren. Ich hatte komplett versagt! Lebensziel verpasst. Eigentlich könnte ich mich auch gleich umbringen. Aber ich würde natürlich meinen kleinen Sohn Tom nicht alleine lassen! Also war das keine realistische Option.

Frau Professor Rohde war nicht überrascht, dass ich wieder oder immer noch unter meiner Zwangsstörung litt. Und sie war nicht wirklich überrascht, dass ich das Medikament so abrupt abgesetzt hatte. Sie riet mir aber dringend dazu, es wieder zu nehmen. Schweren Herzens folgte ich ihrem Rat.

Trotzdem folgten die schlimmsten Monate meines Lebens – und das, obwohl ich schwanger war, was ich mir so gewünscht hatte!

Ich konnte mich nicht auf das Kind freuen! Es erinnerte mich an mein »Versagen«. Und ich hatte den Gedanken, da ich ja völlig versagt hatte, da an dieser Schwangerschaft die lieblosen Menschen der Kinderwunsch-Klinik beteiligt waren, könnte ich nur wieder glücklich werden, wenn ich den »Reset-Knopf« drücke, reboote und einen Neustart machte. Ich hatte den Gedanken, ich werde nicht froh, wenn ich dieses Kind nicht abtreibe! Mein Verstand wusste aber auch, dass ich bei einer Abtreibung erst recht meines Lebens nicht mehr froh würde. Denn im »realen« Leben bin ich persönlich jemand, der nie, auch kein krankes Kind, abtreiben könnte. Zudem würde ja nach einem Abort die Sorge wieder losgehen, ob es denn nochmal wieder klappt. Ich hatte zwar zum Glück keine Wahl, fühlte mich aber dennoch wie zwischen Pest und Cholera! Und diese Gefühle hatte ich pausenlos, Tag und Nacht.

Das Antidepressivum wurde zu Beginn sehr langsam eingeschlichen; die Dosis wurde langsam erhöht. Dafür bekam ich zu Anfang sehr bittere Tropfen, die verdächtig den Vergleich mit Gift aufkommen ließen. Deshalb war ich froh, bald auf kleine Tabletten umsteigen zu können. Da mir in der

Schwangerschaft sonst ständig übel gewesen wäre, konnte ich die Medizin nur abends einnehmen. Ich schlief dennoch abends gut ein, auch weil ich einfach erschöpft war. Aber dann, in der Zeit zwischen 2 und 4 Uhr morgens, wurde ich wieder für zwei bis drei Stunden wach, und meine Zwangsgedanken marterten mich! Ich hatte die Überzeugung, wenn ich nur jeden einzelnen Gedanken mit realen Argumenten entkräftete, würde er anschließend Ruhe geben.

Hatte ich nicht selber das Mädchenthema hintenan gestellt und nur noch gewollt, dass es überhaupt nochmal klappt? Nein ich dachte, das wird eh nicht unser letzter Versuch, und beim nächsten achte ich auf mein Mädchenziel. Jedes Wort der Kinderwunsch-Ärzte ging mir wieder und wieder durch den Kopf.

Wenn dann der Wecker klingelte, war ich gerade wieder im Tiefschlaf, und das Aufstehen fiel mir sehr schwer! Beginnend mit Übelkeit und Erbrechen. Bei meiner ersten Schwangerschaft hatte ich das nicht gehabt. Mein damals dreijähriger Sohn Tom bekam das alles mit, und ich wusste nicht, wie ich es ihm erklären sollte. Ich glaube, dass ihn dass alles sehr, sehr mitgenommen hat, denn er fiel in seinem Verhalten danach sehr zurück!

Für ihn war ich also keine gute Mutter in dieser Zeit. Und ich quälte mich damit, dass mein Embryo damit leben bzw. wachsen musste, dass seine Mutter Psychopharmaka nahm. In der Schwangerschaft! Wäre ich nicht so schwach, so »plemplem«, bräuchte es das nicht! So oder so war ich eine Versagerin. Eine schwache Mutter, eine schwache Schwangere. Ich dachte voller Schuldgefühle an die Contergan-Mütter.

Ich war seelisch krank. Ich war misstrauisch gegen alles und jeden. Auch gegen Frau Professor Rohde (Das habe ich ihr so, glaube ich, nie gesagt). Was wäre, wenn sie mich Medikamente schlucken ließ, um mehr Daten über Psychopharmaka in der Schwangerschaft zu erhalten, so quasi als Forschungsobjekt? Zumal es mir trotz der Medikamenteneinnahme ja nicht gut ging.

Es waren grauenvolle Monate! Schlimm war auch, dass ich mich nicht freuen konnte! Ich liebe es, schwanger zu sein. Doch von den beiden Schwangerschaften in meinem Leben konnte ich nur die erste genießen. Aber ich hielt durch und hatte dabei wichtige Unterstützung von zwei Menschen. Meiner behandelnden Ärztin Frau Professor Rohde und meiner Psychotherapeutin Frau Dievernich.

Frau Prof. Rohde half mir dabei, mit den Zwangsgedanken umzugehen. Ich begann ihrem Rat entsprechend,mich den Gedanken täglich 20 Minuten zu widmen. In der Zeit saß ich am PC und führte Tagebuch. Ich beschäftigte mich mit jedem einzelnen Gedanken, spielte ihn schriftlich durch, führte ihn ad absurdum, übertrieb. Was wäre, wenn ich wirklich abtriebe usw. Dadurch gingen sie zwar nicht weg, aber ich gab ihnen den Rest des Tages keinen Raum! Ich lebte eine »geistige Diät«, wie in dem Film »A beautiful mind«. Meine Zwangsgedanken waren zwar immer noch da und schmerzten mich. Aber ich stellte sie an die Seite meiner Aufmerksamkeit und wies sie an, dort zu bleiben. Nachts bekamen sie überhaupt keinen Raum mehr von mir! In der Zeit gewöhnte ich mir an, nachts nur noch schönes, belangloses zu denken. Ich liebe Handarbeiten aller Art, anscheinend erdet mich Beschäftigung mit meinen Händen sehr. Also plante ich nachts Handarbeitsprojekte, oder wie ich meinen Balkon gestalten wollte usw. Bis heute lebe ich das; wenn ich Durchschlafprobleme habe, plane ich meine Handarbeiten und gebe dem »Kopfkino« auf diese Art keine Chance.

Frau Dievernich ist eine sehr gute und sehr einfühlsame Psychotherapeutin. Am Anfang hat sich mich hauptsächlich getröstet und mir immer wieder versichert, dass meine Depressionen, mein Leid vorbeigehen! Das ist nicht das Leben. Das ist etwas Vorübergehendes. Es wird besser werden! Sie war einfach nur da und lieh mir ihren Glauben an eine bessere Zukunft oder »an ein Leben nach der Depression«. Das machte mir das Durchhalten erträglicher. »Es wird besser werden« war meine Parole, die ich in der Zeit von ihr übernommen habe. Von ihr lernte ich auch, dass ich die emotionale Ebene nicht direkt beeinflussen kann, wohl aber indirekt über die Handlungsebene. Konkret fing ich also damit an, z. B. meinen Balkon zu bepflanzen, es war um die Frühlingszeit. Ich hatte überhaupt keine Lust auf Pflanztätigkeit und nur mein guter Wille, auf den Rat von Frau Dievernich zu hören, trieb mich an. Mir waren Blühpflanzen sowas von scheißegal – ansonsten finde ich sie sehr schön und brauche viele Farben in meinem Leben. Wie auch immer. Am Ende des Tages hatte ich 97 % Depression, aber auch 3 % einen schön bepflanzten Balkon. Das mag nicht viel sein, aber durch meine eigene Aktivität war mein Leben nicht mehr NUR Depression. Seit dieser Zeit lebe ich das immer so. Wenn es mir schlecht geht, TUE ich etwas. In schlimmster Laune, wenn ich noch nicht mal an meinen Handarbeiten Freude haben kann, kann ich aber immer noch beispielsweise – rein mechanisch – den Küchenspind aufräumen. Dann habe ich zwar immer noch einen schlechten Tag, aber nicht nur! Sondern dazu einen aufgeräumten Küchenspind. Mich tröstet inzwi-

schen dieses Wissen; wenn mir nichts Freude macht, tue ich etwas, denn
dann fühle ich mich tatsächlich besser.

Einen wichtigen Wendepunkt, eine wesentliche Erkenntnis über Zwangsgedanken verdanke ich auch meiner Psychotherapeutin Frau Dievernich.
In der Zwischenzeit wusste ich durch die Ultraschalluntersuchung schon,
dass ich wieder einen Jungen erwarte. Eines Morgens war der Gedanke, ich
werde ohne eine Abtreibung nicht froh, so stark, dass ich die gute Frau in
ihrer Sonntagsruhe störte und anrief, was sie mir für ganz besondere Notfälle eingeräumt hatte. Sie machte mir in unendlicher Geduld wieder einmal klar, »es sind nur Gedanken – n u r G e d a n k e n.« Ganz sachlich
sagte sie auch, ich sei soweit in der Schwangerschaft, nach der 16. Woche;
da würde kein Arzt mehr einen Schwangerschaftsabbruch durchführen,
das sei nun unmöglich. In dem Moment blitzte ein anderer Gedanke durch
meine Seele.»Oh wie schön, dann darf ich dieses Kind behalten und werde
mit ihm den Start mit einem neuen, kleinen Menschen erleben dürfen!« In
diesem Moment konnte ich deutlich meine eigenen Gefühle durchblitzen
sehen. Das andere waren wirklich nur Gedanken! Da sie in meinem Kopf
waren, fühlten sie sich an wie aus mir kommend, wie meine. Meine wah-
ren Gedanken waren dahinter verborgen, ABER SIE WAREN DA!

Danach waren meine Zwangsgedanken mehr eine Art Traurigkeit, dass
die Ärzte der privaten Kinderwunsch-Klinik ihren Anteil an dieser Schwangerschaft gehabt hatten. Und gegen Ende meiner Schwangerschaft konnte
ich sogar noch eine kurze Zeit Freude daran empfinden. Mein Mann und
ich machten noch einen Gipsabdruck von meinem Bauch.

Frau Prof. Rohde und ich machten noch eine Besprechung für die Entbindung. Ich sprach meine schlimmen Schmerzerfahrungen vom letzten
Mal an, und Frau Prof. Rohde notierte die Bitte um eine gute Schmerztherapie auf meinen Bogen. Zudem merkte sie an, dass ich als psychische Patientin Ruhe brauche, und bat um ein Einzelzimmer.

Auch dieses Kind musste drei Wochen vor dem errechneten Termin per
Kaiserschnitt geholt werden und war sehr klein. Vorher hatten wir die Dosis des SSRI schrittweise verringert, um meinem Baby den »Entzug« davon zu erleichtern. Das war natürlich sinnvoll fürs Baby, tat mir nicht so
gut; aber direkt nach der Geburt habe ich die Dosis dann wieder erhöhen
können.

Ich habe die Entbindung diesmal viel bewusster wahrnehmen können.
Ich war weniger von meinen Unannehmlichkeiten abgelenkt (unbequem
schräge Lage auf dem OP-Tisch, Kühle im Raum usw.), sondern freute

mich wie blöd, weinte vor Freude, als ich unseren Kleinen das erste Mal schreien hörte. Noch während der OP spritze man mir Oxytocin. Ich fragte die Ärzte, ob das der Bindung zum Kind helfen solle, weil ja ein Kaiserschnitt eine nicht natürlich ablaufende Entbindung sei und nicht die natürlichen Hormone dabei ausgeschüttet würden. Die Gynäkologen meinten nein, das sei für die Milchbildung. Das stimmt, aber Oxytocin ist auch ein Hormon, das die Bindung zu »fremden« Menschen verstärkt, das das Bedürfnis nach Nähe erzeugt, wie man mittlerweile aus vielen Studien weiß. Jedenfalls in DIESES Kind fühlte ich mich von Anfang an verliebt! Ich war so voller Liebe für dieses Kind, dass ich dachte, nie wieder jemand anderen so lieben zu können. Ich hatte regelrecht Lust auf das ganze Babyprogramm! Wickeln, Knuddeln, Füttern, auf den kleinen nackten Bauch prusten.

Die Betreuung im Krankenhaus war diesmal toll. Ich hatte eine optimale Schmerzbetreuung. Die Schwestern waren immer freundlich und aufmunternd und hatten auch Zeit zum Reden. Das war menschlich so wichtig. Ich hatte ein Einzelzimmer und konnte mich ganz nach mir richten. Die Stillberaterinnen waren toll. Sie kannten sich mit Stillen WIRKLICH aus, und mir wurde im Nachhinein klar, dass die Hebamme bei meiner ersten Schwangerschaft viele Ammenmärchen zum Besten gegeben hatte. Und die Milchpumpen durften auf den Zimmern benutzt werden! Ich konnte also pumpen, während mein Mann und Tom zu Besuch waren.

Ein wenig gingen mir die jungen Ärzte auf die Nerven, wenn sie explizit nach meinem Seelenzustand fragten. »Auf Sie müssen wir ja besonders Acht geben, wegen ihrer psychischen Verfassung.« Ich konnte mir lebhaft vorstellen, wie ihnen das Thema bei einer Stationsbesprechung eingebläut worden war. Mit solchen Aussagen fühlte ich mich wieder ein wenig wie »die Verrückte«; als müsse man bei mir aufpassen, dass ich nicht aus dem Fenster springe. Ich will nicht undankbar sein, aber die leichte Art der Schwestern, damit umzugehen, tat mir einfach besser. Und ich hatte wenig Lust, dieses Thema mit einem Mann zu erörtern; bei psychischen Fragen bevorzuge ich persönlich eindeutig weibliche Expertinnen, besonders bei einer so urweiblichen Sache wie Schwangerschaft, Geburt und der Zeit danach.

Auch unser Sohn Jonas war sehr zart und hatte ein Trinkschwäche, und ich musste acht Wochen lang meine Milch abpumpen, bis wir mit Hilfe (telefonische Beratung) von der »La Leche Liga« innerhalb einer Woche aufs Vollstillen umsteigen konnten. Mir war das Stillen sehr wichtig. Ich fühlte mich endlich als vollwertige Mutter. Es machte mir das Versorgen vor allem nachts auch sehr viel einfacher. Diese acht Wochen Füttern und Pumpen waren nicht einfach, aber danach brauchte ich mein Kind nachts einfach nur anzulegen. Er schlief im Babybalkon neben mir, ich brauchte nicht aufzustehen. Stillen war auch das allround-Beruhigungsmittel, die beste Versorgung, wenn mein Baby krank war, und die praktischste Methode, mich mit meinen Kindern außerhalb von zu Hause aufzuhalten. Das »Essen« war immer dabei. Für eine zu Depressionen neigende Person ist das eine wunderbare Alltagserleichterung mit einem Neugeborenen!

Im Nachhinein finde ich immer noch schade, dass ich trotz zweier Kinder nur eine Schwangerschaft und nur eine Baby-Zeit als schön wahrnehmen konnte. Das verblasst aber immer mehr, und ich finde es einfach wunderbar, zwei gesunde Kinder zu haben! Meine »rosa« Seite, die nur einen kleinen Teil von mir ausmacht, kann ich problemlos an der Tochter meiner Schwester, meinem Patenkind ausleben. Ansonsten finde ich eine Aussage, die ich in meiner zweiten Schwangerschaft hörte, sehr treffend: »Jungs sind was für die Mütter!« Meine beiden Söhne hängen an mir! Tom würde alles für mich tun, Jonas ist bis heute der größte Schmuser vor dem Herrn.

Wir haben seit 2006 nicht mehr verhütet und 2010 war ich nochmal schwanger. Leider hielt dies nur acht Wochen. Nach meiner Trauer konnte ich mich gut damit arrangieren, dass »höhere Mächte« oder Mutter Natur, wenn man so will, dies so für sinnvoller gehalten haben. Heute denke ich auch, dass mich ein drittes Kind womöglich überfordert hätte, zumal Tom viel von meiner Aufmerksamkeit braucht. Bei ihm wurde inzwischen ADS diagnostiziert, er hat ein sehr »bergiges« Leistungsspektrum und brauchte eine Zeitlang viel Unterstützung für die Schule. Ich habe auch ADS, was ich aber erst seit 2008 weiß. Das erklärt auch, warum ich auf das Antidepressivum vom SSRI-Typ nie so gut ansprach, denn bei ADSlern ist eher das Dopamin-System gestört. Doch selbst mit diesem Wissen wäre es fraglich, ob genug Erfahrung mit Dopamin-Medikamenten existiert, um sie Schwangeren zu verabreichen.

Aber bis auf die Wahl des Medikaments spielte an der Bonner Uniklinik nie eine Rolle, dass mein ADS damals nicht bekannt war. Es wurde schlicht gesehen, dass es mir in der Schwangerschaft nicht gut ging, und alles getan, damit es mir besser geht. Und das war eine Wohltat! Dank sehr guter Betreuung hatte ich übrigens keine Wochenbettdepression nach der zweiten Entbindung! Das empfinde ich als sehr, sehr großen Vorteil. Und dass ich mich als Mutter während der Neugeborenenzeit wohl fühlte und dass ich stillen konnte trotz Einnahme des Antidepressivums, hat – so glaube ich – auch meinem Sohn sehr gut getan!

2014 – Schlussgedanken: Wenn ich beide Kinder vergleiche, so ist das Kind, während dessen Entwicklung in der Schwangerschaft ich Medikamente nahm, nicht »schlechter geraten« als das andere. Es ist ein fröhliches, liebes und charmantes Kind. Jonas kann sich besser als sein großer Bruder Tom alleine beschäftigen, ist umgänglicher, hat mehr Freunde. Auf eigenen Wunsch wurde er als »Kann-Kind« im Alter von fünf Jahren eingeschult und kommt gut in der Schule mit. Er ist »sehr gut gelungen«. Wenn meine depressiven Verstimmungen meinem Kindern geschadet haben sollten, dann wohl leider meinem ersten Sohn Tom, den es sehr mitgenommen hat, dass es mir in der Schwangerschaft nicht gut ging, trotz Antidepressiva und Psychotherapie. Er war schließlich erst drei Jahre alt und wurde in der Zeit wieder ängstlicher als vorher und unselbstständiger. Aber mittlerweile entwickelt auch er sich sehr positiv, macht Fortschritte in der Schule, hat Freunde. Und er liebt seinen kleinen Bruder!

Kommentar:

Auch die Geschichte von Andrea M. ist ein gutes Beispiel dafür, dass auch intensive therapeutische Bemühungen unter dem Einsatz von Medikamenten und Psychotherapie nicht alle psychischen Probleme lösen können, die in einer Schwangerschaft auftreten. Manchmal gelingt es nur, die Probleme weniger quälend zu machen. Besonders hartnäckig können übrigens Zwangsgedanken in der Schwangerschaft sein, da sie typischerweise auch inhaltlich sehr eng mit der Schwangerschaft verknüpft sind: bei Andrea M. war es der aufdringliche, kaum zu kontrollierende Gedanke an das Mädchen, das sie nicht bekommen würde. Häufiger sind es Zwangsgedanken, die sich um mögliche Infektionen durch Schmutz oder bestimmte Nahrungsmittel drehen; oder um Sauberkeit und Kontrollbedürfnis. Wie im vorliegenden Fall können Zwangsgedanken übrigens auch erstmals in der Schwangerschaft so intensiv auftreten. Und wenn sie sich dann mit ausgeprägten depressiven Symptomen mischen, ist die Behandlung nicht einfach, da man ja auch möglichst nicht – was man sonst vielleicht machen würde – eine Kombination von Medikamenten einsetzen möchte. Gegen Zwangssymptome muss man übrigens häufig auch sehr hohe Dosierungen der Antidepressiva einsetzen, was in der Regel sowohl die werdende Mutter als auch die behandelnden Ärzte gerne vermeiden möchten.

Falls Sie sich wundern, dass die Zwangsgedanken bei Andrea M. einen eher ungewöhnlichen Inhalt hatten (das »Mädchenthema«): Das Thema von Zwangsgedanken leitet sich aus der eigenen Biographie, aus eigenen Erfahrungen, aus eigenen Ängsten und Zweifeln ab. Im Rahmen einer Psychotherapie kann man die Zusammenhänge manchmal herausarbeiten, nicht immer gelingt das aber.

Übrigens sollte man noch etwas anderes über Zwangsgedanken wissen: Ihr Inhalt kann wechseln, sodass man auf einmal über ganz andere Dinge nachgrübelt und nicht davon loskommen kann. Auch das hat dann meist etwas mit den innerpsychischen Konflikten zu tun. Manchmal verwenden wir das Bild der »kleinen Kobolde«, die auf der Schulter sitzen und einem etwas einflüstern, was einen ängstigt und ärgert. Und entsprechend muss man auch mit ihnen umgehen: Keine Beachtung schenken, sich nicht ärgern lassen, ihnen nur begrenzte Zeit widmen (z. B. in einer vorher festgelegten »Grübelzeit«). Je weniger Aufmerksamkeit man ihnen widmet und je weniger man sich von ihnen aufregen lässt, desto eher treten sie in den Hintergrund. Vielleicht ändern sie auch das Thema, aber irgendwann geben sie auf und melden sich viel seltener.

Mittlerweile wurde bei Frau M. die Diagnose ADS gestellt, wodurch die Behandlung noch verkompliziert wird. Wäre die Diagnose damals schon bekannt gewesen, hätte man vielleicht das Antidepressivum noch etwas anders gewählt. Die Diagnose ADS oder ADHS wird ja mittlerweile auch bei Erwachsenen gestellt; gar nicht so selten übrigens erst dann, wenn beim Kind die Störung festgestellt wurde und die Mutter sich dann fragt, ob sie nicht auch daran leidet, weil sie die Ähnlichkeiten mit ihrer eigenen Geschichte bzw. den eigenen Problemen erkennt.

Heute nimmt Andrea M. ein Antidepressivum und ein Mittel gegen ADS. Sie hat sich Strategien erarbeitet, die ihr helfen, mit ihren Symptomen umzugehen.

Doch Frau sein können und die Schwangerschaft genießen

Diana K., 43 Jahre

Schrei einer Seele
»Meine Seele, mein Geist, mein innerstes Ich schreit um Hilfe.
Ich fühle mich wie eine Aspirin im Wasserglas.

Ich sprudele, ich schäume, ich kämpfe gegen die Macht des einfachen Auf-
lösens in meine kleinsten Bestandteile.
Aber der Sturm im Wasserglas ist so groß. Ich kann noch nicht mal über
den Rand hinüber schauen. Geschweige denn ich komme darüber hinaus.
Aber ich löse mich auf.
Ich werde gefressen von einer größeren Macht.
Warum verhindert das keiner?
Ich möchte nicht im Strudel, im tosenden Umfeld zerfallen.
Es tut so weh, wenn man zugibt, dass man eine Seele hat. Ich benenne da-
mit nur den Schmerz mit seinem richtigen Namen.
Hat ein Kind nicht auch Angst vor dem Ertrinken?
Ich schreie, ich versuche an der Wasseroberfläche zu bleiben. Aber ich
werde immer wieder von einem Sog der Traurigkeit hinabgezogen.
Die Wunden eines Kindes, sie tun so weh im salzigen Wasser.
Ist es nur das Wasser, was salzig ist oder sind es die Tränen eines weinen-
den Kindes?
Kinder, die weinen, eine Faszination von gebrochenem Licht auf Kinder-
tränen.
Als Rest bleibt mir eine leicht salzige Spur, die sich über die rosigen Wan-
gen zieht. Aber das Salz der Traurigkeit verschwindet beim nächsten Lachen, es bröckelt einfach ab und verschwindet in einem Hauch des Windes.
Aber die Windstille ist einfach erdrückend.«

Dieses Gedicht habe ich vor etwa 14 Jahren geschrieben.
Zu einer Zeit, als der Wunsch nach Sterilisation, nach Totaloperation, der
Wunsch danach, alles Frauliche zu vernichten, größer war als der Wunsch,
das Leben zu genießen und zu erleben, wie Leben entsteht.
Jahrelanger Kampf zwischen Körper und Geist. »Der Kampf der Gezeiten«,
den Glauben an den Sieg schon längst verloren.
Aber steter Tropfen höhlt den Stein.
Nach jahrelangem Tunnelblick die ersten Blicke zur Seite.
Der »gute Freund« wird zum Partner und dann zum Mann.
Und dann das Unerwartete. Der Körper hat einem ein Schnippchen
geschlagen.
Welch zitterige Handbewegung beim Auspacken des Schwangerschafts-
schnelltestes.
Eine Minute gleicht einer Ewigkeit, die Wartezeit zum Testergebnis.
Und dann eindeutig, du bist eine vollwertige Frau.

Ich bin schwanger.

Dann Freude, Panik, Angst. Eine riesige Explosion von Gefühlen und der sofortige Griff zum Telefon. Der Anruf in der Klinik, was ist mit »meinen Medikamenten«?

Ich fühle mich hilflos. Was soll ich nur tun? Verantwortung für mich, noch nie, aber für ein Ungeborenes sofort. Alle Medikamente innerhalb von 48 Stunden abgesetzt. Ersatzmedikamente rein.

Da stand ich nun, Freude und Sorge gleichzeitig, schwanger, hochexplosiv geladen vor Querschlägen an Gefühlen, die ich nicht kannte.

Ich, und Mutter, zweierlei Paar Schuhe. Aber man wächst ja in seine Situation hinein.

Acht Wochen hatte ich Zeit zum Wachsen.

Aber auch der primitivste Kaktus braucht ein bisschen Wasser zum wachsen, was ich aber nicht hatte. Ich nicht.

Der Entzug war wohl doch zu groß, ich verkümmerte.

Von himmelhoch jauchzend bis zu Tode betrübt, es ging nur bergab.

Die große Vorfreude versiegte und die Zweifel kamen.

War es wirklich gut, schwanger zu sein?

Ich fühlte mich wie eine »Prinzessin Valium«.

Keine Lust auf Garnichts mehr. Hobbys aus Vorsichtsmaßnahmen gestrichen.

Dann »Frustfressen« – Wir essen ja für zwei. Na vielen Dank, und das nach jahrelangen Essstörungen. Scheißegal, was für ein Durchhänger!

Und dann kommen Sie, die Gedanken. Schwanger, ist das wirklich gut für dich?

Ich schaffe das nicht!

Ich wünschte, es wäre alles schon vorbei.

Und dann, die Fehlgeburt – Versagen, Schmerzen, OP, Schuldgefühle und trotzdem die Erleichterung, es ist alles vorbei.

Es kommt, was kommen muss: Depri-Phase, Heultage, Rebellion, Verlangen nach Medikamenten. Drei Wochen Durststrecke bis zur erneuten Stabilisierung.

Das kurze Glück war zerplatzt, bevor es überhaupt aufgestiegen war.

Strafe Gottes? Selbst schuld? Ich weiß es nicht. Das Thema »Kind« hatte sich erstmal erledigt.

Bis die Medikamente wieder gegriffen hatten.

Warum nicht schwanger werden mit Medikamenten?

Ist es nicht egoistisch dem Ungeborenen gegenüber? Kann ich nicht trotzdem eine fürsorgliche Mutter sein? Fragen über Fragen, die oft nur das Bauchgefühl beantworten kann. Mein Mann und ich warfen gemeinsam die Sorgen über Bord und trafen die Entscheidung, dass die Antwort auf unsere Fragen ganz allein »Mutter Natur« geben kann.

Ich wurde wieder schwanger!

Tagelang zog ich den Schnelltest hinaus, aus Angst vor dem Ergebnis. Aber dann – Bingo. So muss ein Sechser im Lotto sein. Man wollte nie Frau sein, wird unerwartet schwanger, Risikoschwangerschaft, das hohe Alter, Medikamente, Fehlgeburt und dann das Glück, direkt wieder schwanger zu werden. Es ist unbegreiflich. Aber ruhig Blut, keine Panik. Hinsetzen, durchatmen, einen klaren Kopf bewahren. Ruhig, nur nicht hektisch das Gespräch mit der Ärztin zum erneuten Verhalten wegen der Medikamente.

Nach Rücksprache mit Embryotox in Berlin und Frau Prof. Rohde in Bonn große Erleichterung.

Alle Medikamente bleiben drin.

Aufatmen, entspanntes Zurücklehnen, und ich fange an zu genießen.

Mit dem guten Gefühl der Sicherheit vergehen die ersten zwölf Wochen wie im Fluge. Keine Angst vor der kritischen Zeitspanne, der Bauch gibt einem ein gutes Gefühl. Die ersten Bilder, das Schlagen des Herzens, ein kleines Wunder in deinem eigenen Bauch.

Der Schöpfer eines eigenen kleinen Kunstwerkes lässt den Stolz in dir überschwappen. Du fühlst dich gut, wirst mutig und fängst langsam an, die Medikamente zu reduzieren. Du weißt: du darfst reduzieren, aber du musst es nicht.

Leicht euphorisch beschwipst gehe ich meinen Weg mit der Schwangerschaft. Querschläge wie hoher Blutdruck können mich nicht bremsen. Ich höre ganz auf meinen Bauch. Ich lebe, ich genieße und genieße das Leben, das in mir wächst. Sogar der Bauch, der immer flach und unscheinbar sein musste, wird nun stolz vor sich hergetragen.

Sogar der Wunsch nach einer gemalten Primel auf wohlgefülltem Bauch erfüllt man sich als frühere Magersüchtige jetzt im Traum einer Schwangerschaft!

Kommentar:

Diana K. gehört zu den Frauen, die seit frühester Jugend mit »ihrem Körper kämpfen«, an Essstörungen leiden, depressive Phasen erleiden und mit früheren traumatischen Erfahrungen mehr oder weniger gut zurechtkommen. Bei Frau K. kommt noch die Diagnose ADS hinzu; diese Symptomatik hat sich allerdings für sie sehr erfreulich verbessert, seit sie ein spezielles Medikament dagegen nimmt. Die Liste ihrer Diagnosen ist also lang, auf der Medikamenten-Verordnung stehen vier Präparate in nicht gerade geringer Dosierung. Das war die Situation »auf dem Papier«, als sich Diana K. erstmals in der zehnten Schwangerschaftswoche bei uns vorstellte – geschickt von der Ärztin der Schwangerenambulanz, die sich naturgemäß Sorgen machte.

Der persönliche Eindruck ein ganz anderer: Eine »gestandene Frau«, anscheinend in sich ruhend, mit einer positiven Ausstrahlung. Wüsste man es nicht, würde man nicht denken, dass sie so viele Probleme in ihrer Vorgeschichte hatte. Umso mehr freut man sich mit ihr, dass neben Psychotherapie die medikamentöse Behandlung eine so gute Stabilität über viele Jahre gebracht hat – sieht man von der deutlichen Verschlechterung ab, nachdem sie die Medikamente wegen der ersten Schwangerschaft abrupt abgesetzt hatte. Dazu kam noch das Erlebnis Fehlgeburt.

Also Vorsicht! Nicht wegen der Medikamentenliste in Panik verfallen; gut überlegen, ob eine Reduktion möglich und sinnvoll ist. Stabilität ist alles. Frau K. hat dazu eine klare Meinung, berichtet über die negativen Erfahrungen, hat gute Argumente. Wir einigen uns darauf, dass sie beginnt, eines der Medikamente leicht zu reduzieren. Im Laufe der Schwangerschaft wird das dann auch bei den anderen Präparaten noch möglich sein. Allerdings kommen wegen des ins Schwindelerregende steigenden Blutdrucks weitere Medikamente hinzu.

Trotz allem: Diana K. bleibt gelassen, genießt die Schwangerschaft, ist noch spät berufstätig und körperlich aktiv.

Zur Geburtsplanung kommt der Ehemann mit; von ihm fühlt sie sich gut unterstützt. Bald ist es soweit. Aus psychiatrischer Sicht wird ihr Wunsch nach einem Kaiserschnitt unterstützt, um die traumatischen Erfahrungen in der Vorgeschichte nicht aufleben zu lassen.

Wir hoffen, dass die positive Erfahrung einer stabilen psychischen Verfassung in einer gar nicht so unkomplizierten Schwangerschaft ihr einen Teil der Kraft geben wird, den sie als Mutter benötigt. Denn wie alle Frauen mit ihrer Vorgeschichte hat sie den Anspruch, ihrem Kind all das zu geben, was es braucht, um selbst eine stabile und selbstbewusste Persönlichkeit zu entwickeln.

P. S.: Vor wenigen Tagen wurde Sohn Jerome einige Wochen zu früh geboren. Wegen der Schwangerschaftskomplikationen (Präeklampsie) musste der Kaiserschnitt schon in der 36. Woche erfolgen. Zu Beginn war er müde und schlapp, und auch mit der Atmung gab es Probleme, weshalb er in den ersten Tagen besonders überwacht wurde und einige Tage länger als üblich in der Klinik bleiben musste. Diana K. selbst konnte zum üblichen Zeitpunkt entlassen werden. Der »Baby blues« hatte sie heftig erwischt, was vielleicht auch noch dadurch verstärkt wurde, dass Jerome die ersten Tage im Neugeborenenzimmer und nicht bei ihr verbringen durfte. Aber sie nutzte jede Gelegenheit, um ihn dort selbst zu versorgen und zu füttern. Aus Verantwortungsgefühl ihrem Sohn gegenüber entschloss sie sich zum Abstillen, obwohl sie sehr gerne stillen wollte. Die nach wie vor nötigen Medikamente gegen psychische und Blutdruckprobleme wollte sie ihm nach der Geburt nicht weiter zumuten. Ihr selbst gab diese Entscheidung dann auch mehr Freiheit, mit den Medikamenten schrittweise wieder in den Dosisbereich zu gehen, der ihr jahrelang Stabilität gegeben hatte. Alles natürlich in enger Abstimmung mit ihrer behandelnden Psychiaterin und ihrer Psychotherapeutin.

Auch der weitere Verlauf war erfreulich. Sohn Jerome entwickelte sich gut, Diana K. blieb auch in den Wochen und Monaten nach der Geburt psychisch stabil. Und eine glückliche Mutter!

Die Stabilität nicht gefährden und auf ein weiteres Kind verzichten

Nina T., 37 Jahre

Ich empfinde es nicht gerade als leicht, im Leben – im Alltag, im familiären Zusammenleben, im Beruf, im Freundeskreis – mit meiner Erkrankung, einer bipolaren affektiven Störung, zurechtzukommen.

Meine Erkrankung begann in der Pubertät im Alter von 14 Jahren. Die Stimmung schwankte alle 14 Tage zwischen schweren manischen Episoden und anschließender Depression. Das heißt, dass ich alle zwei Wochen nicht in die Schule gehen konnte, da ich in der depressiven Phase nicht in der Lage war, am Unterricht teilzunehmen. Meine Schulnoten verschlechterten sich deshalb, und ich verlor meine Schulfreundinnen, die mein Verhalten in unserem jugendlichen Alter verständlicherweise nicht nachvollziehen konnten.

In der Manie strotzte ich nur so voller Energie und war so angetrieben, dass ich die ganze Nacht den Stoff der Klausuren durcharbeitete, die ich alle nachschreiben musste.

Ich schaffte zwar mit der Note 2,1 einen guten Schulabschluss, verlor aber, da ich den Anforderungen durch die Depressionen nicht gewachsen war, mehrere Arbeitsstellen. Aus diesem Grunde unternahm ich einen Suizidversuch, der aber glücklicherweise erfolglos war, da mein Mann mich rechtzeitig fand.

Die Frage, ob wir bei meinem Krankheitsbild ein Kind bekommen sollten oder nicht, stellte sich bei meiner ersten Schwangerschaft vor neun Jahren gar nicht erst. Ich war nicht lange vorher erstmalig an einem Colonkarzinom erkrankt und hatte gerade meine erste OP hinter mir; ich befand mich in der Behandlungsphase mit Interferon, und demzufolge dachte keiner von uns beiden einen Moment an eine mögliche Schwangerschaft.

Bei einem Krankenhausaufenthalt wegen der Behandlung meiner Krebserkrankung wurde durch Zufall festgestellt, dass ich im 4. Monat schwanger war. Es wurde eine Risikoschwangerschaft. Meine Tochter Antonia kam als sogenanntes »Frühchen« zur Welt. Sie musste per Kaiserschnitt und unter Vollnarkose geholt werden, außerdem hat sie einen Herzfehler. Es war eine sehr schwierige und nervenaufreibende Situation. Die Belastungen dieser Zeit haben wir aber aufgrund eines guten familiären Zusammenhaltes, meiner Willensstärke und einer großen Portion Durchhaltevermögen gemeistert.

Als meine Tochter ein Jahr alt war, beschloss ich, gegen meine bipolare Erkrankung anzukämpfen. Ich befand mich mehrfach stationär in den Unikliniken auf dem Venusberg, doch ich wusste ja, für wen ich das tat und tue. Vor acht Jahren stellte man dort schließlich die richtige Diagnose, und ich wurde medikamentös gut eingestellt. Ich wollte für meine kleine Familie gesund werden und bleiben, ein Leben ohne Manien und Depressionen führen. Das ist mir nun schon viele Jahre gelungen!

Da ich mittlerweile eine recht lange Zeit stabil bin, machte sich ganz langsam der Wunsch nach einem zweiten Kind bemerkbar. Ich wusste, dass es nicht unkompliziert werden würde, denn ich nehme eine Vierfachkombination von Psychopharmaka. Ich ließ mich fachkundig beraten. Das Ergebnis nach ausführlicher Besprechung meiner Vorgeschichte: Es wäre fatal, diese psychische Stabilität wegen meines Kinderwunsches zu gefährden, indem ich beispielsweise die Medikamente absetze oder reduziere. Wenn dann meine Krankheit wieder ausbricht, könnte es sein, dass meine jetzigen Medikamente keine Wirkung mehr zeigen. Andererseits: Wenn ich die Vierfachkombination von Medikamenten in der Schwangerschaft weiternehme, ist es durchaus möglich, dass dem ungeborenen Kind Schäden zugefügt werden. Niemand kann voraussagen, was passiert. Meine Ratio sagte mir nach dieser Beratung, dass ich auf ein zweites Kind verzichten muss. Doch mein Gefühl sprach eine andere Sprache. Unmittelbar nach dem Beratungsgespräch sah ich all das noch ein. Doch drei Tage später holte mich das Thema »Kinderwunsch« mit voller Wucht wieder ein. Die ganze Nacht habe ich wach gelegen und meinen Tränen freien Lauf gelassen. Ich habe regelrecht einen inneren Kampf ausgefochten. In der folgenden Zeit war ich sehr traurig und niedergeschlagen. Aber vor allem erfüllte mich Wut. Unbändige Wut auf meine psychische Erkrankung, die es mir leider unmöglich macht, den Wunsch nach einem zweiten Kind zu erfüllen, so wie das andere Paare können. Aber immerhin kann sie erfolgreich behandelt werden.

Bis jetzt habe ich nicht so ein Glück, was meine Krebserkrankung angeht. Mittlerweile musste ich zwölf OPs hinter mich bringen. Ich kann nur hoffen, dass meiner Tochter ein solcher Leidensweg erspart bleiben wird; auch was die bipolare affektive Störung betrifft, die ja auch eine genetische Komponente hat.

Kommentar:
Die Entscheidung, ob eine Frau mit Medikamenten schwanger wird oder nicht, ist letzten Endes ihre Entscheidung bzw. idealerweise die des Paares. Wenn sich eine Frau bzw. ein Paar fachärztlich beraten lässt, gehört neben der Informationsvermittlung und der Nutzen-Risiko-Abwägung aller Aspekte aus meiner Sicht dennoch dazu, eine Stellungnahme aus psychiatrischer Sicht abzugeben. In dem Sinne: »Aus meiner Sicht spricht bei der Medikation nichts gegen eine Schwangerschaft, ich gehe davon aus, dass Sie mit entsprechender Unterstützung sehr gute Chancen haben, auch nach der Entbindung stabil zu bleiben.«

Nina T. ist eine der Patientinnen, wo die medizinischen Fakten doch zu mehr Zurückhaltung aus psychiatrischer Sicht führen bzw. in ihrem Fall sogar zur klaren Aussage:»Aus meiner psychiatrischen Sicht würde ich bei der Vorgeschichte das Risiko einer erneuten Erkrankung in der Schwangerschaft und vor allem nach der Entbindung doch als relativ hoch einschätzen. Damit würden Sie Ihre langjährige Stabilität aufs Spiel setzen. Und Sorge macht mir auch die Kombination von vier Medikamenten, deren Notwendigkeit ich erkenne, weil man nicht wirklich vorhersagen kann, was passieren könnte.« Wie Nina T. beschreibt, kann es ein harter Kampf sein, in einer solchen Situation eine Entscheidung zu treffen. Jemand von außen kann die »Fakten« beurteilen, aber die betroffene Frau selbst muss mit sich ringen, ob sie das beschriebene Risiko eingeht oder sich für die »vernünftige« Lösung entscheidet und auf ein (weiteres) Kind verzichtet. Letzten Endes gibt es in einer solchen Situation kein »richtig« oder »falsch«, die Betroffenen müssen ihre eigene Lösung finden. Dabei sollte übrigens nicht nur der Kopf gefragt werden, sondern auch das Gefühl bzw. das Herz.

Die Wahrscheinlichkeit, dass man dann mit der Entscheidung langfristig leben kann, ist übrigens viel größer, wenn man auch den Gefühlen einen Platz einräumt – sowohl bei der Entscheidung als auch bei der Bewältigung. In einem solchen Fall kann das bedeuten: Um den nicht erfüllten Kinderwunsch bzw. das Kind, was man nie mehr bekommen wird, trauern. Und dafür wiederum muss jeder seinen eigenen Weg finden. Dabei kann übrigens psychotherapeutische Unterstützung sehr hilfreich und entlastend sein.

Werdender Großvater und Arzt – Als Angehöriger vom Fach zittert man mit

Johannes R., 59 Jahre

Da schauten sie mich an, zwei Augenpaare mit der typischen Erwartungshaltung im Blick: »Was wird er wohl antworten?« Dann die Frage: »Hast Du was dagegen, wenn Du Großvater wirst?«

Die ersten Gedanken: »Bist Du schon so alt? Großvater werden?« In Sekundenschnelle schießen weitere Gedanken durch den Kopf! Die Beiden? Die kennen sich doch noch gar nicht richtig! Gerade mal aus der psychiatrischen Klinik entlassen, wo die beiden jungen Menschen ihre jeweils schwerste Lebenskrise nur mit Hilfe bewältigen konnten, immer noch medikamentös behandelt werden und eben in der Lage sind, ihren eigenen Alltag zu bewältigen. Mein Sohn Alexander fängt eine neue Stelle als Betreuer von Schwerbehinderten an, eine schwere Aufgabe an sich, und seine Freundin Rebecca möchte demnächst eine Umschulung beginnen, um nicht in den Beruf zurückkehren zu müssen, der sie psychisch so sehr

belastet hatte. Und diese beiden jungen Menschen haben nun ein Kind ge-
zeugt...und wollen es auch bekommen! Sonst säßen sie Dir nicht gegenüber.
»Nur nichts Falsches sagen, lieber schweigen und zuhören!«, sagt eine
warnende Stimme.
Und dann erzählen die Beiden, dass es eben so passiert ist...
»Wie das passieren konnte?« Diese Frage ist sowieso überflüssig und
stellt sich auch nicht; schließlich passiert es immer auf dieselbe Art und
Weise.
»Wie geht es nun weiter, was stellt Ihr Euch an Hilfen vor?« Eine Frage
ohne Vorwurf, denn Vorwürfe sind überflüssig; aber sie sind gedanklich
da, weiß man doch um die kommenden Schwierigkeiten. Und auch die
Sorgen, die Angst, dass die jungen Menschen daran scheitern könnten.
»Welche Unterstützung benötigt Ihr, oder habt Ihr schon welche?«
Die Antidepressiva hatte die werdende Mutter schon abgesetzt, da sie ge-
lesen hatte, dass ihr Einsatz in der Schwangerschaft umstritten ist. Aber sie
spürte zunehmend den Wirkungsverlust und befürchtete den Rückfall in
eine Depression. Was tun, um diesen Absturz in eine Depression während
der Schwangerschaft zu verhindern? Ich, selbst Mediziner, spürte meine
Skepsis und Unsicherheit.
»Wie hat Dein Frauenarzt reagiert?«
»Er hätte keine Ahnung. Psychopharmaka in der Schwangerschaft, das
sei nicht sein Fach, das müsse ein Psychiater machen. Er könnte zwar mehr
Ultraschalluntersuchungen machen, die müssen wir dann aber selbst be-
zahlen!«
»Und Deine Psychiaterin?«
»Mein früheres Antidepressivum soll ich wieder nehmen und in 3 Mona-
ten wiederkommen, eher hätte sie keinen Termin frei!«
Das war wenig vertrauenserweckend! Zumal dieses Antidepressivum
schon in der Vorgeschichte wegen Nebenwirkungen abgesetzt worden war.
Das zuletzt wirksame Antidepressivum war ein anderes gewesen.
Die Empfehlung: »Suche Dir einen neuen Frauenarzt respektive eine
neue Frauenärztin und einen neuen Psychiater oder eine neue Psychiate-
rin!«
Dieser Schritt war wichtig; und es wurde Gott sei Dank eine erfahrene
Gynäkologin mit Engagement gerade in solchen Fragen gefunden. Ebenso
ließ sich ein Psychiater gewinnen, der kurzfristig einen Termin ohne lange
Wartezeit möglich machte und auch engmaschig und sogar im Bedarfs-

fall bereitstand. Er war über das »Embryotox-Programm« informiert und nutzte es für seine Arbeit mit schwangeren Frauen, die Medikamente benötigen. Zu beiden Ärzten fassten die werdende Mutter und auch der werdende Vater Vertrauen, eine unendlich wichtige Tatsache. Rebecca hatte nun eine vernünftige, behandelnde und unabhängige ärztliche Basis, zusätzlich zur psychotherapeutischen Unterstützung. Mein Sohn hatte andere Therapeuten.

Und ich selbst? Nicht nur die Sorgen wegen der schwierigen Situation von Sohn und zukünftiger Schwiegertochter plagten mich, sondern auch die Sorge um das ungeborene Enkelkind. Sind Antidepressiva tatsächlich vereinbar mit der Schwangerschaft? Schaden sie nicht vielleicht doch? Diese Fragen stellte ich mir selbst, aber natürlich erwartete auch die Familie von mir – dem Arzt, »also Fachmann« – eine Stellungnahme.

Ich suchte mir also auch Unterstützung. Per Internet und über Embryotox kam ich in Kontakt mit Frau Prof. Rohde aus Bonn, der ich die Situation schildern konnte und die mir eine Rückmeldung gab. Erfreulicherweise deckten sich ihre Empfehlungen mit dem, was der mittlerweile behandelnde Psychiater empfohlen hatte. Ich wurde ruhiger, konnte beruhigen und schließlich die ärztliche Verantwortung voll an den Kollegen abgeben. Ich war nur noch der werdende Großvater.

Diese Entwicklung brachte erhebliche Entlastung und entspannte die Situation entscheidend. Immer wenn es kriselte zwischen den beiden jungen Menschen, fanden sie bei ihren Behandlern rasche Hilfe.

Die werdenden Großeltern mussten lernen, sich zurückzunehmen. Nicht immer zu hinterfragen: »Geht es Euch wirklich gut? Wirklich?« Sie lernten langsam, der Situation und den Menschen in dieser Situation zu vertrauen. Offenheit zu zeigen, da zu sein, ohne unnötig zu fordern, aber dann und wann auch einmal die Richtung vorzugeben, ohne zu therapieren. Konflikte, die natürlich auftraten, wurden offen und verträglich angegangen. Keine Bitternis schaffen, sie unbedingt vermeiden!

Die werdenden Omas wurden die menschlichen Beraterinnen in allgemeinen Schwangerschaftsfragen; von den erfahrenen Müttern gab es gewünschte Tipps und Anregungen für die werdende Mutter. Aber kaum dominante Einmischungen.

Ich, der werdende Opa, hielt mich nun ganz raus aus den Behandlungen. »Geht zu Euren Ärzten, besorgt Euch zeitig eine beratende Hebamme und stellt Euch beizeiten in der Geburtsklinik vor. Dort ist auch ein perinatales Zentrum, die Kinderärzte sind erfahren und können im Bedarfsfall eingreifen.« Über die Wichtigkeit dieser Dinge hatte ich ja in der Zwischenzeit einiges dazugelernt. Die Schwangerschaft verlief letzten Endes unkompliziert. Der Psychiater hatte ein geeignetes Antidepressivum eingesetzt, und darunter ging es Mutter und Kind gut, die erneut beginnende Depression klang wieder ab. Die zu Beginn unangenehmen Phasen mit Schwangerschaftsübelkeit waren überstanden. Die eine oder andere Unsicherheit und Phase der Instabilität wurde durchgestanden. Das familiäre Umfeld spielte dabei eine wichtige Rolle. Geschwister, Eltern, aber auch enge Freunde sorgten für Abwechslung und Begleitung, wenn es erforderlich war. Aber es zeigte sich auch: Freunde in der Not, gehen Tausend auf ein Lot.

Sicherheitshalber wurde Rebecca für die Dauer der Schwangerschaft arbeitsunfähig geschrieben. So konnte Druck von ihr ferngehalten werden. Die Krankenkasse spielte erfreulicherweise recht unkompliziert mit. Das war gut!

Der Bauch wuchs und wurde runder. Das Junggesellenheim des werdenden Vaters gestaltete sich allmählich zu einem behaglichen Nest. Mit einfachen Mitteln entstand eine liebevoll eingerichtete Wohnung.

So verging die Zeit der Schwangerschaft rascher und weniger schwierig als im Vorfeld gedacht. Mit der näher rückenden Geburt kamen noch einmal Zweifel auf: Wird es dem Kind gutgehen nach der Geburt? Wird es Anzeichen der Medikamentenwirkung haben? Braucht es besondere Betreuung? Haben wir das richtig gemacht?

Dann der Anruf:»Wir gehen in die Klinik, es wird ernst!« Unsere Enkeltochter nahm sich gut 20 Stunden Zeit. Dann schließlich kamen Mutter und Tochter müde und erschöpft, aber gesund aus dem Kreissaal, begleitet vom glücklichen Vater. Keine medizinischen Komplikationen, keine Anpassungsstörungen beim Kind, keine besondere Überwachung erforderlich! Endlich konnte ich als Opa der Familientradition Genüge tun und dem Kind das erste Kuscheltier in die Wiege legen.

Die nachgeburtliche Zeit war recht unkompliziert. Das Antidepressivum aus der Schwangerschaft wurde weiter verabreicht, so blieb die Mutter stabil, und außer dem»Allerwelts-Heultag« gab es keine besonderen Stimmungsschwankungen.

Schon vorher war besprochen worden, dass auch mit dem Antidepressivum das Stillen möglich ist. Nach vier Wochen versiegte der Milchfluss spontan, die Nahrungsumstellung war problemlos. Hebamme, Frauenarzt und Kinderarzt sahen eine gesunde, psychisch recht stabile Mutter mit

einem gedeihenden Kind. Wir, die Familie, sehen die glückliche kleine Familie, die mit den üblichen Anfangsschwierigkeiten zu kämpfen hat, aber sich dabei nicht von anderen jungen Familien unterscheidet.
Nun ist fast ein Jahr vergangen. Anna-Sophie feiert bald ihren ersten Geburtstag. Sie ist gesund und munter, ein richtiges Gottesgeschenk. Und – bald wird ein zweites folgen, wir werden wieder Großeltern. Dieses Mal kein Absetzen des Antidepressivums wegen der Schwangerschaft, kein Abrutschen in die Depression, keine Krise, keine Neueinstellung, vielleicht manchmal Zweifel und Ambivalenzen. . . Aber: Dieses Mal bin ich nur als zukünftiger Großvater gefragt, worüber ich unendlich erleichtert bin.

Kommentar:
Die Geschichte dieses Großvaters spiegelt sehr deutlich das wider, was Angehörige oft erleben, aber vielleicht noch etwas intensiver, wenn sie »vom Fach sind«. In diesem Fall war der werdende Großvater selbst Arzt und fand sich in einem doppelten Dilemma wieder: Einerseits wollte er die Sorgen und Befürchtungen des werdenden Großvaters nicht zeigen, um nicht noch mehr Unsicherheit zu verbreiten. Andererseits befand er sich selbst plötzlich in der Situation, dass er beginnen musste, verlässliche Informationen zu finden, weil die sich auftuenden Fragen über die eigene Fachkompetenz hinausgingen, aber dennoch von ihm Hilfe und Entscheidungen erwartet wurden. Diese Doppel-Rolle konnte er dann weitestgehend aufgeben, als deutlich wurde, dass seine Schwiegertochter gute psychiatrische und psychotherapeutische Unterstützung gefunden hatte. Und doch trug er weiter zum guten Verlauf bei, in dem er sich in den verschiedenen Stadien der Schwangerschaft jeweils noch einmal rückversicherte, dass das vom Psychiater gewählte Vorgehen so richtig war.

Und was ist mit den Fällen, die nicht so toll laufen?

. . . werden Sie vielleicht fragen. Ja, Sie haben recht, es gibt Beispiele von Frauen, für die der Weg zum »Happy End« noch sehr viel holpriger gewesen ist, als es in den vorhergehenden Fallbeispielen beschrieben ist. Und manchmal gibt es auch gar kein »glückliches Ende«. Nicht immer liegt es daran, dass im Vorfeld die Beratung nicht optimal war, dass Absetzversuche wegen des Kinderwunsches einmal oder mehrfach zur erneuten Erkrankung geführt haben. Manchmal liegt es an der Art und Schwere der

Erkrankung, manchmal verlieren Frauen durch Fehlgeburt ihr Kind, ohne dass das einen Zusammenhang mit den Medikamenten haben muss, manchmal sind die Umgebungsbedingungen nicht optimal. Einige Fälle will ich hier kurz skizzieren, weil man daran viel lernen kann. Zu Beginn aber der Bericht über zwei Fälle aus der Anfangszeit, die uns damals sehr beschäftigt haben und die letzten Endes vieles in Bewegung gesetzt haben: Die intensivere Beschäftigung mit dem Thema Schwangerschaft und Entbindung bei psychischer Vorerkrankung, die Zusammenarbeit mit Herrn Dr. Schaefer von Embryotox und die Entwicklung unserer Geburtsplanung (»peripartales Management).

Erste psychotische Symptome noch in der Frauenklinik

Nadine A. war einer der ersten Patientinnen, die wir konkret im Zusammenhang mit der Frage Kinderwunsch und Schwangerschaft beraten haben. Sie stellte sich vor, weil sie eine Schwangerschaft plante und Angst vor einer erneuten Erkrankung hatte. Zu dem Zeitpunkt war sie 27 Jahre und seit acht Jahren unter einer Kombination mit zwei Medikamenten (ein Stimmungsstabilisierer und ein Neuroleptikum) gesund geblieben. Wegen des Kinderwunsches hatte sie bereits mit einer leichten Reduzierung des Stimmungsstabilisierers begonnen. Im Hinblick auf das Ziel »Monotherapie« wurde von uns empfohlen, das Neuroleptikum ganz langsam auszuschleichen und bei dem Stimmungsstabilisierer auf einen ausreichend hohen Blutspiegel zu achten. Bei einer so langjährig stabilen Situation sollte der Stimmungsstabilisierer zur Vorbeugung ausreichen.

Frau A. blieb unter dieser Veränderung der Medikation einigermaßen stabil, aber sie war nicht mehr ganz beschwerdefrei wie mit der Kombinationsbehandlung. Bald darauf wurde sie schwanger, was zunächst einmal zu einem besseren psychischen Befinden führte. Allerdings ging es ihr körperlich nicht besonders gut, weshalb relativ bald ein Beschäftigungsverbot durch den Gynäkologen ausgesprochen wurde, sie also aus ihrer Berufstätigkeit herausgenommen wurde. Die Weiterbehandlung erfolgte durch die niedergelassene Psychiaterin.

Hinsichtlich der Zeit nach der Entbindung wurde damals von uns noch keine spezielle Empfehlung abgegeben. Acht Tage nach der Entbindung per Kaiserschnitt meldete sie sich notfallmäßig, weil ihre behandelnde Psychiaterin in Urlaub war. Die Geburt habe sie gut verkraftet, komme aber mit dem Schlafmangel nicht zurecht, es seien erste Symptome aufgetreten (Wahrnehmungsstörungen). In der Urlaubszeit war auch bei uns nur der Kontakt mit einer psychologischen Mitarbeiterin möglich, die keine medikamentösen Empfehlung geben konnte, der es aber gelang, im zuständigen psychiatrischen Krankenhaus einen Termin für den nächsten Tag bei einer Spezialistin zu vereinbaren.

Erst dreieinhalb Monate später hörten wir wieder von der Patientin, zu dem Zeitpunkt befand sie sich noch in der psychiatrischen Klinik. Rückwirkend berichtete sie, dass ihre Symptome schon in der Entbindungsklinik begonnen hätten, sie habe alles auf sich bezogen, ausgeprägte Schlafstörungen gehabt. Mit der ambulanten Vorstellung im psychiatrischen Krankenhaus und dem Neubeginn einer antipsychotischen Behandlung sei das dann zunächst abgefangen worden. Allerdings habe sich etwa drei Wochen nach der Entbindung die Situation so verschlechtert, dass sie stationär aufgenommen werden musste. Und seitdem versuche man die stabile Einstellung der Medikation, was sich aber problematisch gestalte. Es gebe einen Wechsel zwischen Symptomfreiheit und psychotischen Symptomen, die neue Einstellung der Medikamente werde auch durch Nebenwirkungen erschwert.

Das Kind wurde in der Zeit von der Schwiegermutter versorgt, denn der Versuch einer Aufnahme gemeinsam mit der Tochter in der psychiatrischen Klinik war nicht gelungen. Sie folgte unserer dringenden Empfehlung, sich in einer Klinik mit spezieller Mutter-Kind-Einheit aufnehmen zu lassen; und in der Folge stabilisierte sich schrittweise ihr psychisches Befinden. Sie blieb weiter in regelmäßiger psychiatrischer Behandlung.

Einige Jahre später entschied sich Frau A. ganz konkret gegen ein zweites Kind, um ihre erneut erreichte Stabilität nicht wieder zu gefährden.

An diesem Fall ist uns erstmals die Bedeutung der Zeit nach der Entbindung in der Praxis so deutlich vor Augen geführt worden; ein Punkt, der dann auch in der folgenden theoretischen Auseinandersetzung mit dem Problem immer mehr ins Zentrum rückte. Zu Beginn der Betreuung und Beratung von Frauen mit psychischer Vorerkrankung lag der Schwerpunkt so wie bei vielen Kollegen auch heute noch auf der Frage, was in der Schwangerschaft passiert und wie man Schädigungen des Kindes verhindern kann.

Im Nachhinein haben wir uns also gefragt, was ich bzw. man anders hätte machen können, um dieser Patientin die erneute Psychose vielleicht doch zu ersparen, und begonnen, uns intensiver mit dieser Frage zu beschäftigen.

Heute würden wir das Vorgehen ganz anders wählen: Genauso würden wir die Patientin weiterhin von ihrer behandelnde Psychiaterin betreuen lassen, aber eine sehr konkrete Geburtsplanung empfehlen (siehe Seite 70 ff.). Und bei einer solchen bipolaren schizoaffektiven Psychose in der Vorgeschichte mit hoher Gefahr, nach der Entbindung wieder krank zu werden, sowie einer langjährigen Stabilität unter einer Medikamenten-Kombination wären wir wahrscheinlich im Vorfeld sehr zurückhaltend und würden die langjährig eingenommene Medikation nicht ohne zwingenden Grund verändern, auch wenn es sich um zwei Medikamente handelt. Denn auf jeden Fall würde für die Zeit nach der Geburt ein Neuroleptikum benötigt, das die Patientin ja vor der Schwangerschaft in Kombination mit dem Stimmungsstabilisierer eingenommen hatte. In der Schwangerschaft würden wir beide Medikamente so niedrig wie möglich dosieren – das funktioniert auch bei Psychosen und bipolaren Erkrankungen erstaunlich gut –, um sie dann gleich nach der Entbindung in einem Bereich anzuheben, der für die Behandlung einer akuten Erkrankung ausreichen würde (siehe S. 85 ff.).

In der Zwischenzeit haben wir gerade bei den bipolaren affektiven bzw. schizoaffektiven Psychosen, das heißt also den Erkrankungen, die mit manischen oder schizomanischen Episoden einhergehen, großen Respekt vor dem Wiedererkrankungsrisiko nach der Entbindung. Und wir vertreten sehr deutlich die Auffassung, dass solche Patientinnen nach der Entbindung dringend eine sehr effektive vorbeugende Medikation benötigen – abgesehen von den sonstigen Maßnahmen wie Reizabschirmung etc. (siehe S. 81).

In der Schwangerschaft waren die Symptome noch zu verbergen

Auch der Kontakt mit der 27-jährigen Lena T. fiel in eine Zeit, als wir uns noch nicht so konsequent um eine postnatale medikamentöse Vorbeugung (Prophylaxe) bei Patientinnen mit einer Psychose in der Vorgeschichte bemüht haben. Damals war uns die Bedeutung dieser Vorbeugung noch nicht so klar.

Frau T. war in der ersten Schwangerschaft wegen einer Wachstumsverzögerung beim Kind in der Frauenklinik stationär aufgenommen worden. Wenige Tage später musste ein eiliger Kaiserschnitt wegen einer Plazentainsuffizienz in der 32. Schwangerschaftswoche durchgeführt werden. Es handelte sich also um eine Frühgeburt.

Lena T. hatte zu Beginn ihrer Schwangerschaft die Medikamente (ein Neuroleptikum und ein Antidepressivum) selbstständig abgesetzt,»um ohne Medikamente auszukommen und dem Kind nicht zu schaden«. Etwa sieben Jahre vorher war sie erstmals psychotisch geworden, damals im Zusammenhang mit Drogenkonsum. Unter Medikamenteneinnahme war sie seither stabil gewesen. Die Schwangerschaft war erwünscht, allerdings gab es in der Schwangerschaft eine Vielzahl von sozialen Problemen, mit denen sie zu kämpfen hatte.

Beim ersten Kontakt war Frau T.»redselig«, wirkte aber nicht manisch oder hypomanisch. Sie selbst konnte allerdings im Nachhinein beschreiben, dass sie bereits mit der frühen Schwangerschaft erste Symptome ihrer früheren Erkrankung verspürt hatte. Sie hatte diese Symptome nicht wahrhaben wollen und konnte sie noch recht gut verbergen; vielleicht waren sie deshalb beim ersten Kontakt nicht so deutlich zu erfassen gewesen. Trotzdem wurde zum Schlafanstoß ein Beruhigungsmittel gegeben und auch die Notwendigkeit der »Reizarmut« in der Umgebung von Frau T. hingewiesen (wenig Besuch, wenig Störung durch Mitpatienten etc.). Bereits nach wenigen Tagen erfolgte der Kaiserschnitt, weil man das Kind aufgrund einer Plazentainsuffizienz gefährdet sah.

Von den Folgen des Kaiserschnittes erholte sich Frau T. sehr rasch. Allerdings kam es bereits in den ersten Tagen nach der Entbindung zu einer Zunahme der Schlafstörungen und der Redseligkeit. Die Stimmung wechselte rasch zwischen Weinen und eher euphorischer Stimmung. Vor allem fühlte sich Frau T. belastet durch die Situation des Kindes, das noch sehr klein war und beatmet werden musste. Und durch das Abpumpen, denn es stand noch im Raum, dass sie später zu stillen versuchen wollte. Es wurde ein Neuroleptikum verordnet sowie ein Beruhigungsmittel, was allerdings trotz rascher Aufdosierung nicht mehr ausreichte – kurze Zeit später musste die Patientin in einem akuten manischen Zustand mit Antriebssteigerung, vermindertem Schlafbedürfnis, gehobener Stimmungslage, übermäßigem Rededrang in die psychiatrische Klinik verlegt werden.

Nach zweimonatiger psychiatrischer Behandlung wegen einer schweren psychotischen Episode mit Wahn, Halluzinationen, Verhaltens- und Denkstörungen hatte Frau T. sich stabilisiert und wurde mit einer Kombination aus zwei Neuroleptika in die ambulante Behandlung entlassen.

Im Nachhinein ist es ganz eindeutig: Bei der Patientin hätte man schon in der frühen Schwangerschaft mit einer erneuten Medikation beginnen sollen, nachdem sie die Medikamente selbstständig abgesetzt hatte und sie erste Symptome bemerkte. Zum Zeitpunkt der Frühgeburt in der 32. SSW war noch gar nicht unbedingt der Zeitpunkt erreicht, an dem man sich über die vorbeugende Behandlung nach der Entbindung (= postpartale Prophylaxe) Gedanken gemacht hätte. Aber auch ohne eine solche Geburtsvorplanung wäre die sehr rasche Erhöhung des Medikaments nach der vorzeitigen Entbindung problemlos möglich gewesen, wenn sie in der Schwangerschaft eine Basismedikation gehabt hätte. Wahrscheinlich hätte man damit die erneute Psychose nach der Entbindung verhindern können. Etwa eineinhalb Jahre später trafen wir Lena T. wieder. Sie war erneut schwanger, wieder eine Wunschschwangerschaft. Dieses Mal hatte sie das Neuroleptikum nicht abgesetzt. Bei mehreren Kontakten in der Schwangerschaft gab es keine Hinweise für eine hypomanische oder manische Symptomatik. Das Neuroleptikum konnte im Laufe der Schwangerschaft sogar noch reduziert werden. Wegen der Vorgeschichte wurde die Schwangerschaft als Risikoschwangerschaft eingeschätzt und Frau T. gynäkologisch engmaschig betreut.

Acht Wochen vor dem errechneten Entbindungstermin erfolgte mit der Patientin und ihrem Ehemann erstmals die Geburtsplanung so, wie wir sie seitdem routinemäßig bei solchen Patientinnen vornehmen (siehe S. 70 ff.). Es wurde nicht nur die Medikation für die Zeit nach der Entbindung festgelegt (deutliche Erhöhung in einen therapeutisch wirksamen Bereich), sondern auch die Umgebungsbedingung wurde besser gestaltet als bei der ersten Schwangerschaft (Reizabschirmung, Sicherstellung des Schlafes etc.). Die psychiatrische Klinik war informiert, dass Frau T. möglicherweise nach der Entbindung wieder aufgenommen werden müsse. Erfreulicherweise war das dann aber nicht der Fall. Das Baby musste diesmal drei Wochen früher geholt werden, eine intensivmedizinische Behandlung war aber nicht notwendig.

Nach der Entbindung stellten weder Lena T. selbst noch die Menschen in ihrer Umgebung irgendeine Veränderungen in ihrem Verhalten fest. Weder depressive noch manische oder psychotische Symptome traten auf.

Bei der Nachbesprechung der zweiten Schwangerschaft wurde die Frustration von Frau T. darüber deutlich, dass nach ihrer ersten Entbindung alles so viel komplizierter gelaufen war und vor allen Dingen, dass sie so lange in einer psychiatrischen Klinik hatte bleiben müssen. Als behandelnde Ärztin kann man diese Frustration gut nachvollziehen. Unsere eigene Betroffenheit über die schwierige Situation für diese Patientin, ihren Partner und das Baby hat letztes Endes dazu beigetragen, dass wir in

Bonn das Verfahren der Geburtsplanung entwickelt haben, das in Kapitel 5 ausführlich beschrieben ist. Das besondere Ziel ist dabei die bestmögliche Vorbeugung einer erneuten Erkrankung in der Zeit nach der Entbindung (postpartale Prophylaxe). Die Erfahrungen der letzten Jahre mit diesem gezielten Vorgehen bei der Geburtsplanung sind durchweg positiv gewesen. Auch von den betroffenen Frauen und ihren Partnern werden immer wieder positive Kommentare dazu abgegeben. Die Vorplanung führt zur Sicherheit, vor allem dadurch, dass vorbesprochen ist, was man im »Eventualfall« tun kann. Darüber wurde ja an anderer Stelle im vorliegenden Buch schon ausführlich berichtet.

Aber dennoch! Selbst bei unserem heutigen Vorgehen laufen nicht alle Fälle idealtypisch, es gibt immer wieder einzelne Patientinnen mit erheblichen psychischen Einbrüchen nach der Entbindung, wobei eine manische bzw. psychotische Symptomatik problematischer ist als eine depressive. Denn eine manische oder psychotische Krankheitsepisode macht in der Regel eine stationäre Behandlung erforderlich, Depressionen können in der Regel ambulant behandelt werden.

Wir bemühen uns für den jeweiligen Fall um die Analyse, welcher Aspekt vielleicht nicht richtig bewertet wurde, an welcher Stelle etwas »schiefgelaufen« ist, was man hätte anders machen können. Denn aus jedem dieser Fälle lernen wir etwas. Und in den wenigen Einzelfällen, wo es wegen der Schwere der Erkrankung tatsächlich zu einer stationären Behandlung gekommen ist, ließen sich solche Faktoren herausarbeiten. Die folgenden Fallbeispiele sollen drei wichtige Aspekte deutlich machen.

Schlechte Startbedingungen und nicht die richtige Unterstützung

Die 24-jährige Julia F. wurde in der 27. Schwangerschaftswoche ihrer ersten – gewünschten – Schwangerschaft aus einer anderen Klinik in die Universitätsfrauenklinik verlegt. Es war zu starken vorzeitigen Wehen gekommen, die eine extreme Frühgeburt erwarten ließen. Außerdem bestanden psychische Auffälligkeiten, die auf eine Psychose hindeuteten.

Bei der Aufnahme wurde sehr rasch deutlich, dass Frau F. sich in einem hypomanischen Zustand befand und dass schon ansatzweise Wahn-Erlebnisse bestanden. Außerdem berichtete sie über Wahrnehmungen, die auf akustische Halluzinationen schließen ließen. Es bestand also eine Psychose.

Frau F. selber berichtete über eine psychotische Episode vor einigen Jahren. Diese war mit Neuroleptika behandelt worden, die sie allerdings schon seit einiger Zeit nicht mehr einnehmen musste. Sie selbst konnte noch erkennen, dass wieder erste psychotische Symptome da waren. Mit Schwierigkeiten gelang es, sie davon zu überzeugen, dass sie trotz der Schwangerschaft ein Medikament einnehmen müsse, um die Verschlechterung der Symptomatik zu verhindern. Mit engmaschiger Mitbetreuung durch die Gynäkologische Psychosomatik und reizabschirmenden Maßnahmen auf der Station (z. B. Einzelzimmer, Betreuung durch eine begrenzte Zahl von Personen, um häufigen Wechsel der Kontaktpersonen zu vermeiden) gelang es, die weitere Verschlechterung der Psychose zu verhindern. Ansonsten wäre die Verlegung in die Psychiatrie unausweichlich gewesen.

Die vorzeitigen Wehen beruhigten sich umso mehr, je stabiler die psychische Situation wurde. Julia F. blieb bis zur Geburt ihrer Tochter in der 38. Schwangerschaftswoche in der Klinik. Gegen Ende der Schwangerschaft hatten sogar die antipsychotischen Medikamente wieder leicht reduziert werden können.

Auch die ersten Tage nach der Geburt in der Frauenklinik liefen gut, die vorbeugende Erhöhung der Medikamente wurde von Frau F. gut toleriert, auch wenn sie sich Sorgen machte um ihre Tochter. Denn es war klar, sie wollte unbedingt stillen.

In intensiver Vorbereitung waren mit der Familie (Ehemann und Eltern) Verhaltensstrategien für die Zeit nach der Entlassung besprochen worden. Eine Familienhebamme war organisiert, eine Haushaltshilfe beantragt.

Die Familienhebamme meldete sich etwa eine Woche später telefonisch in der Klinik und berichtete darüber, dass sie keinerlei Einflussmöglichkeiten auf Frau F. habe. Diese sage Termine ab, sei trotz konkreter Verabredung nicht zuhause, sei offensichtlich mit einem neu angeschafften Auto unterwegs. Das Stillen klappe nur sehr schlecht, sodass das Kind schon zu viel an Gewicht verloren habe. Trotzdem sei Frau F. nicht bereit zuzufüttern, das Kind sei deshalb in einer Kinderklinik aufgenommen worden.

Über telefonische Kontaktaufnahme unsererseits gelang es noch, mit Julia F. einen ambulanten Termin auszumachen, den sie in Begleitung einer Freundin auch wahrnahm. Bei dem Gespräch wurde deutlich, dass sie hinsichtlich der Medikamenteneinnahme wahrscheinlich nicht zuverlässig war. Eine Erhöhung der Dosis kam für sie nicht infrage. Auch die Aufnahme in einer psychiatrischen Klinik lehnte sie ab.

Zu dem Zeitpunkt gab es noch keine Möglichkeit, Frau F. gegen ihren Willen einzuweisen. Sie verließ mit dem Versprechen der Wiedervorstellung am übernächsten Tag die Klinik. Dazu kam es nicht mehr, weil sie nach massiver Zunahme der Verhaltensauffälligkeiten durch einen Notarzt in eine psychiatrische Klinik eingewiesen worden war. Dort musste sie einige Wochen stationär behandelt werden, und es dauerte auch nach der Entlassung noch eine ganze Zeit, bis sie sich wieder so stabilisierte, dass sie die Versorgung des Kindes eigenständig übernehmen konnte.

Was war passiert? Wahrscheinlich hat Julia F. eine hohe Empfindlichkeit für eine Psychose, sodass sie schon in der Schwangerschaft wieder erkrankte, nachdem sie einige Jahre nach der ersten psychotischen Episode symptomfrei gewesen war. Möglicherweise hatte die psychische Belastung durch Schwangerschaftskomplikationen und erhebliche finanzielle Probleme dazu beigetragen. Für viele andere Frauen mit einer Psychose in der Vorgeschichte verläuft die Zeit der Schwangerschaft eher unkompliziert, in ihrem Fall war das anders. Mit antipsychotischer Behandlung war die Symptomatik schließlich in den Griff zu bekommen gewesen.

Nach der unkomplizierten Entbindung lief dann aber gar nichts mehr gut: der Ehemann konnte nicht zur Unterstützung in der Klinik aufgenommen werden, weil das junge Paar den Eigenanteil der Kosten nicht bezahlen konnte. Der Ehemann konnte seine Frau auch zuhause kaum unterstützen, weil er sich nach der Geburt sofort wieder an seine Examensvorbereitungen begeben musste; diese wiederum waren wichtig, damit er möglichst bald seinen Abschluss machen und die finanzielle Situation der Familie sichern konnte. Die Eltern bemühten sich zwar um Unterstützung für ihre Tochter, aber in der falschen Richtung. Obwohl sie intensiv auf die Notwendigkeit von Ruhe und Reizabschirmung hingewiesen worden war, trugen sie zum Gegenteil bei, indem sie ihre Tochter wenige Tage nach der Entbindung ein kleines gebrauchtes Auto kauften – »um ihr etwas Freiheit zu geben«. Damit war sie dann ständig unterwegs, um Freundinnen zu besuchen. Hinzu kam schließlich noch die Haltung der Patientin selber, die schon in der Schwangerschaft große Vorbehalte gegen die Einnahme der Medikamente gehabt hatte und diese dann offensichtlich zuhause nur noch sehr unregelmäßig oder gar nicht mehr einnahm. In diesem Fall kamen also mehrere Faktoren zusammen, die die Umsetzung der Empfehlungen zur vorbeugenden Behandlung nach der Entbindung kaum möglich machten.

Zu viel Vertrauen in die eigene Stärke

Constanze W. stellte sich erstmals in der Frühphase der Schwangerschaft (9. SSW) mit ihrem Partner bei uns vor. Mit Feststellung der Schwangerschaft hatte sie schon schriftlich Kontakt mit uns aufgenommen. Sie berichtete über mehrere Krankheitsphasen in der Vorgeschichte und beschrieb dabei manische, aber auch psychotische Symptome. Es bestand also eine bipolare schizoaffektive Störung. Mit Feststellung der erwünschten Schwangerschaft in der 5. SSW war die Medikation umgestellt worden auf ein Präparat, mit dem mehr Erfahrungen in der Schwangerschaft vorlagen, ohne dass es zu erneuten Problemen gekommen war. Auch in der weiteren Schwangerschaft fühlte sich Frau W. gut, und es war nur eine sehr niedrige Dosis des Antipsychotikums nötig.

Constanze W. und ihr Mann waren sich des Risikos einer erneuten Erkrankung nach der Entbindung bewusst, weil sie die Erfahrung gemacht hatten, dass Unregelmäßigkeiten beim Schlafen rasch auch zu psychischer Instabilität führen konnten. Sie ließen sich nicht nur hinsichtlich möglicher Anpassungsstörungen beim Neugeborenen beraten, sondern auch zu der Frage, was man an begleitenden Maßnahmen zur Unterstützung tun kann. Constanze W. wollte gerne stillen und deshalb nach der Entbindung mit möglichst niedriger Medikation auskommen.

Wie in solchen Fällen üblich, forderten wir mit ihrem Einverständnis die Behandlungsberichte über frühere stationäre Aufenthalte ein. Diesen Berichten war zu entnehmen, dass Constanze W. in jeweils hoch akutem Zustand, das heißt mit einer sehr »stürmischen« Krankheitssymptomatik aufgenommen worden war, zum Teil sogar nach Einweisung durch einen Notarzt. Aufgrund dieser Informationen und wegen des grundsätzlichen Wiedererkrankungsrisikos bei einer solchen Erkrankung war auch aus unserer Sicht dringend eine vorbeugende antipsychotische Behandlung rund um die Geburt angesagt. Wir empfahlen, die in der Schwangerschaft niedrige Dosis des Neuroleptikums direkt nach der Entbindung deutlich hochzusetzen. Die Sorge, das Kind durch die Muttermilch damit einem zu großen Medikamenteneinfluss auszusetzen, bewog Constanze allerdings dazu, nach der Entbindung eine geringere Dosis des Medikaments einzunehmen als von uns empfohlen. Die Dosis nach der Entbindung war damit nicht höher als in der Schwangerschaft.

Die Geburt lief unkompliziert, der Ehemann wurde als Begleitperson mit aufgenommen, das Stillen klappte. Allerdings kam Constanze W. während ihres Klinikaufenthaltes nicht genügend zur Ruhe, was auch an vielen Besuchen und den neuen Herausforderungen des Mutterseins lag. Dennoch konnte sie sich nicht vorstellen, mehr von dem Medikament zu nehmen. Den für die Woche nach der Entlassung aus der Frauenklinik vereinbarten Wiedervorstellungstermin nahm sie nicht mehr war. Stattdessen kam von ihrem Mann die Information, dass sie durch den Notarzt in die zuständige psychiatrische Klinik eingewiesen worden war. Unter hoch dosierter antipsychotischer Medikation ging es ihr sehr rasch wieder besser, und sie konnte nach wenigen Tagen entlassen werden. Mit Unterstützung von engagierten Hebammen, die sogar täglich in die psychiatrische Klinik gekommen waren, konnte der Milchfluss durch Abpumpen aufrechterhalten werden. Das Ziel blieb zunächst, wieder zu stillen, sobald die Medikamente niedriger dosiert werden konnten. Nach der Entlassung aus der Klinik wurde die abgepumpte Muttermilch wegen der vorübergehend erforderlichen hohen Medikamentendosis zunächst verworfen. Da Tochter Isabell inzwischen Säuglingsmilch in Fläschchen vom Vater und den zu Hilfe gekommenen Großmüttern gut angenommen hatte und die Bedenken bezüglich der Medikamente Dosierung überwogen, entschloss sich das Elternpaar nach einigen Wochen dann doch dazu, beim Fläschchen zu bleiben.

Constanze hatte wie viele Frauen in ihrer Situation die nachvollziehbare Sorge, dass sie mit den Medikamenten ihrem Kind schaden könnte. Die Einnahme der niedrigen Dosis des Neuroleptikums in der Stillzeit war für sie schon ein großer Kompromiss. Der Versuch, das Kind zu schützen, ist ein wichtiger Aspekt bei der Nutzen-Risiko-Abwägung. Auf der anderen Seite der Waagschale steht dem das Risiko der erneuten Erkrankung nach der Entbindung entgegen. Constanze konnte sich leider auf eine höhere Dosierung direkt nach der Geburt nicht einlassen; sie war sicher gewesen, dass die niedrigere Dosierung ausreichen würde, um sie vor einem erneuten Krankheitsschub zu schützen. Manche Frauen haben ein hohes Sicherheitsbedürfnis bezüglich ihrer Erkrankung und tun alles dafür, um eine Krankheitsphase möglichst zu vermeiden. Andere wollen unter allen Umständen ihr Kind schützen und tun sich deshalb schwer mit der Medikation. Auch die klaren Argumente für die Behandlung und die klare Aussage, dass diese nicht gegen das Stillen spricht, konnten Constanze W. nicht von einer höheren Dosierung überzeugen.

Mittlerweile erwartet Constanze W. ihr zweites Kind. Das Medikament hat sie in der Schwangerschaft durchgehend weiter eingenommen, die Dosis konnte wegen des guten Befindens zwischenzeitlich reduziert werden.

Die Geburtsplanung ist mittlerweile erfolgt, die Erhöhung der Medikamente nach der Entbindung schon beschlossene Sache. Der Ehemann, der die Erkrankung nach der ersten Entbindung als sehr belastend erlebt hat, unterstützt seine Frau sehr und befürwortet für die Zeit nach der Entbindung die vorgesehene Rückkehr zur höheren Dosis, die Constanze W. seit der letzten Krankheitsphase eingenommen hatte. Und Constanze selbst möchte ihrer Familie, dem Neugeborenen und sich selbst die leidvolle Erfahrung der Trennung durch einen erneuten Aufenthalt in einer psychiatrischen Klinik ersparen. Auch die Frage des Stillens hat sich zwischenzeitlich geklärt. Das Ehepaar einigte sich darauf, dass das Neugeborene tagsüber gestillt wird und nachts vom Vater das Fläschchen bekommt. Dadurch kann sichergestellt werden, dass die Mutter die für sie sehr wichtige Nachtruhe hat. Der Vater ließ sich von bestehenden Erkenntnissen zu dem Medikament überzeugen, dass das Kind über die Muttermilch eine geringere Medikamentendosis erhält als ohnehin schon während der Schwangerschaft über die Nabelschnur.

P. S.: Obwohl sich Constanze W. an die Vereinbarungen hielt und eine höhere Medikamentendosis einnahm, blieb sie nach der Entbindung nicht gesund. Das Schlafen klappte nicht wie gewünscht, und die Bedarfsmedikation wollte sie nicht gerne einnehmen. Nachts wurde sie immer aktiver, bis sie schließlich wieder in einem manischen Zustand in die psychiatrische Klinik eingewiesen wurde, wo sie allerdings nicht lange bleiben musste. Im Nachhinein muss man wohl zu der Schlussfolgerung kommen, dass das Stillen in ihrem Fall nicht gut gewesen war und dass die Medikamente immer noch nicht ausreichend waren. Vielleicht wäre es bei einem Fall wie Constanze W. sinnvoll, direkt auf das Stillen zu verzichten und vorbeugend sofort nach der Entbindung für eine kurze Zeit in eine psychiatrische Klinik zu gehen, um erste Symptome noch besser erkennen und behandeln zu können.

Vorbeugende Dosis nicht hoch genug und ein paar Widrigkeiten

Die 34-jährige Kerstin B. stellte sich in ihrer ersten Schwangerschaft bei uns vor. Vier Jahre vorher war sie mit einer bipolaren schizoaffektiven Störung (manische und psychotische Symptome) stationär behandelt worden. Es erfolgte damals die Einstellung auf ein Neuroleptikum und den Stimmungsstabilisierer Valproinsäure. Da die Gabe von Valproinsäure in der Schwangerschaft nicht empfehlenswert ist, war es wegen des bestehenden Kinderwunsches wieder abgesetzt worden. Kerstin fühlte sich unter einer Monotherapie mit dem Neuroleptikum stabil, lediglich unter Belastungen zeigten sich leichte Symptome, die aber ohne Veränderung der Dosis wieder abklangen. In der Schwangerschaft ging es ihr sehr gut, sodass sogar vor der Geburt das Medikament noch etwas reduziert werden konnte. Für die Zeit nach der Entbindung wurde die vorbeugende Erhöhung der Dosis besprochen, ebenso wie reizabschirmende Maßnahmen, Unterstützung durch den Partner etc. Eine Woche nach der Entbindung musste Kerstin in die psychiatrische Klinik verlegt werden. Etwa zwei Tage nach der Geburt waren erste Auffälligkeiten im Gedankengang aufgetreten, sie wirkte verwirrt, ängstlich, misstrauisch, auch bezüglich der Medikamente. Die Versuche, durch zusätzliche Medikamentengabe und sonstige unterstützende Maßnahmen die sich abzeichnende Psychose noch aufzuhalten, waren nicht erfolgreich gewesen. Kerstin musste mehrere Monate in der Psychiatrie bleiben, die Krankheitssymptomatik war sehr akut, vor allem nachdem sich auch die manische Symptomatik deutlich herausgebildet hatte. Diese Erfahrung belastete den Ehemann von Kerstin B. nicht unerheblich. Positiv war, dass er sich selbst um Tochter Amelie kümmern konnte, weil er für die ersten Monate nach der Entbindung Elternzeit genommen hatte.

Dieser Verlauf hat zwei Charakteristika, die wir an anderer Stelle im Buch dargestellt haben: Psychosen nach der Entbindung sind in der Regel sehr»stürmische« Erkrankungen mit einer Vielzahl von Symptomen, weshalb gerade diese Diagnosegruppe uns hinsichtlich der Vorbeugung so wichtig ist. Und: Wenn die Psychose erst einmal begonnen hat, ist sie – trotz intensiver Bemühungen – in der Regel nicht mehr aufzuhalten.

Bei der Nachbesprechung mit dem Ehepaar wurde versucht herauszuarbeiten, an welcher Stelle das ganze vielleicht noch in eine andere Richtung hätte laufen können. Wir stellten gemeinsam fest, dass die Dosis der vorbeugenden Behandlung nach der Entbindung noch deutlich höher hätte sein müssen. Wir hatten unsere eigene»Regel« nicht eingehalten, wonach wir die Dosis der vorbeugenden Behandlung daran orientieren, was in früheren Krankheitsphasen erforderlich gewesen war. Danach hätte die Dosis des Neuroleptikums nach der Entbindung etwa doppelt so hoch sein müssen. Einen wichtigen Hinweis hatten wir vielleicht auch nicht richtig eingeordnet, nämlich dass Frau B. vor der Schwangerschaft Zeichen von Instabilität gezeigt hatte. Auch wenn diese ohne Erhöhung der Medikation abgeklungen waren, hätte das ein Hinweis darauf sein können, dass sie mehr medikamentösen Schutz brauchte.

Außerdem berichtete Herr B. über Abläufe auf der geburtshilflichen Station, wodurch es noch zur Zeitverzögerung bei der zusätzlichen Medikamentengabe gekommen war. Er hatte wiederholt auf die beginnenden Auffälligkeiten bei seiner Frau hingewiesen, aber erst viele Stunden später war eine Psychiaterin hinzugezogen worden. Gerade diese Erfahrung hat für uns zur Konsequenz geführt, dass wir bei der Geburtsplanung in solchen Fällen die Frauen und ihre Partner besonders darauf hinweisen, wie sie selbst in einer solchen Situation reagieren können – also der Notfallplan für das eigene Handeln sogar in einer stationären Umgebung, wo eigentlich alles optimal laufen sollte (aber die Realität ist auch selbst in einer solchen Klinik nicht immer ideal).

Und wenn die Probleme erst viel später beginnen?

Frauen mit psychischer Erkrankung haben ja – wie schon vorher ausgeführt – ein lebenslanges Risiko, wieder zu erkranken, wobei die Empfindlichkeit bzw. »Störbarkeit« durch äußere Faktoren wie belastende Erfahrungen, Verlusterlebnisse, Stress sehr unterschiedlich ist. Auf die Notwendigkeit der dauerhaften Vorbeugung sind wir eingegangen. Aber trotz einer Dauerprophylaxe und trotz vorbeugender Maßnahmen nach einer Entbindung bleiben nicht alle Frauen in den Wochen und Monaten von Symptomen verschont. Von einigen dramatischen Fällen haben wir in den vorherigen Abschnitten berichtet. Darüber hinaus gibt es allerdings auch gar nicht so wenige Frauen mit psychischer Erkrankung in der Vorgeschichte, die mit erheblichen Problemen zu kämpfen haben, sich nach der Entbindung an die neue Rolle und Familiensituation anzupassen. Und manchmal geht das mit psychischer Instabilität einher, manchmal mit depressiven Symptomen, mit Zwangsgedanken oder mit Panikattacken; vor allem, wenn dafür eine »Disposition«, also Veranlagung besteht. Mit der Verhinderung einer erneuten manischen oder psychotischen Krankheitsphase nach der Entbindung ist ein wichtiger Schritt erreicht. Wenn die ersten Wochen vorüber sind, ohne dass eine Manie oder eine Psychose aufgetreten ist, kann man schon weitgehend Entwarnung geben – wenn auch nicht vollständig, denn die ersten Monate mit dem Neugeborenen können noch eine Menge unverhoffter Belastungen mit sich bringen. Aus unserer Sicht sollte deshalb im Regelfall die Rückkehr zur früheren vorbeugenden Medikation frühestens nach etwa sechs Monaten erfolgen, es sei denn ausgeprägte Nebenwirkungen – wie z. B. starke Müdigkeit – sprechen für eine frühere Reduktion.

Wenn nach den ersten Wochen Probleme auftreten, dann am ehesten in Richtung Depressivität, und dann auch meist schleichend, wie das auch sonst bei postnatalen Depressionen der Fall ist. Besonders Mütter, die einen hohen Anspruch an sich selbst haben, ganz genaue Vorstellungen davon haben, wie die perfekte Mutter ist, die sich anderen Frauen messen, die vermeintlich alles »mit links machen«, sind gefährdet. Einige der Erfahrungsberichte machen das deutlich. Die Behandlung richtet sich dann jeweils nach der Grunderkrankung und danach, ob noch gestillt wird oder nicht. Wie Sie auf den Seiten 32 und 80 gelernt haben, spricht eine medikamentöse Behandlung nicht grundsätzlich gegen das Stillen, man würde nur die Medikation entsprechend auswählen. Über andere Behandlungsmöglichkeiten haben Sie auch einiges gelesen: Psychotherapie ist besonders zu empfehlen bei Selbstwertproblemen und Neigung zum Perfektionismus sowie bei Angst- und Zwangssymptomen. Eine andere wichtige Säule der Behandlung: Unterstützung annehmen! Das gilt für alle psychischen Probleme. Und last but not least: Die eigenen Bedürfnisse nicht vergessen und Zeiten für sich selbst reservieren – auch wenn es schwer fällt, das Kind einmal abzugeben. Und ebenso wichtig: Die Partnerschaft pflegen und nicht vergessen, dass auch der frischgebackene Vater eine ganze Menge Umstellung in seinem Leben zu bewältigen hat.

Fazit

Wir hoffen, dass wir Ihnen mit den Fallschilderungen in diesem Kapitel zeigen konnten, wie vielfältig die Lebens- und Krankheitssituationen sein können. Sie haben hoffentlich erkennen können, dass es sich lohnt, für den Wunsch nach einem eigenen Kind zu kämpfen. Auch wenn – und wir haben das hoffentlich auch deutlich machen können – nicht immer alles ideal läuft und Sie als Betroffene manchmal mit erheblichen Problemen zu kämpfen haben. Es bleibt also eine »Nutzen-Risiko-Abwägung« hinsichtlich der Frage, wie man den Kinderwunsch umsetzen kann. Die Entscheidung dafür, überhaupt eine Familie zu gründen, ist in der Regel eine Entscheidung, in der rationale Überlegungen und Gefühl, oder – einfacher gesagt – Kopf und Herz miteinander ringen. Wir hoffen, wir konnten Sie ermutigen, Ihren eigenen Weg zu finden!

8 Anhang

Weiterführende Informationen

Besonders das Internet bietet heute eine Vielzahl von Informationsmöglichkeiten zu den verschiedensten Aspekten, so auch zu vielen Themen, die in diesem Buch angesprochen wurden. Allerdings sind nicht alle Informationen seriös oder auf dem neuesten Stand der Wissenschaft. Gerade im Zusammenhang mit Schwangerschaft und Medikamenteneinnahme möchte man den Betroffenen manchmal empfehlen, sich weniger über das Internet zu informieren, da dies nicht selten zusätzlich zur Verunsicherung beiträgt. Wirklich empfehlen können wir folgende Internet-Adressen:

Medikamente in der Schwangerschaft und in der Stillzeit
Beratungsstelle für Embryonaltoxikologie, Berlin
und in der Stillzeit.
www.embryotox.de

Selbsthilfegruppe für Depressionen und andere psychische Probleme rund um die Geburt
Schatten & Licht. Krise nach der Geburt e.V.
Informationen zu Selbsthilfegruppen, Therapeuten und Mutter-Kind-Behandlungseinrichtungen.
www.schatten-und-licht.de

Unterstützung rund um die Geburt
Organisation wellcome – für das Abenteuer Familie
www.wellcome-online.de

Psychotherapiesuche und Informationen zu Psychotherapie allgemein
www.psychotherapiesuche.de
www.bptk.de

Literatur

Rohde A (2014): Postnatale Depressionen und andere psychische Probleme. Ein Ratgeber für betroffene Frauen und Angehörige. Stuttgart, Kohlhammer.

Retz W, D'Amelio R, Rösler M.: ADHS im Erwachsenenalter. Stuttgart, Kohlhammer (In Vorbereitung).

Ramirez Basco M (2007): Manie und Depression. Selbsthilfe bei bipolaren Störungen. Köln, BALANCE buch + medien Verlag.

Glossar

Im Folgenden werden einige allgemein verwendete Begriffe noch ein erklärt, mit denen Sie möglicherweise auch selbst schon in Berührung gekommen sind.

Abort
Fehlgeburt, unterschieden wird in Früh- (bis zur 12. Schwangerschaftswoche) und Spätabort (danach und bis zu einem Geburtsgewicht von 500 g).

Antidepressiva
Gehören zu den Psychopharmaka. Medikamente zur Behandlung von depressiven und anderen psychischen Störungen (Angststörungen, Essstörungen u.a.)

Antiepileptika
Gehören zu den Psychopharmaka. Medikamente gegen Epilepsie, die auch in der Behandlung psychischer Störungen eingesetzt werden

Antipsychotika → **Neuroleptika**

Blutspiegelkontrolle (eigentlich: Serumspiegelkontrolle)
Blutuntersuchung zur Feststellung, wie viel eines Wirkstoffes im Blut der Patientin nachweisbar ist und ob der gewünschte »therapeutische Bereich« erreicht wird. Wichtig bei Lithium und anderen Phasenprophylaktika (s. dort), insbesondere in der Schwangerschaft und kurz nach der Entbindung, da es zu großen Schwankungen kommen kann. Bei Antidepressiva und Neuroleptika werden Blutspiegel kontrolliert, wenn beispielsweise die Wirkung unzureichend ist.

Elternzeit
Zeitraum unbezahlter Freistellung von der Arbeit, auf die beide Elternteile einen gesetzlich verankerten Rechtsanspruch haben. Die Finanzierung erfolgt über das Elterngeld.

Embryo

Ungeborenes in der Frühphase der Entwicklung bis zum Abschluss der Organentwicklung (ca. bis zur 10. Schwangerschaftswoche).

Embryopathie

Erkrankungen und Schädigungen des Ungeborenen im Zeitraum der 2. bis zur 10. Schwangerschaftswoche während der Organogenese. In dieser Zeit ist das Ungeborene für Schäden besonders anfällig. Mögliche Ursachen von Schäden sind Medikamente, Alkohol, Drogen oder bestimmte Infektionen (z. B. Röteln, Toxoplasmose).

Fertilität (Synonym: Fruchtbarkeit)

Fähigkeit zur Fortpflanzung

Fötus (Synonym: Fetus)

Ungeborenes ab der 10. Schwangerschaftswoche im 2. und 3. Schwangerschaftsdrittel.

Frühgeburt

Geburt eines Kindes vor Ende der 37. Schwangerschaftswoche

Fruchtwasseruntersuchung (Synonym: Amniozentese)

Erfolgt zur Gewinnung von kindlichen Zellen zur Chromosomenuntersuchung unter Ultraschallkontrolle mithilfe einer Kanüle durch die Bauchdecke der Schwangeren. Da dabei ein gewisses Risiko für eine Fehlgeburt besteht, sollte die Indikation dafür nur sehr sorgfältig gestellt werden. Die Fruchtwasseruntersuchung gehört damit nicht zu den nach Medikamenteneinnahme oder bei psychischer Erkrankung empfohlenen Routineuntersuchungen!

Hyperemesis gravidarum

Extremes Erbrechen während der Schwangerschaft, meist auf das erste Schwangerschaftsdrittel begrenzt. Manche Schwangeren leiden auch später sehr ausgeprägt unter Übel, manche sogar bis zur Geburt. Auch wenn in der Bezeichnung das Erbrechen im Vordergrund steht, ist es in der Regel die ständige Übelkeit, die Frauen zu schaffen macht. Betroffen sind ca. 0,5–1 % der Schwangeren.

Intrapartal

Bedeutet »während der Geburt«.

Laktation

Fachausdruck für die Bildung und Abgabe der Muttermilch, Stillen.

Leitliniengerechte Behandlung

Leitlinien sind systematisch entwickelte Hilfen zur Entscheidungsfindung über eine dem gesundheitlichen Problem angemessene ärztliche Vorgehensweise, also eine Orientierungshilfe dafür, wie nach aktuellem medizinischem Wissensstand eine Therapie einer bestimmten Erkrankung üblicherweise erfolgen soll. Die Erarbeitung von Leitlinien erfolgt aufwendig nach allgemein akzeptierten Regeln und berücksichtigt die vorhandenen wissenschaftlichen Studien. Die Veröffentlichung der Leitlinien erfolgt durch die AWMF (Arbeitsgemeinschaft der Wissenschaftlichen Medizinischen Fachgesellschaften).

Neuroleptika
Gehören zu den Psychopharmaka, auch Antipsychotika genannt. Medikamente, die gegen Psychosen und andere psychische Störungen helfen.

PCO
Polyzystisches Ovarialsyndrom. Führt zu Hormonstörungen und ggf. auch zu Schwierigkeiten, schwanger zu werden.

PDA
Periduralanästhesie (auch Epiduralanästhesie) bezeichnet eine Form der Schmerzlinderung und Betäubung durch eine Spritze in den Bereich zwischen Wirbelkanal und Rückenmark bei der Schwangeren. Dabei wird die PDA gerade so dosiert, dass die Frau noch etwas spürt und den Geburtsvorgang aktiv unterstützen kann (z. B. bei den Presswehen).

Perinatal
Bedeutet »um die Geburt herum«. Die Perinatalperiode im engeren Sinne umfasst den Zeitraum von der 24. Schwangerschaftswoche bis zum Abschluss der ersten Lebenswoche.

Postpartal (Synonym: postnatal, post partum)
Bedeutet: »nach der Geburt«. Üblicherweise verwendet für die ersten Wochen nach der Entbindung.

Pränataldiagnostik
Vorgeburtliche Untersuchungen von Mutter und Ungeborenem. Umfasst die Maßnahmen der Routinevorsorge, wie sie der Mutterpass vorsieht (u. a. Blutuntersuchungen, drei Ultraschalluntersuchungen jeweils im 1., 2. und 3. Trimenon) und die von der Krankenkasse bezahlt werden. Für darüber hinausgehende, weiterführende Untersuchungen, z. B. Feinultraschall (Organultraschall), der Frauen empfohlen wird, deren Schwangerschaft durch eine psychische Erkrankung und/oder die Einnahme von Psychopharmaka kompliziert wird, muss der Arzt eine spezielle Indikation stellen. Dann werden auch diese speziellen Untersuchungen, die in der Regel in darauf spezialisierten pränataldiagnostischen Praxen oder Kliniken durchgeführt werden, von der Krankenkasse bezahlt. Falls sich in die-

sen Untersuchungen Auffälligkeiten zeigen, kann auch eine Fruchtwasseruntersuchung sinnvoll sein, die ebenfalls zur Pränataldiagnostik gehört.

Prophylaxe
Vorbeugende Maßnahmen zur Verhinderung einer (Wieder-)Erkrankung durch Medikamente und bestmögliche Gestaltung der Begleitumstände.

Psychopharmaka
Medikamente, die zur Behandlung psychischer Störungen eingesetzt werden.

Psychostimulantien
Gehören zu den Psychopharmaka. Medikamente zur Behandlung von ADS/ADHS.

Sectio caesarea (meist kurz: Sectio)
Medizinischer Fachausdruck für die Geburt per Kaiserschnitt. Primäre Sectio: Im Vorhinein geplanter Kaiserschnitt (z. B. wegen ungünstiger Lage des Kindes). Sekundäre Sectio: Zunächst Versuch einer normalen Entbindung, dann wegen Geburtsstillstand o. ä. Durchführung eines Kaiserschnitts.

Spätabort
Fehlgeburt nach der 12. Schwangerschaftswoche.

SSW
Abkürzung für Schwangerschaftswoche. Die Anzahl der Schwangerschaftswochen wird gerechnet ab dem 1. Tag der letzten Regel (p. m. = post menstruationem). Eine normale Schwangerschaft hat 40 SSW.

Sterilität
Unfruchtbarkeit der Frau oder des Mannes. Sterilitätsbehandlung: Kinderwunschbehandlung (dazu gehören beispielsweise Verfahren der künstlichen Befruchtung, wie Insemination, IvF, ICSI).

Stimmungsstabilisierer (Synonym: Phasenprophylaktika)
Gehören zu den Psychopharmaka. Werden eingesetzt, um weitere Krankheitsphasen zu verhindern.

Teratogen
Fehlbildungen bei einem Organismus hervorrufend, fruchtschädigend.

Trimenon
Fachsprachliches Wort für Schwangerschaftsdrittel, bezeichnet einen der drei, mit jeweils etwa 13 Wochen gleich langen Zeiträume, in die eine normale Schwangerschaft eingeteilt wird.

Uterus
Medizinischer Fachbegriff für die Gebärmutter.

Vulnerabilität
Individuelle Empfindlichkeit eines Menschen, in bestimmten Stress- oder Lebenssituationen (psychisch) zu erkranken.

Medikamente – Substanzen und Handelsnamen

In dem vorliegenden Buch haben wir konsequent immer nur den Substanznamen verwendet. Sie finden diesen Namen auch auf der Medikamentenpackung oder im Beipackzettel. Zur Orientierung sind in der folgenden Liste die Substanzen mit ihren bekanntesten Handelsnamen aufgeführt.

Wirkstoff	Handelsname/n®
Agomelatin	Valdoxan
Alprazolam	Tafil
Amisulprid	Solian
Amitriptylin	Amineurin, Saroten
Aripiprazol	Abilify
Benperidol	Glianimon
Carbamazepin	Carbabeta, Finlepsin, Tegret al, Timonil
Chlorprothixen	Truxal
Citalopram	Cipramil
Clomipramin	Anafranil
Clozapin	Leponex
Desipramin	Petylyl
Diazepam	Valium, Faustan
Diphenhydramin	Betadorm, Dolestan, Dorm, Dormotil, , Emesan, Halbmond, nervo OPT, Sedopretten, Vivinox Sleep
Dosulepin	Idom
Doxepin	Aponal

Wirkstoff	Handelsname/n®
Doxylamin	Gittalun, Hoggar N, Seda Plus, Schlafsterne, Schlaf Tabs, Mereprine
Duloxetin	Cymbalta
Escitalopram	Cipralex
Eszopiclon	Lunesta
Flunitrazepam	Rohypnol
Fluoxetin	Fluctin
Fluphenazin	Lyogen
Fluspirilen	Fluspi, Imap
Fluvoxamin	Fevarin
Gabapentin	Gabapentin, GabaLich
Haloperidol	Haldol
Hydroxin	Atarax
Imipramin	Tofranil
Lamotrigin	Elmendos, Lamictal, Lamo
Levetiracetam	Keppra
Levomepromazin	Neurocil
Lithium	Quilonum, Hypnorex
Lorazepam	Tavor
Maprotilin	Ludiomil
Melperon	Melneurin
Mianserin	Tolvin
Mirtazapin	Remergil
Moclobemid	Aurorix
Olanzapin	Zyprexa

Wirkstoff	Handelsname/n®
Opipramol	Insidon
Paliperidon	Invega, Xeplion
Paroxetin	Seroxat
Perazin	Taxilan
Perphenazin	Decentan
Pimozid	Orap
Pipamperon	Dipiperon
Promethazin	Atosil, Proneurin
Prothipendyl	Dominal
Quetiapin	Seroquel, Quetiax
Risperidon	Risperdal
Sertindol	Serdolect
Sertralin	Zoloft
Sulpirid	Dogmatil, Sulpivert
Thioridazin	Melleril
Topiramat	Topamax
Tranylcypromin	Jatrosom
Trimipramin	Stangyl
Valproinsäure	Convulex, Ergenyl, Leptilan, Orfiril, Valproat
Venlafaxin	Trevilor
Zaleplon	Sonata
Ziprasidon	Zeldox
Zolpidem	Bikalm, Zolpinox, Stilnox
Zopiclon	Optidorm, Somnosan, Zop, Ximovan
Zuclopenthixol	Ciatyl-Z

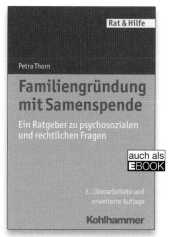
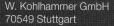
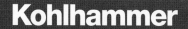

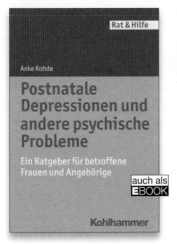
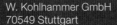
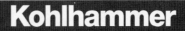